孕产双控新主张

马良坤 主 编

北京协和医院妇产科主任医师、教授
七田真孕期教育科学家

秦文芝 副主编

航空总医院妇产科副主任、主任医师

中国轻工业出版社

图书在版编目（CIP）数据

孕产双控新主张 / 马良坤主编 . —北京：中国轻工业出版社，2019.7
ISBN 978-7-5184-2421-4

Ⅰ . ①孕…　Ⅱ . ①马…　Ⅲ . ①妊娠期—妇幼保健②产褥期—妇幼保健　Ⅳ . ① R715.3

中国版本图书馆 CIP 数据核字（2019）第 055247 号

责任编辑：付　佳　王芙洁
策划编辑：翟　燕　付　佳　王芙洁　　责任终审：劳国强　　封面设计：杨　丹
版式设计：悦然文化　　责任校对：晋　洁　　责任监印：张京华

出版发行：中国轻工业出版社（北京东长安街 6 号，邮编：100740）
印　　刷：北京博海升彩色印刷有限公司
经　　销：各地新华书店
版　　次：2019 年 7 月第 1 版第 1 次印刷
开　　本：720×1000　1/16　印张：14
字　　数：250 千字
书　　号：ISBN 978-7-5184-2421-4　定价：49.80 元
邮购电话：010-65241695
发行电话：010-85119835　传真：85113293
网　　址：http://www.chlip.com.cn
Email：club@chlip.com.cn

181374S3X101ZBW

前言

PREFACE

随着生活方式的改变和网络信息的爆炸式增长，不少 85 后、90 后的准妈妈都怀着“怀孕也要美”的少女心，也都知道即使怀孕了也不能狂吃狂补，否则可能会出现妊娠糖尿病、妊娠高血压、巨大儿等风险，但具体到实际行动中，就有点蒙。孕期体重长多少合适？孕早、中、晚的三餐应该怎么吃？怎么安全、有效地运动？生完宝宝怎么才能瘦下去……为此我们策划了《孕产双控新主张》这本书。

“双控”有三层含义，第一层含义是既要控制好妈妈的体重，又要控制好胎儿的体重。希望每位妈妈都能顺利分娩，健康“享瘦”；第二层含义是不同时期通过合理饮食 + 科学运动方案，以此来控制体重增长；第三层含义是既管孕产期又管产后恢复期，告诉妈妈在每个阶段如何管理体重。

关于“新主张”，我们在书中加入孕产领域比较新的观念，比如干预血糖与胖瘦无关，都应从孕早期开始；增加了《中国居民膳食指南（2016）》中关于备孕女性、孕期女性、哺乳期女性膳食指南新内容；还会有一些在孕产期饮食和运动方面比较容易被忽略或存疑的地方，比如健康增重增加的是肌肉，而不是一堆肥肉等。

《孕产双控新主张》以孕产期体重管理为中心，以孕前、孕期、产后为时间轴，告诉妈妈在每个阶段怎样通过合理饮食、科学运动的方式来管理好自己和胎儿的体重，降低巨大儿出生率和剖宫产率，并对孕产期妈妈关注的妊娠糖尿病、早孕反应、甲功异常、缺铁性贫血、孕期体重增长过快或过慢等问题进行分析。“马大夫告诉你”栏目则分享了门诊中没空细说的重点。

有了这本书，希望每位准妈妈能快乐孕育，好生好瘦！

目录

CONTENTS

控孕期　长胎不长肉，好生好瘦

控产后　抓住产后 6 个月，重塑身材

产后第 1 周

产后第 2 周

产后第 3 周

控问题　解决孕产期的各种烦恼

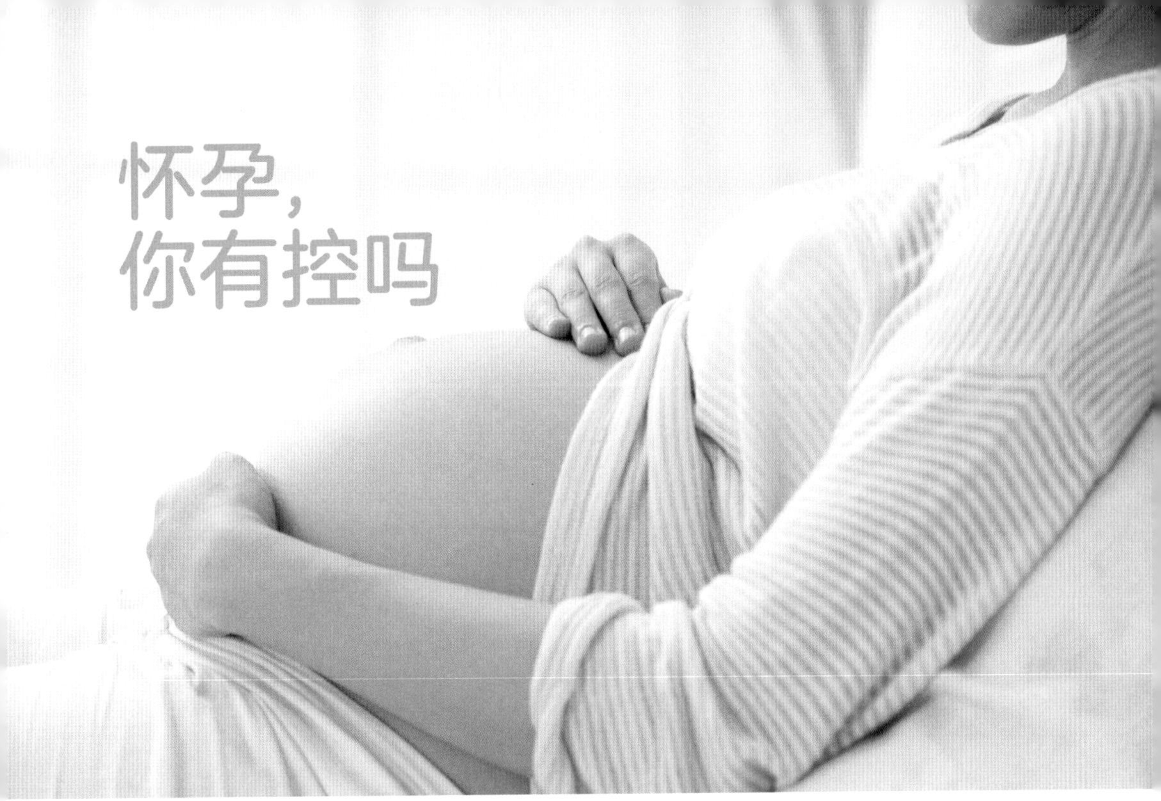

怀孕，你有控吗

生命初期 1000 天，由你控制

所谓生命初期 1000 天，是指包括宫内 270 天和出生后 2 年（365 天 +365 天）的这段时间，也就是从怀孕到孩子 2 岁，被世界卫生组织定义为一个人生长发育的“机遇窗口期”。孕期是生命初期 1000 天的起始阶段，事实证明，宝宝出生后乃至成年的健康状况，与在母体内的 9 个月密切相关：胎儿期的营养摄入合理、均衡，可以降低孩子成年后罹患肥胖、糖尿病等慢性病的发生风险。

宫内
270 天
出生后
第一年
365 天
出生后
第二年
365 天
生命初期
1000 天

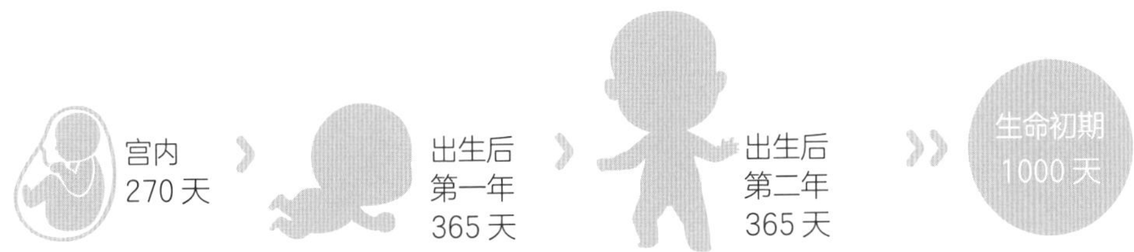

心理学家说，人生只有三件事，自己的事、别人的事和老天的事，大家需要做的是管好自己的事儿，少管别人的事儿，不管老天的事儿。对孕妈妈来说，与其担心胎儿性别、发育，担心分娩疼痛、难产等不可控的事，还不如做一些力所能及的事情，比如在孕期好好吃饭、经常运动，控制好自己和胎儿的体重，好生好瘦。

快来记录下你的孕期体重变化吧

BMI 小于 18.5，为低体重，孕期体重增加应为 12.5~18 千克；
BMI 为 18.5~23.9，为正常体重，孕期体重增加应为 11.5~16 千克；
BMI 为 24~27.9，为超重，孕期体重增加应为 7~11.5 千克；
BMI 大于 28，为肥胖，孕期体重增加应为 5~9 千克。

注：体重指数（BMI）公式及孕期体重管理详细内容第40页。

横轴表示怀孕第 1 周到第 40 周的整个过程。

纵轴表示增加的体重数（单位：千克）。

对应着怀孕的周数和增长的重量，将孕期的体重增重值用线连起来，能了解怀孕期间的体重增长变化情况，并进行相应的控制。

营养有控　不挑不偏更均衡

孕妈妈需要的既不是过度摄取热量，也不是偏重某一种营养，而是均衡的营养。营养均衡主要是通过膳食搭配来满足所需的热量和对各种营养素的需求。日常饮食要保证热量和各种营养素含量充足，种类齐全，比例适当，确保供给的营养素与机体的需求量之间保持平衡。

碳水化合物

孕妈妈和胎宝宝最主要的热量来源。

米、面等谷类，各种杂豆、薯类，水果等。

蛋白质

胎儿生命的基础物质，促进胎儿生长发育，供给热量。

鱼、禽、肉、蛋、奶及奶制品、大豆及其制品等。

脂肪

重要的热量来源，促进脂溶性维生素的吸收，促进胎儿神经系统发育。

植物油、坚果、肉类等。

水

输送营养和代谢废物。

每日应摄入1500~1700毫升水。

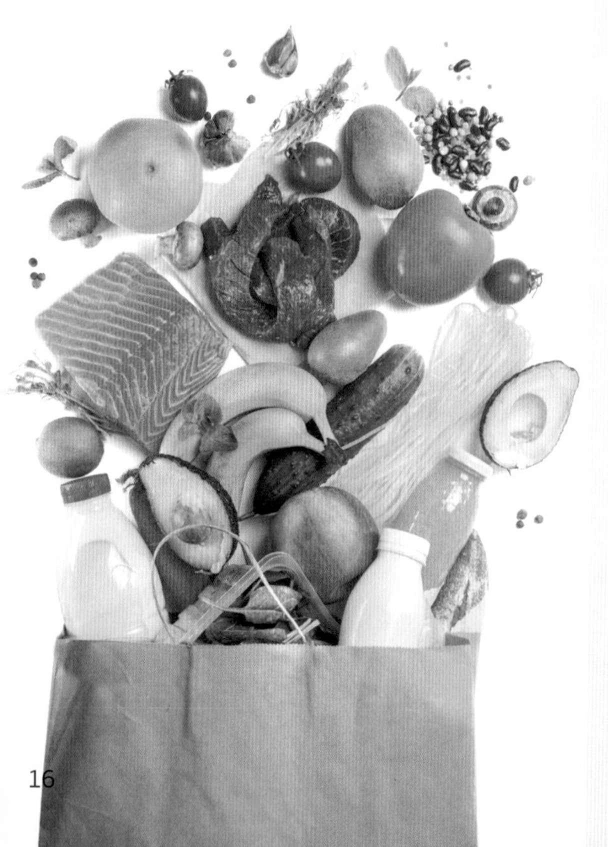

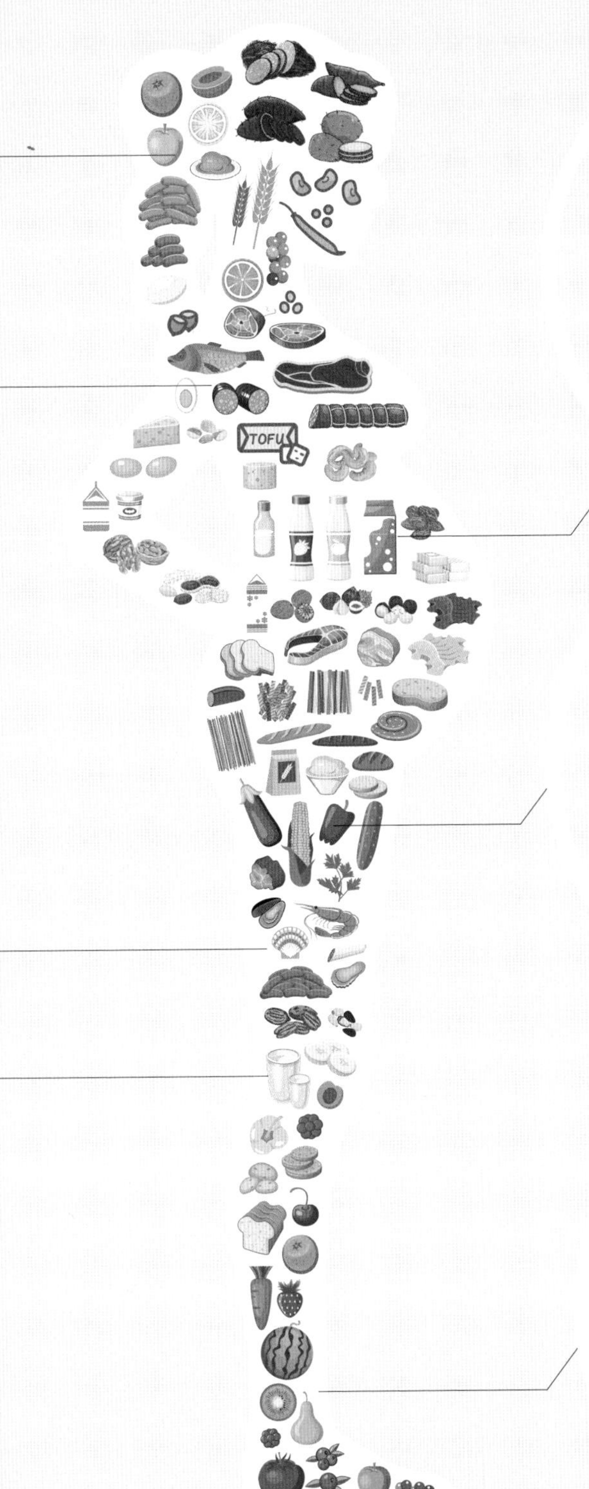

矿物质

构成牙齿、骨骼等组织的重要成分。

钙：奶及奶制品、坚果、绿色蔬菜等。

铁：红肉、动物肝脏、动物血等。

碘：碘盐、海产品等。

锌：牡蛎、牛肉等。

膳食纤维

促进肠道蠕动，软化粪便，预防便秘，还能防止肥胖、降血脂、平稳血糖。

粗粮、薯类、蔬果、坚果等。

维生素

人体正常生长发育和维持新陈代谢的必需物质。

维生素 A：动物肝脏等。

维生素 D：海鱼、晒太阳等。

B 族维生素：谷物、豆类、动物肝脏等。

维生素 C：新鲜蔬菜、水果等。

让孕妈妈、胎宝宝都受益

孕期运动，应在孕前合理运动的基础上进行调整。如果可以的话，至少从备孕开始就应该进行规律的有氧运动和肌肉力量练习，为孕期做好充足的体能准备。这样，孕期运动才能事半功倍。

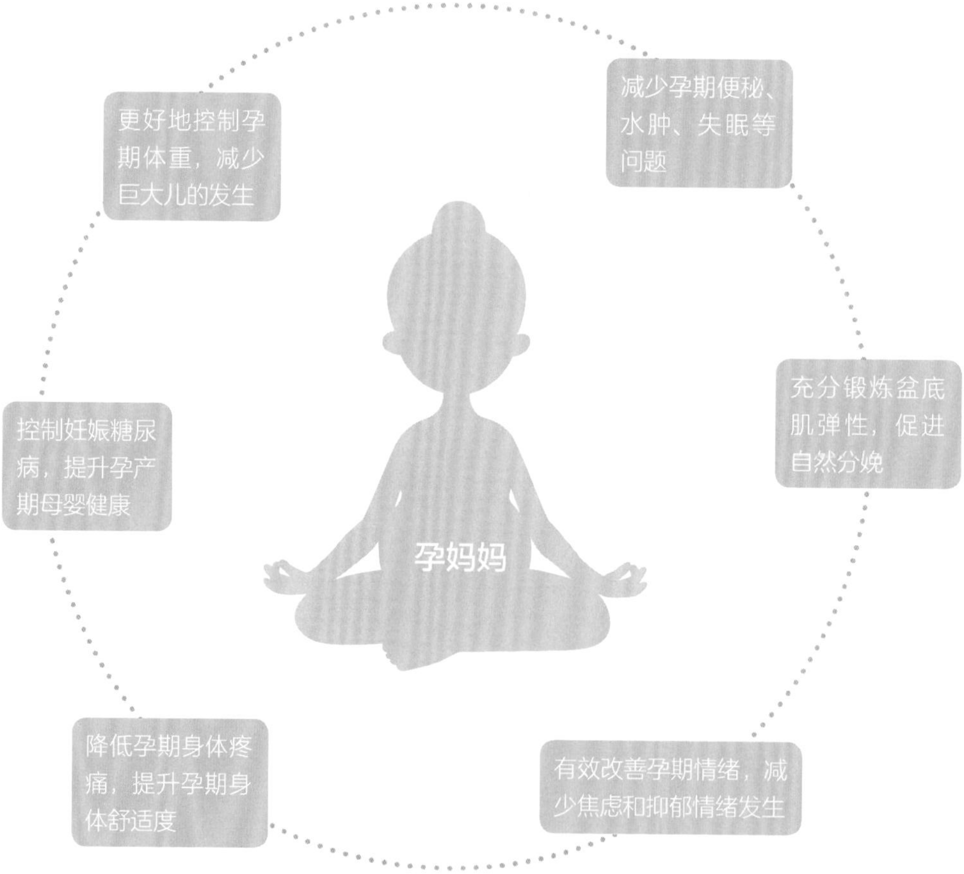

孕妈妈

更好地控制孕期体重，减少巨大儿的发生

减少孕期便秘、水肿、失眠等问题

充分锻炼盆底肌弹性，促进自然分娩

有效改善孕期情绪，减少焦虑和抑郁情绪发生

降低孕期身体疼痛，提升孕期身体舒适度

控制妊娠糖尿病，提升孕产期母婴健康

孕期什么阶段适合运动呢？理论上，孕中期是运动的最佳时期，此时孕妈妈和胎宝宝的状态都比较好。但实际上，怀孕的每个阶段都是可以进行适当运动的，只要频率和强度调整到适宜范围就好。

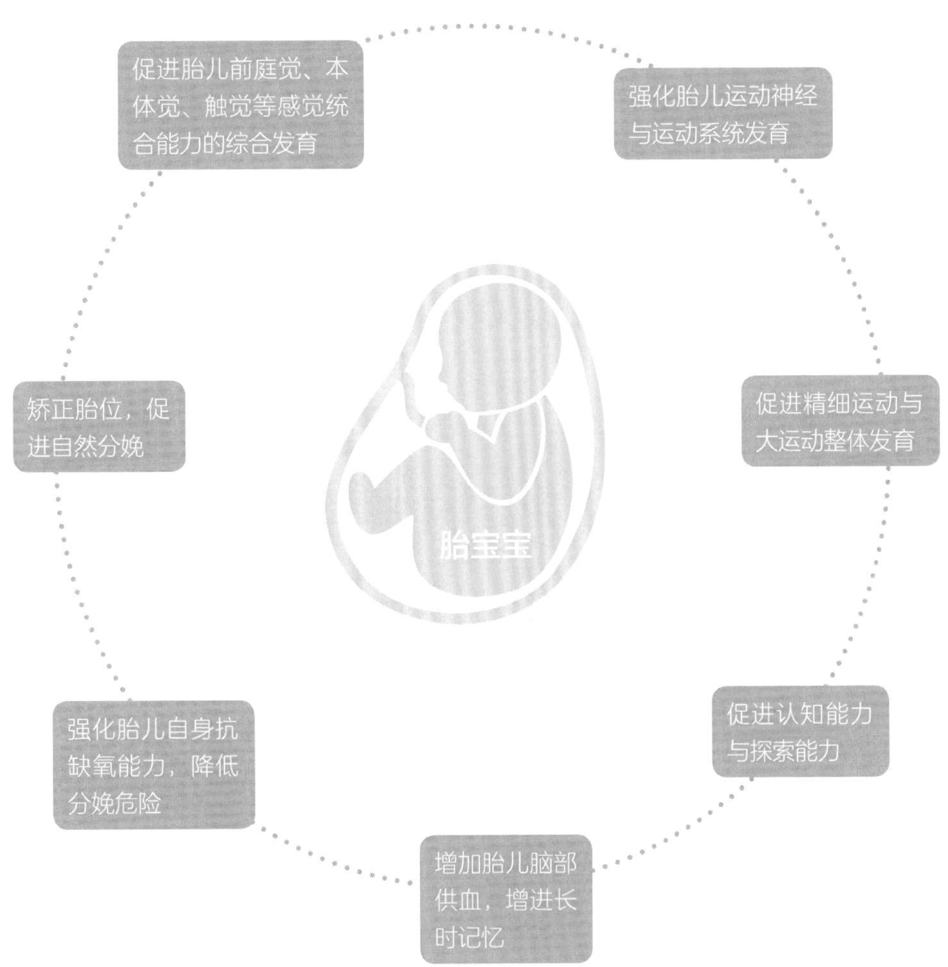

快乐孕妈 育出健康宝宝

怀孕 40 周，孕妈妈的身体会经历很大变化，随之而来的是心理和情绪的变化。有的孕妈妈因为不适应身体变化而长期焦虑，这对自身和胎儿健康都十分不利，甚至因为这些情绪无法排解而患上孕期抑郁症。我们说，要关注身体的营养、合理运动，还要关注心理健康，孕妈妈的好心情对胎儿健康发育至关重要。

记住 4 招让自己远离焦虑

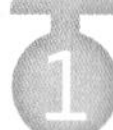

1 多学点孕产知识

如果孕妈妈足够了解孕产知识，充分了解未来会发生的各种情况，科学看待，很多导致焦虑的因素是可以消除的。了解孕产知识不要道听途说，而是要通过正规的、专业的渠道，比如参加医院开设的孕妇课等。

2 和老公并肩战斗，打造“超级奶爸”

你的另一半和你共同承担着责任，一起应对角色的转变，让老公也参与到你的孕期中来，一起了解孕期的相关知识和育儿知识，加强老公的责任感，这样你就会觉得不是一个人在战斗。

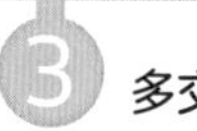

3 多交朋友，特别是其他孕妈妈

朋友的支持能舒缓压力，促进胎宝宝的发育。特别是和同处孕期的朋友交流，因为大家更有共同语言，缓解压力的效果更好。

4 积极配合医生进行相关治疗

这里的治疗包括身体上的病痛和心理精神上的疾病，如果孕妈妈焦虑、抑郁的情况比较严重，应及时找相关医生做专业辅导。

Chapter

1

控孕前

调体重，迎好孕

想要个好宝宝，先了解这些备孕知识

有备而孕，做好经济、身体、心理、环境和知识 5 大准备

“过去的人没备孕，小孩都活蹦乱跳”，说得没错，不过，需要提醒的是：你只想到了活蹦乱跳的孩子，却忘记了过去生孩子导致的生离死别。

现在，我们主张做好孕前准备工作。怀孕前的准备工作是十分重要的，这也是做好优生优育的一个方式。备孕夫妻应该在经济、身体、心理、环境和知识这 5 大方面做好全面的准备。

如何做好这 5 项准备

经济准备

宝宝的出生意味着家庭开支的增加。在收支变化对家庭造成影响之前，就要考虑额外支出的问题，做到心中有数，遇事不慌。

下面大致列出了孕产期、哺乳期妈妈和 0~1 岁宝宝的开销项目，大家可以根据自身经济状况和当地物价水平来进行核算。

1 孕产期妈妈的主要开销项目

孕前体检（备孕夫妻都需要进行体检）、孕期营养品、孕妇装、胎教用具、孕期产检、住院分娩。

2 哺乳期妈妈的主要开销项目

营养品、哺乳用品、月嫂或保姆费用、健康俱乐部（为快速恢复体形）。

3 0～1 岁宝宝的主要开销项目

婴儿床、摇篮、纸尿裤、四季衣服鞋袜、被褥、毛巾、睡袋、洗浴用品、护肤用品、奶瓶等生活用品；育儿书籍、光盘等育儿教育投资；奶粉、营养补充剂（维生素 AD、鱼肝油等）、辅食（米粉、碗、勺等），婴儿玩具等。

身体准备

身体健康、营养充足的父母，提供高质量的精子和卵子的概率更大，让孕育过程更顺利。同时准妈妈也能给宝宝提供最佳的孕育环境，更有利于生出体质好的宝宝。因此，夫妻双方最好在孕前半年开始调理身体。

营养方面：均衡饮食；补铁、钙和叶酸；选用碘盐；禁烟酒。

体能方面：提前半年，做中等强度的运动，如跑步、游泳、爬楼梯、跳操、跳舞等，改善心肺功能，适度增加肌肉力量，有助于提高受孕概率。

孕前检查：备孕夫妻都应做孕前检查，根据结果，由专业医生指导备孕女性适当补充缺乏的营养，并对基础疾病进行有效的治疗，治愈或病情稳定后再怀孕。

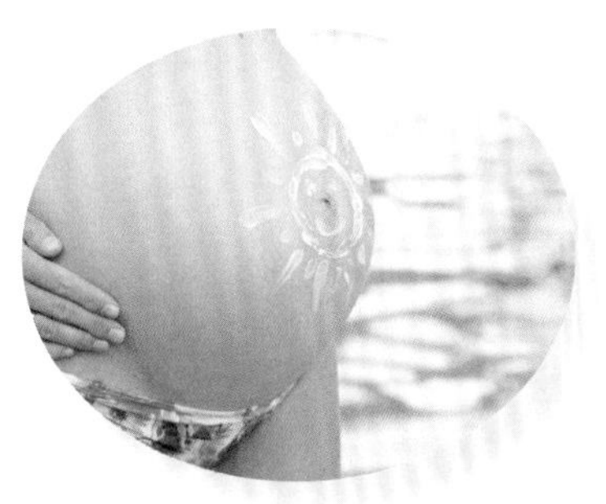

心理准备

在计划怀孕之前，夫妻双方都要做好充分的思想准备来迎接小宝宝。要有一个乐观、平和的心态，这对未来宝宝的成长是非常有好处的。在备孕的日子里，夫妻双方都要尽可能地放松身心，可以安排一些有趣的外出活动，如旅游度假等，来释放工作和生活的压力，这对缔造一个开心、快乐的小宝宝是大有裨益的。

环境准备

1 远离空气污染严重的场所

如粉尘、汽车尾气、雾霾、香烟烟雾等严重的地方。

2 远离刚装修好的房间

甲醛超标。

3 远离有危险性的工作

如接触重金属、氯丙烷、氯乙烯、电离辐射、雌激素等物品的工作。另外，应远离噪音、高温、高强度的工作环境。

知识准备

从计划怀孕开始，备孕夫妻就可以通过图书、网络、亲朋好友等靠谱的渠道了解和学习一些备孕、怀孕、产检等方面的生理和医学知识，会让受孕和怀孕过程更加顺利。

好“孕”不到，可能跟体重有关

肥胖或消瘦都不利于怀孕

从生育的角度看，肥胖或消瘦都不利于生育。肥胖与生育力减低是相关联的，主要会导致排卵少或无排卵。肥胖往往伴随代谢紊乱、胰岛素抵抗、高脂血症、脂肪肝等。肥胖大多是营养素摄入失衡，体重增加的同时很可能多种营养素摄入不足，存在贫血、缺锌、缺钙等问题。这些情况都会影响顺利受孕，而且会增加孕期贫血、妊娠糖尿病、妊娠高血压等风险，也可能导致巨大儿、宝宝先天不足等情况。

俗话说“贫瘠的土壤难长出好庄稼”，瘦弱的妈妈也较难孕育健康的宝宝，而且孕前瘦弱的女性容易生出低体重儿和早产儿。孩子将来也容易出现肥胖、糖尿病等风险。所以，备孕时应积极地管理体重，特别是女性。如果准妈妈自身身体状态不佳，很难承担两个人的负担。

过胖或过瘦都是体内营养不均衡或缺乏锻炼造成的，无论是备孕女性还是孕妈妈，过胖或过瘦都应积极进行调整，力争达到正常状态，给胎宝宝一个优质的生长空间。

增重或减重都要以健康为前提

体重超标的女性尽量不要严苛地节食，也不要依赖减肥药。平时可减少一些主食类食物的摄入，适当补充高膳食纤维食物，并严格控制甜食的摄入，少吃或不吃蛋糕、冰激凌等高脂高糖的食物，还要拒绝油炸、膨化类小零食。同时，适当进行中等强度的有氧运动。

孕前体重太轻，在合理膳食的基础上要适当增加摄入量，建议在正餐之外增加坚果、全脂牛奶、水果、全麦面包等健康零食。

健康增重更多地意味着充实肌肉

所谓健康增重，更多地意味着增加肌肉而不单单是脂肪。对备孕女性来说，还有增加体内营养储备以供胎儿发育的任务。想一想，如果在纤细的骨骼、薄弱的肌肉上再加“一个球”，只会导致更容易疲劳。健康增重，就是使原来枯瘦的四肢变得充实，同时身体感觉很轻松，精神和体力变得更好了。这说明，增加的体重主要用于充实内脏和肌肉，而脂肪含量没有明显增加。

健康体重标准

准备怀孕前要做孕前检查、治疗牙病等，但也不要忽视自己的体重，体重严重超标或者过于消瘦，往往是造成不孕的重要原因。

判断一个人体重的健康标准通常看 3 个指标——体重指数（BMI）衡量体重；体脂率判断脂肪含量；腰臀比和腰围身高比判断脂肪的分布情况。

体重指数（BMI）= 体重（千克）÷ 身高的平方（米^2）。根据自己的体重指数值参照下表，判断自己处于哪种状态。

BMI 标准表

体重指数（BMI）	低体重（消瘦）	体重正常	超重	肥胖
健康标准	<18.5	18.5~23.9	24.0~27.9	≥28.0

注：参考中国卫生健康委员会标准。

体脂率需要用仪器来测定，腰臀比和腰围身高比可以自己测量计算。

测量腰围，手臂微微弯曲时手肘的位置就是腰部的理想位置，然后量出一周的围度即可。测量臀围，将软尺放在臀部最隆起的地方，然后将软尺两端分别朝着腹部最突出的方向交叉两端测出臀围，再分别计算出比值。

腰臀比和腰围身高比越大，说明内脏脂肪越多。

健康标准

1 体脂率 20%～30%

2 腰臀比 <0.8（女性） <0.9（男性）

3 腰围身高比 <0.5

胖妹子健康减重后也能顺利怀孕

胖妹子这样吃成功控制体重

碳水化合物和脂肪是造成肥胖的元凶，所以米饭、面食等主食均不宜超过每日标准供给量。动物性食物中可多选择含脂肪较低的鸡胸肉、鱼、虾、蛋、低脂奶，少选择脂肪含量较高的畜肉，并可适当补充一些豆类食物，这样可以保证蛋白质的供给量，又能控制脂肪量。同时，肥胖的备孕女性最好少吃或不吃油炸食物，这些食物含脂肪量高。

每顿饭不宜吃得过饱，七八成饱即可。不要暴饮暴食，应细嚼慢咽，延长进食时间，还可以用小餐具进食，增加满足感。少食多餐，减少饥饿感的同时更有助于控制体重。

喜欢吃零食的人很容易导致总热量摄入超标，所以肥胖的备孕女性要少吃或不吃零食。如果开始时不习惯，可以少吃一些，但一定要选择热量低的零食。吃零食时，不要看电视、玩游戏，否则不知不觉就会吃得太多。

超重女性的运动方案

超重的备孕女性运动锻炼以中等强度为宜，可以增加身体耗氧量，而且比剧烈运动更容易坚持，也更安全。慢跑、快走、普拉提、瑜伽、健身操、打羽毛球、跳舞、游泳等都是很好的有氧运动。

有些备孕女性因为着急减肥，采取高强度运动，反而会对身体健康造成伤害，所以提醒备孕女性，运动一定要适量，根据自身情况进行。

如果备孕女性希望通过健身项目来达到减肥的目的，应先向教练说明自己处于备孕期，教练会有针对性地为你选择健身项目。

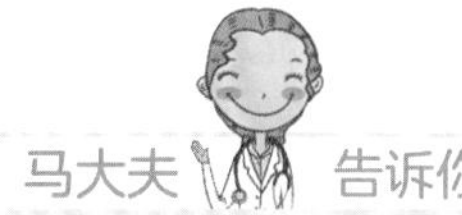

胖妹子也能成功备孕

较胖的备孕女性如果感到担心、忧虑，不如提前去医院做个检查。如果各项指标均正常，就可以放心备孕了。如果发现问题，要积极配合医生治疗，治疗期间也要保持乐观心态，因为情绪也会影响受孕。

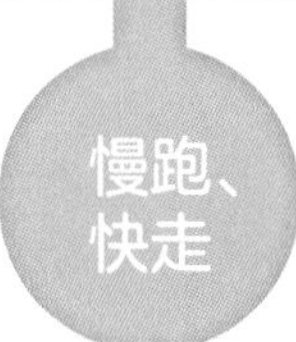

慢跑和快走都可以增加心肺功能，锻炼腿部肌肉。需要注意的是，如果不确定自己是否怀孕，尽量放慢速度。

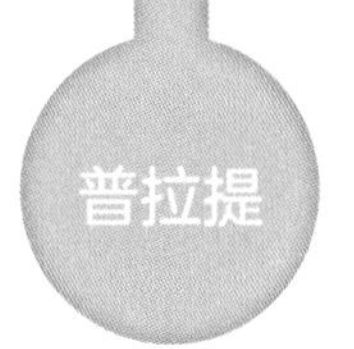

普拉提特别适合那些缺少运动、长时间在电脑前工作的上班族。普拉提可以很好地锻炼腰肌，而结实有力的腰腹肌肉对女性日后的怀孕和生产非常有益。

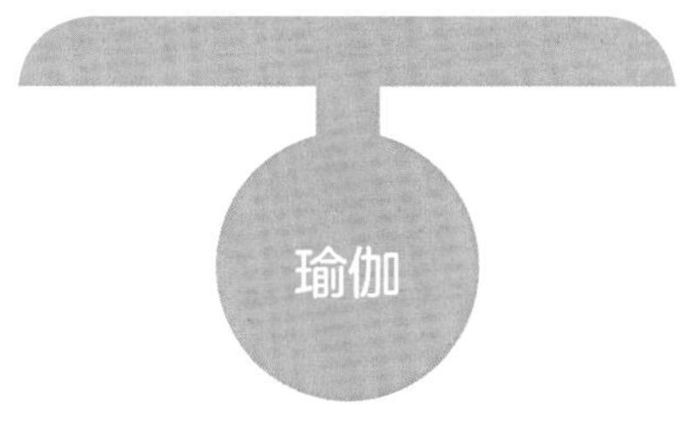

瑜伽有助于缓解压力、放松神经。练习瑜伽还可以对人体内部器官进行按摩，对提升女性“孕力”非常有益。

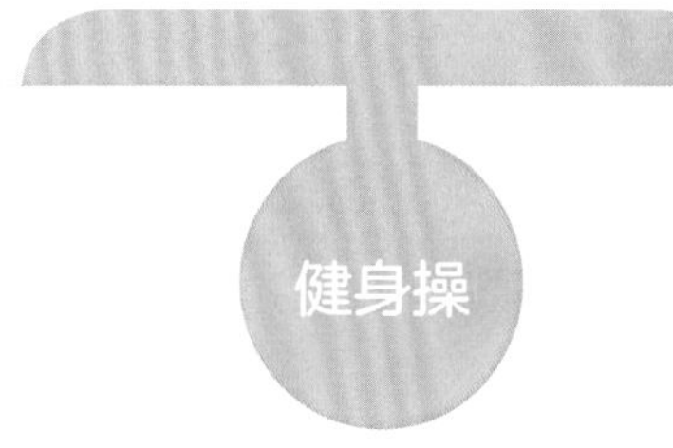

健身操可以促进血液循环，供给人体充足的氧气，更好地燃烧脂肪，从而达到去脂减肥的目的。练练健身操还可以消除紧张、不安、愤怒的情绪。

3 个小动作有效瘦身

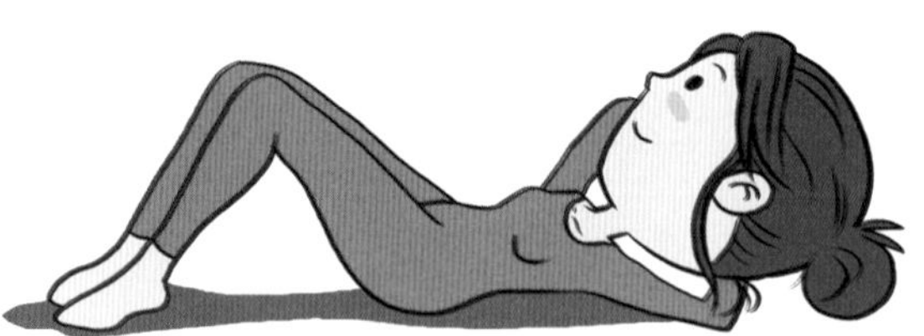

1 身体平躺在床上，双腿并拢，双膝稍弯，双手抱头，吸气。

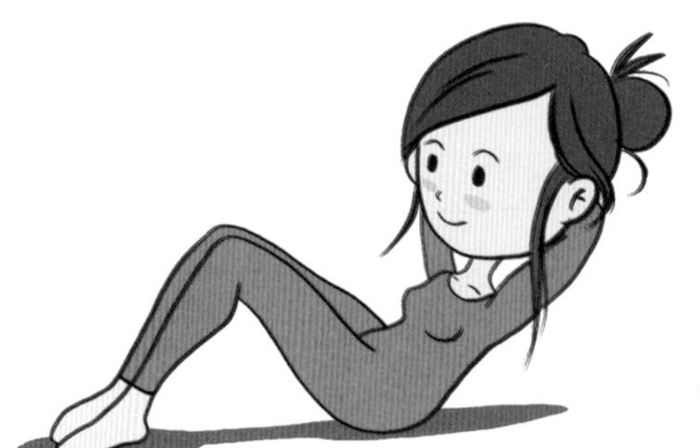

2 将身体慢慢抬起，直至上身坐起。

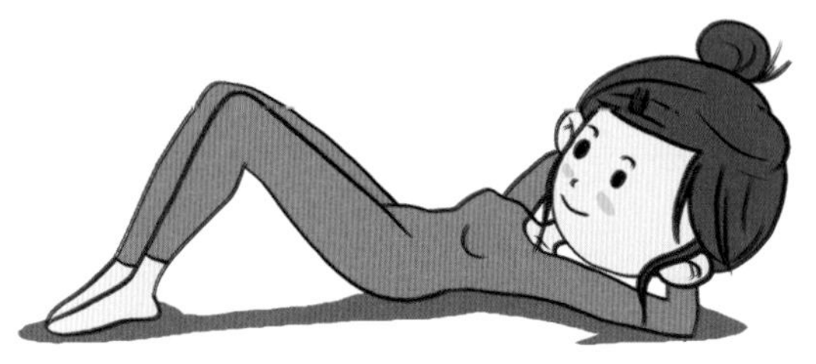

3 将身体慢慢放平，反复做 20 次。

动作作用

做运动时，动作要缓，不要用猛力，次数可逐渐增多。动作看似简单，对于消除腰部和腹部脂肪特别有效。

抬腿运动

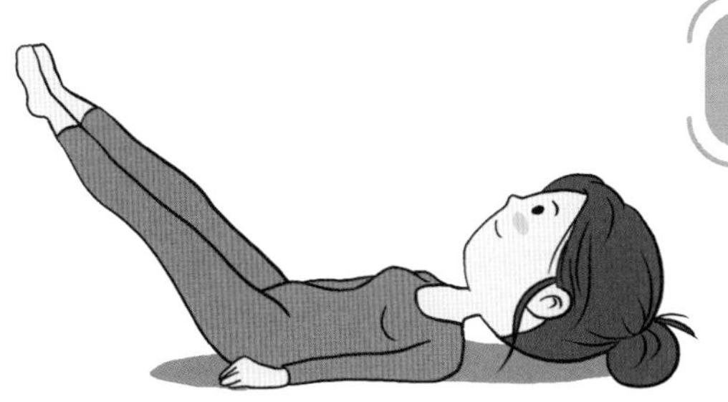

1 仰卧在床上，两腿并拢，慢慢抬起，抬到与身体约呈120度角时慢慢放下。注意，膝盖不能弯曲，肩膀和手臂也不能用力。

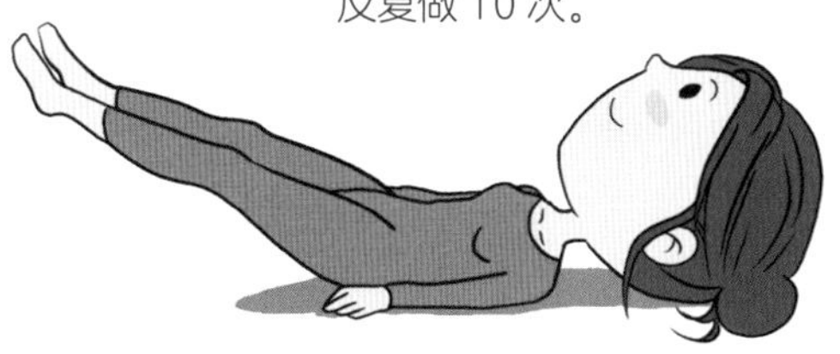

2 在脚离床面40厘米左右的位置停下来，保持1分钟，反复做10次。

动作作用

此动作能够紧实腰肌，使腹部赘肉明显减少。

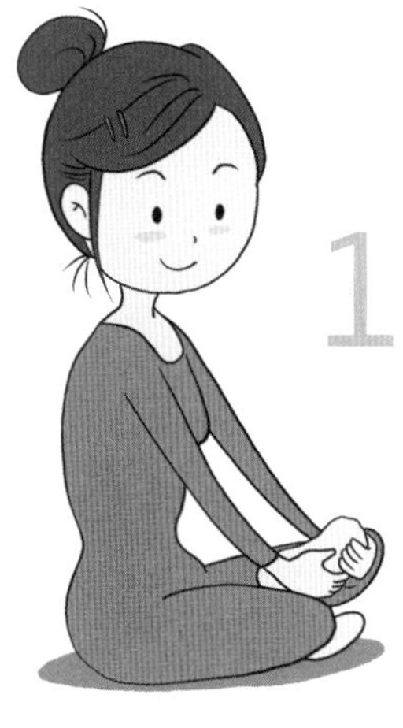

1 盘腿坐在床上，双手抱住处于上方的脚，缓缓抬起到最高点，然后慢慢放下来。反复做3～5次，换另一只脚在上的盘坐姿势，重复同样的动作。

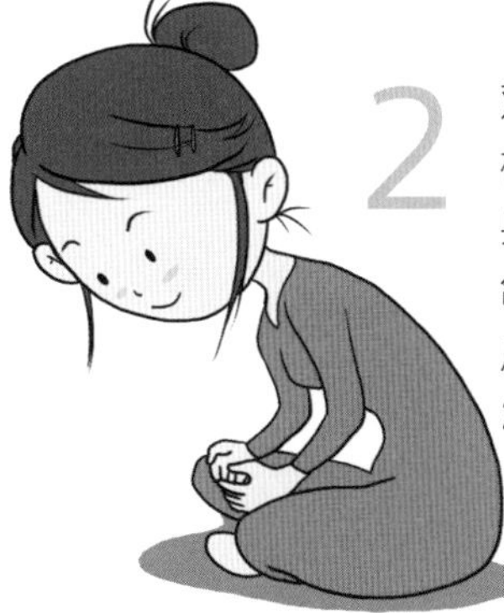

2 双腿盘坐，双手中指相对，置于膝上。上身缓缓向下弯曲，下颌尽量贴近双手，然后起身坐直。反复做20次左右。

动作作用

这个动作会让腿部和背部都得到锻炼，并有助于减少脂肪堆积。

偏瘦女性备孕期不要盲目增肥

偏瘦女性备孕 3 要点

在这个以瘦为美的时代，催生了许多骨感美人。但到了生育年龄，这些备孕女性又开始担心，害怕自己太瘦而影响孕育计划，怕自己的小细腰、小细腿承受不了日益长大的肚子。其实，只要注意以下 3 点，偏瘦女性也能成功怀孕。

1 在医生指导下补充营养

太瘦，体内的营养素容易缺乏，所以孕前最好在医生的指导下补充营养，平时要注意多选择一些营养密度高的食物。

2 规律作息

偏瘦的女性一般体质较弱，备孕阶段一定要重新规划生活。不要再加班熬夜，也不要焦虑不安，保持乐观的心态，这样才能提高受孕概率。

3 坚持运动

适当的运动有助于调整身体状态，不仅能增强体质，还能使身体器官做好迎接十月怀胎的准备。慢跑、游泳等是比较好的运动方式。

偏瘦女性的健康增重策略

1

如果家里人大多身材偏瘦，说明可能有不易长胖的遗传基因，属于遗传性瘦体形。只要平时精力充沛、不爱生病，不用刻意增重。当然，如果想让自己变得壮一些，可以去健身房做增肌运动，同时额外增加蛋白质和热量的供应量，让肌肉变得更发达，也能更好地担负孕期的增重。

2

对于饮食正常但是从小骨骼纤细、肌肉薄弱、体力差的女性来说，以增肌为主要目标进行增重。日常运动可以考虑健身操、哑铃操、游泳等。饮食方面在保证优质蛋白质供应的前提下适当增加主食，也就是淀粉类食物，比如每餐多吃几口馒头、一片面包、几块土豆等。两餐间加点坚果类或干果类零食，运动后趁着食欲大开，增加蛋白质丰富的鱼肉蛋类食物，晚上再加一餐夜宵，建议选择酸奶、瘦肉粥、鸡蛋汤面等容易消化的食物。

3

有一类女性是因为自身消化吸收不良导致的瘦弱，建议先去医院检查，找出问题根源，改善消化吸收功能。平时饮食要规律、细嚼慢咽，少食生冷、粗硬、油腻的食物。消化不良的瘦弱女性，正餐应供应足够的淀粉类食物，不能因为消化弱而只喝粥，这样干物质太少，热量不足，自然无法增重。两餐之间应增加一些容易消化的食物当加餐和夜宵，如牛奶、酸奶、五谷糊等。肉类、蔬菜类食物要烹调得软一些，不要因为害怕损失维生素而不敢烹软。吃不进去、消化不良的情况下，一味追求维生素保存率是没有意义的。如果有胃下垂，建议用餐的时候不要喝过多粥汤和茶水，少食多餐，尽量减轻胃部的负担。

消化不良的瘦弱者宜做一些温和轻松的运动，如散步、快走、慢跑、广播操、广场舞等，别让自己过于疲劳。低强度的运动可以放松心情，改善消化吸收功能。

如果是因为疲劳、工作压力导致的瘦弱，首先要放松心情，心情放松了，睡眠改善了，食欲和消化自然就能变好。同时要三餐均衡，不能饱一顿饥一顿，要注意优质蛋白质、铁、钙的补充。

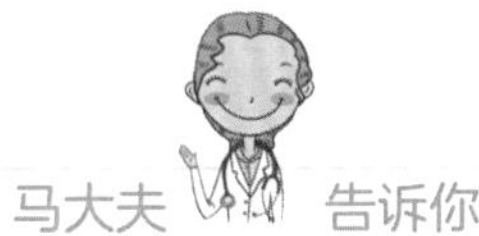

马大夫告诉你

短期体重明显下降的女性需要去医院检查

如果备孕女性短期内体重明显降低，建议去医院做个身体检查。有些人会因为甲状腺功能亢进而突然消瘦，也有的人是因为某些消化系统疾病，因此应当去医院做相关检查，以便采取相应的措施，遵医嘱用药，能更快地改善状态。

备育男性的饮食和运动策略

补叶酸不是准妈妈一个人的事，备育男性补叶酸可提高精子质量

服用叶酸能够大大减少胎儿神经管畸形的发生率，同时叶酸还具有抗贫血的功能，有利于提高胎儿的智力。

一直以来强调女性在孕前和孕期要补充叶酸，尤其是北方女性，更应该注意补充，因为北方是胎儿神经管畸形的高发地区。但是单单强调备孕女性补充叶酸并不全面。根据美国加州大学研究人员的观点，备孕时男性也建议服用叶酸。

精子质量的提高涉及多种维生素，叶酸也是其中之一，当体内叶酸不足时，会出现精液浓度不足、精子活力下降的现象。另外，叶酸还参与体内遗传物质 DNA 和 RNA 的合成。

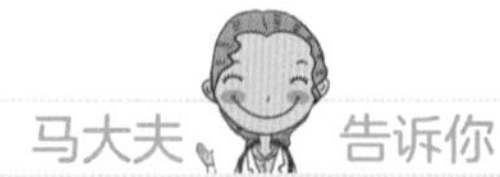

精子异常会引起男人“流产”

怀孕需要精子和卵子相结合才能发生，而胚胎的诞生，精子和卵子各占一半功劳，精子为胚胎提供了 50% 的基因。

精子发生染色体畸变，如数量异常、结构异常、基因突变或精液质量降低，这些情况并不妨碍精子和卵子的结合，女性也能够正常怀孕，但是如果精子不健康，胚胎的发育就会停滞，从而发生流产、死胎现象。因此，备育男性应该通过饮食、运动来调整健康状况，提高精子质量。

备育男性吃点壮精的食物

补充番茄红素，增加精子数量和活力

番茄红素属于类胡萝卜素，是植物中所含的一种天然色素。印度科学家最先发现番茄红素与精子数量有关，他们发现不育男性体内番茄红素的含量偏低，同时番茄红素还与精子的形态以及活力有关。

人体自身无法合成番茄红素，只能从番茄等食物中摄取。

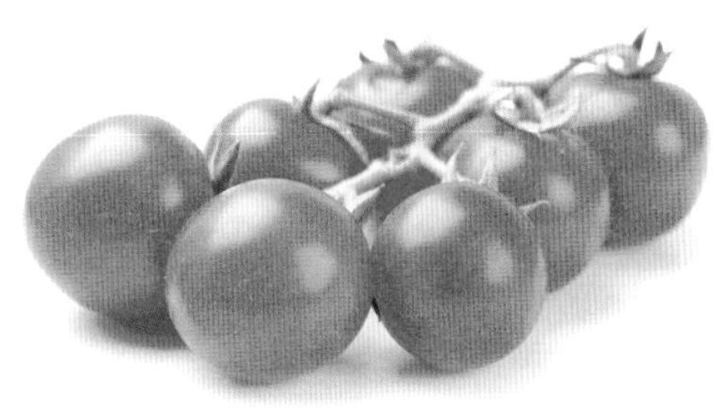

可以提高精液质量的天然维生素 E

维生素 E 的水解产物是生育酚，有助于促进性激素分泌，增加精子活力和数量。

维生素 E 的每天推荐用量为 14 毫克，备育男性可以多摄入富含维生素 E 的食物。

维生素 E 存在于豆类、谷类，以及核桃、花生、葵花子等坚果种子中。植物油中也含有丰富的维生素 E，比如玉米油、花生油等。维生素 E 在高温环境会遭到破坏，因此在烹调富含维生素 E 的食物时尽量大火快炒，最好不要用油炸的方式。

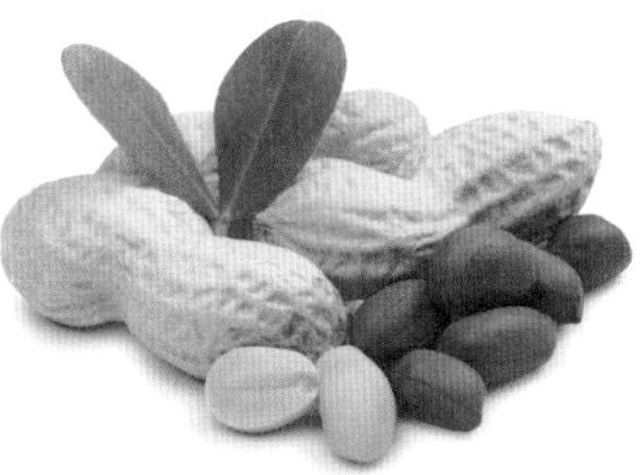

DHA 与生育能力息息相关

在备育男性的身体里，DHA 含量最多的三个器官分别是大脑、视网膜、睾丸。DHA 能影响生育能力，而且精子的外形、活力，甚至帮助精子向前游泳的尾巴的灵活度，都与 DHA 息息相关。因此，备育男性日常饮食中应多摄入三文鱼、沙丁鱼等富含 DHA 的食物。

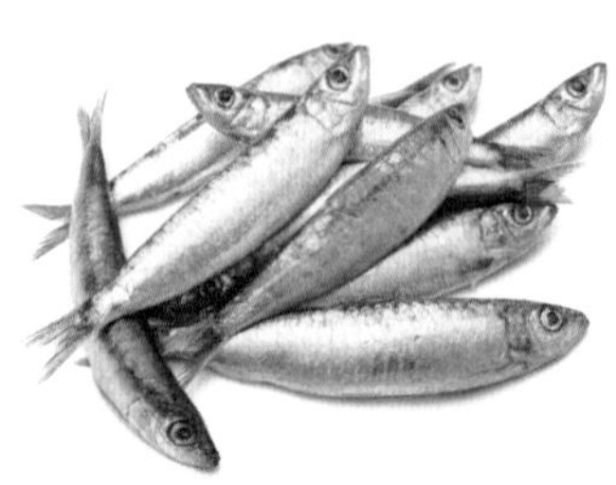

多吃富含叶酸的食物

由于精子的形成周期长达 3 个月，因此，备孕夫妻要想生出健康的宝宝，就要提前补充叶酸。不过，备育男性无须像备孕女性一样服用叶酸片，只需要在日常饮食中注意多吃一些富含叶酸的食物，如红苋菜、菠菜、生菜、芦笋、小白菜、西蓝花、圆白菜以及豆类、动物肝脏、坚果、牛奶等。

充分摄入锌，提高性能力

锌有助于维持人体正常食欲和男性正常的生精功能。如果锌摄入不足，确实会使性功能减弱。男性的前列腺中含有丰富的锌，前列腺与性激素的合成有关，它能让精子更具活力，这就是为何锌又被称为“性矿物质”的原因。日常饮食中，男性应多食牡蛎、牛肉、猪瘦肉、南瓜子、西瓜子等富含锌的食物。

备育期运动，可提高男性精子质量

有研究显示，进行户外活动或经常锻炼的男性精液中精子浓度更大。每周至少锻炼 7 小时（每天 1 小时）的男性，其精子浓度比每周锻炼不足 1 小时的男性高 48%。与不进行户外活动的男性相比，每周至少进行 1.5 小时户外活动的男性精子浓度高出 42%。适合备育男性的运动有很多，如跑步、俯卧撑、哑铃等。

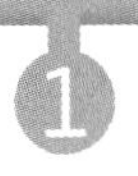

跑步可增强心肺功能

在没有雾霾的天气，慢跑 30 分钟，再快走 10 分钟，就可以达到健身的效果。

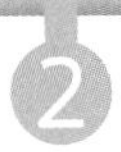

俯卧撑锻炼腹部力量

开始做五六个俯卧撑即可，以后逐渐增加，强度以不感到疲劳为宜。

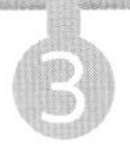

哑铃可以控制体重

长期坚持练哑铃，可以帮助控制体重，增加肌力。

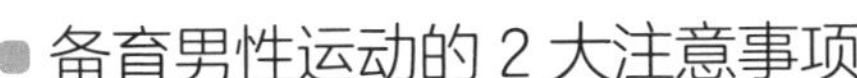

备育男性运动的 2 大注意事项

1 压力大的男性可以考虑每天运动约 1 小时，以不感觉疲劳为宜。

2 有些男性运动完后大汗淋漓，这是由于血液循环加快的缘故，如果此时再洗热水澡，容易造成头晕。而且洗热水澡不利于精子的健康，所以还是等汗干了后，洗温水澡更好。

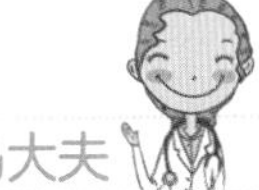

马大夫告诉你

4 件必做的备育之事

1. 检查，包括精液质量分析，生殖道感染、优生优育等。
2. 提前 3 个月戒烟戒酒，因为精子从产生到发展为有受孕功能的成熟精子的周期为 3 个月，提前 3 个月准备可以提供更有生命力的精子。
3. 保证睡眠，有研究证实，熬夜会直接影响精子活力。
4. 适当补充复合维生素。

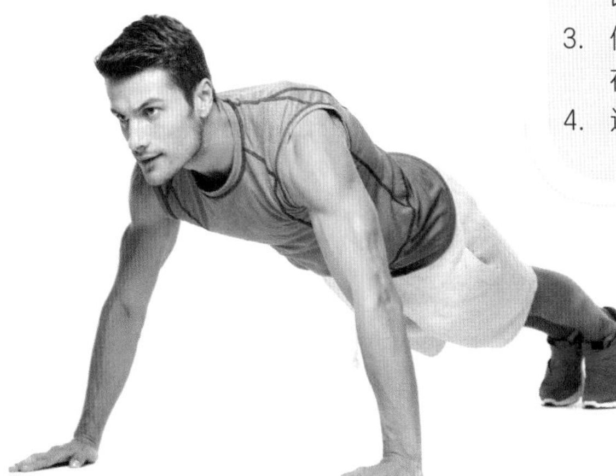

放松心情来备孕，好孕水到渠成

备育男性也不要过于焦虑，否则同样影响好孕

一旦准备要宝宝，有些备育男性比妻子更加焦躁不安，各种担心。这些不健康的情绪会影响精子质量，并且会将坏情绪传染给妻子。

因此，如果双方决定要宝宝，备育男性一定要进行自我心理疏导。怀孕不是一朝一夕的事，应该抱着顺其自然的心态，着急、担心、焦虑都不会为怀孕带来任何益处，反而会给备孕造成负担。

别把怀孕当成唯一“正事儿”

越来越多的女性认识到压力、生活不规律、生活节奏太快会影响女性的受孕，因此一些经济条件比较好的家庭，会让备孕女性找个闲职或者干脆辞职，专心在家造人。但是调查结果显示，“造人大计”产生的焦虑、压力反而不易成功受孕。

因此，备孕期的女性切忌把怀孕当成唯一的“正事儿”。为了迎接宝宝的到来，可以适当减少出差、加班，放弃过于丰富的夜生活，但是不要破坏正常生活，失去了自我。

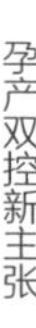

紧张、焦虑、心理压力大会引起不孕

很多人求子心切，备孕阶段害怕怀不上，因而压力过大，紧张焦虑，结果往往会适得其反。因为焦虑、紧张等情绪会影响体内激素水平，也会影响精子和卵子的质量，对受孕不利。

所以，备孕的夫妻一定要保持心情放松。可以参加比较舒缓的瑜伽课程，也可以通过健身来缓解压力、调节心情，让自己平心静气地面对这个问题。同时，备孕双方也可以多掌握一些关于怀孕的生理知识，不要因为不懂而乱了阵脚。下面介绍一些缓解压力的方法。

主动减压

愤怒、悲伤等情绪会导致激素分泌失调，继而对卵子的发育造成影响，引起排卵障碍，而这些反过来又会造成更大的压力，由此产生恶性循环。要主动采取措施，避免压力侵袭。

腹式呼吸的同时进行冥想

反复进行深呼吸有助于消除紧张、放松身体。当感觉有压力时，轻轻闭上双眼，用鼻子深深地吸气，再慢慢地从嘴里呼气，同时进行冥想。冥想时要坚信自己能静下心来，效果会更佳。

编辑手札

压力过大会导致假怀孕

我有一个朋友结婚后，就开始盼星星盼月亮，恨不得马上有个小萌娃，可是天不遂人愿，备孕很长时间也没个信儿，家里长辈又多番催促。过了两三个月，跟我报喜说月经没来，肯定是有了，结果去医院一查并没有怀孕，闹了一个大乌龙。

其实，这是生娃的压力太大了，每天朝思暮想，最终导致下丘脑及脑垂体的功能紊乱，月经停闭。闭经后，在体内性激素影响下，在强烈的盼子心理因素的作用下，小腹可能会膨出，便认为是怀孕了，接着身体还会相继出现挑食和呕吐的早孕反应。甚至有的女性模拟怀孕的心理作用，体内激素水平失调，会奇妙地感觉到新生命的气息，比如能感觉到胎动。其实，这纯粹是心理因素在作怪。

不能仅凭停经就判断是否怀孕，有时突发停经也可能是妇科疾病造成的。要确定是否怀孕，可以在家用验孕试纸确定，或者去医院检查。

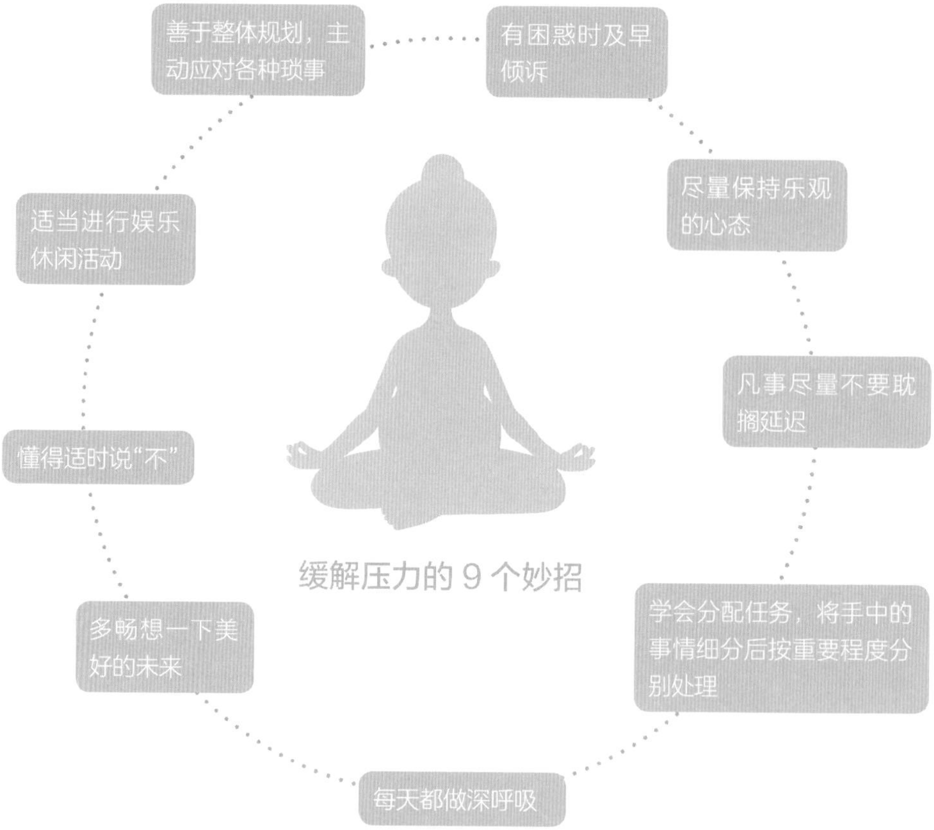

善于整体规划，主动应对各种琐事

有困惑时及早倾诉

尽量保持乐观的心态

凡事尽量不要耽搁延迟

学会分配任务，将手中的事情细分后按重要程度分别处理

每天都做深呼吸

多畅想一下美好的未来

懂得适时说“不”

适当进行娱乐休闲活动

缓解压力的 9 个妙招

职场女性备孕须知

备孕的职业女性可以这样做：坚持正常上班，少加班、少出差；不要过于放任自己，即使换了清闲的工作，也要认真完成；根据自己的兴趣爱好，合理安排自己的业余生活。

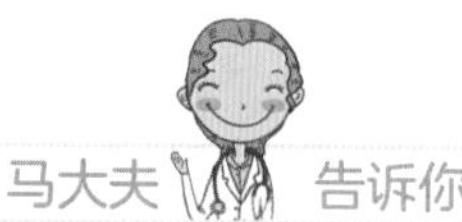

马大夫告诉你

每周挑选一天作为“奖励日”

每个人都有自己的饮食喜好，比如有的喜欢吃甜食、有的喜欢吃辣，不要一直把自己逼得太紧。与其让自己因为这些小事郁闷，倒不如建立一种奖励机制，每周挑选一天作为“奖励日”，在这天可以稍微放纵一下，吃点自己喜欢、平时很少吃的东西，用这种方式放松一下挺好的。

Chapter

2

控孕期

长胎不长肉，好生好瘦

孕早、中、晚期要分阶段增重

孕早期不用增重，孕中、晚期匀速增重

由于我国目前尚缺乏足够的数据提出孕期适宜增重推荐值，建议以美国医学研究所（IOM）2009 年推荐的妇女孕期体重增长适宜范围作为监测和控制孕期体重的参考。孕前 BMI［BMI= 体重（千克）÷ 身高的平方（米^2）］不同，孕期体重总增重的适宜范围及孕中、晚期每周的增重情况也不同。

孕期适宜体重增长参考

孕前 BMI（千克 / 米^2）	总增重范围（千克）	孕中、晚期每周增重（千克）
低体重（＜18.5）	12.5~18	0.51（0.44~0.58）
正常体重（18.5~23.9）	11.5~16	0.42（0.35~0.50）
超重（24.0~27.9）	7~11.5	0.28（0.23~0.33）
肥胖（≥28）	5~9	0.22（0.17~0.27）

在家至少每周测一次体重

要想控制体重，孕妈妈不要只依靠每月一次的产检，体重随孕周的增加而递增（孕早期早孕反应严重者有可能体重下降），所以必须每周进行测量。通过每周测量的结果，可以知道自己体重的变化规律，及时进行调整，以此来指导孕妈妈的饮食和运动。

孕妈妈体重的增加及构成

怀孕之后，体重增长是必然的，由于胎儿依靠胎盘获取营养，如果母亲没有获得足够的体重，胎宝宝就有可能出现营养不良、生长迟缓等，因此可以说，孕妈妈的体重增长在一定程度上反映了胎宝宝的生长发育情况。

在孕妈妈增长的体重中，必要性体重增长是相对稳定的，但是脂肪储备（非必要性体重增长）的多少与饮食和运动有关，是可以控制的。因此，除去必要性体重增长之外，孕妈妈要控制自身的脂肪储备，以免造成脂肪过分堆积，增加妊娠糖尿病、巨大儿等风险。判断孕期营养是否合理，可以通过营养监测和监测孕期体重增长情况来实现。

3000 ~ 3500 克的胎宝宝最好生

有的孕妈妈觉得好不容易怀上一个宝宝，就该让他长得大一点、胖一点，这样出生后孩子的身体底子才好，其实这是不对的。孕期要讲究营养均衡，宝宝出生体重在 3000 ~ 3500 克的最好生。更理想的是能达到 WHO 提出的胎儿适宜体重，即男婴 3300 克，女婴 3200 克。如果足月出生的宝宝体重低于 2500 克，就是足月低体重儿，可能胎宝宝的发育有问题，出生后容易出现生长障碍；如果宝宝出生体重大于 4000 克，也就是巨大儿，发生肩难产、难产的概率增加，也会增加剖宫产概率，也会增加产后出血等。合理、科学地进行孕期营养和体重的管理很关键。

多胞胎妈妈应增重多少

对于怀有双胞胎或多胞胎的孕妈妈来说，一个人吃的饭几个人来分享，因此要比怀一个宝宝的孕妈妈摄取更多营养，以确保宝宝的生长发育。如果体重增加不足，容易导致早产、低体重儿等问题，但是体重的增长并不是简单的乘 2。

如果孕前体重在正常范围，孕期长 16.7 ~ 24.3 千克为宜；如果孕前体重超重，孕期长 13.9 ~ 22.5 千克为宜；如果孕前属于肥胖，孕期体重增长应控制在 11.3 ~ 18.9 千克。饮食上要均衡，尤其要保证足够的优质蛋白质、B 族维生素、钙、铁等，应增加粗粮、蔬菜、低糖水果的摄入。

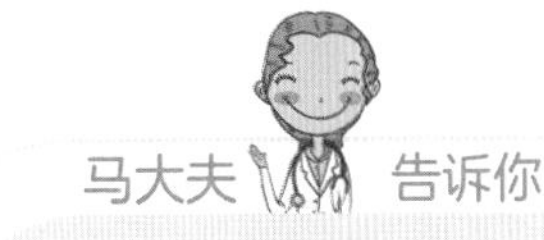

高龄孕妈更应注意控制体重

高龄孕妈妈比 20 多岁的孕妈妈更爱发胖，体重增加过多容易导致妊娠糖尿病，腹中的宝宝长得太大会给分娩带来困难。因此要在怀孕之初就控制体重，孕期体重增加最好别超过 12.5 千克，多吃高蛋白、低脂肪食物，少吃甜食。

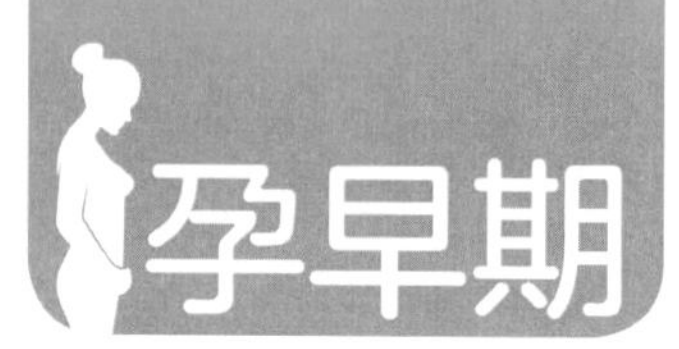

孕早期妈妈的变化和胎儿的发育

孕1月

孕妈妈

微微感觉到小生命的萌发

- 有的孕妈妈会有乳房硬硬的感觉，乳晕颜色变深。乳房变得很敏感，触碰时可能会疼。
- 大多数孕妈妈在这个月还没什么感觉。
- 孕妈妈的卵巢继续分泌雌激素，以适应乳腺变化。

胎宝宝

只是一颗受精卵

- 怀孕40周是从末次月经的第一天开始算的，所以前2周还不存在新生命，一直到下次月经前2周排卵。如果月经周期规律，尤其是28天，是末次月经后2周排卵。
- 第3周开始，一个强壮的精子来到孕妈妈体内，遇到了卵子结合成受精卵。从这以后还需要5~7天，不断分裂的受精卵才逐步在子宫内着床。

孕2月

孕妈妈

孕吐来袭

- 大多数孕妈妈会出现恶心、呕吐等症状。
- 情绪发生改变，易焦虑不安，有时还会动不动就流泪。
- 嗅觉变得更加灵敏，讨厌某一种或几种特定的味道。

胎宝宝

长成了一个小海马

- 处于胚胎期，外形好像一只小海马。
- 胚胎的细胞分裂和复制速度很快，头部开始形成。
- 有了心跳。

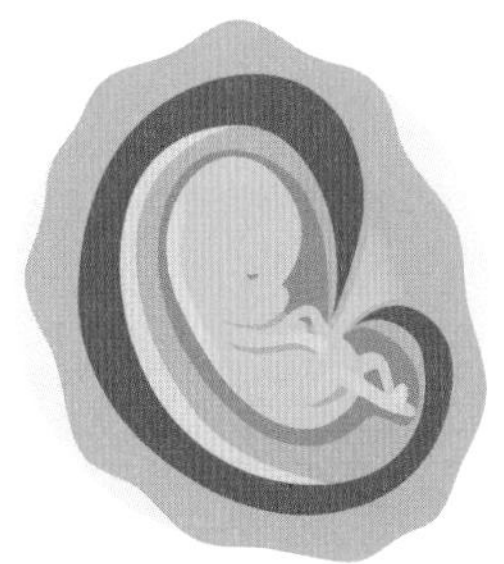

孕3月

孕妈妈

感觉到宝宝的存在

- 乳房变大了，乳头和乳晕的颜色加深，要换更大点、更舒适的内衣了。
- 腹部没有明显的变化。孕11周前后，在腹部可能出现妊娠纹，腹部正中会出现一条深色的竖线。
- 胎盘覆盖在子宫内层特定部位，开始制造让胎宝宝舒服和促进胎宝宝发育的激素。

胎宝宝

大脑迅速发育

- 大脑：脑细胞数量增长快，头部占身体一半左右。
- 脸：已经形成了眼睑、唇、鼻和下腭。
- 脐带：里面有一根动脉、两根静脉连接着妈妈和宝宝，妈妈通过脐带给宝宝输送营养，宝宝通过脐带将废物排泄出去。
- 肾和输尿管：开始有排泄现象。
- 四肢：腿在不断生长着，脚可以在身体前方交叉了。

孕早期的饮食、运动总方案

生理特点

孕早期是从精子与卵子结合形成受精卵，再到胎儿形成的阶段，这一时期医学鉴定的时间为 0～12 周。孕早期时胚胎着床尚未完全稳固，所以对任何刺激都较为敏感，稍有不慎，就可能造成意外引发流产。据统计，大部分流产都发生在 8～16 周，尤其是在前 3 个月，所以这个阶段孕妈妈要格外注意。

营养原则

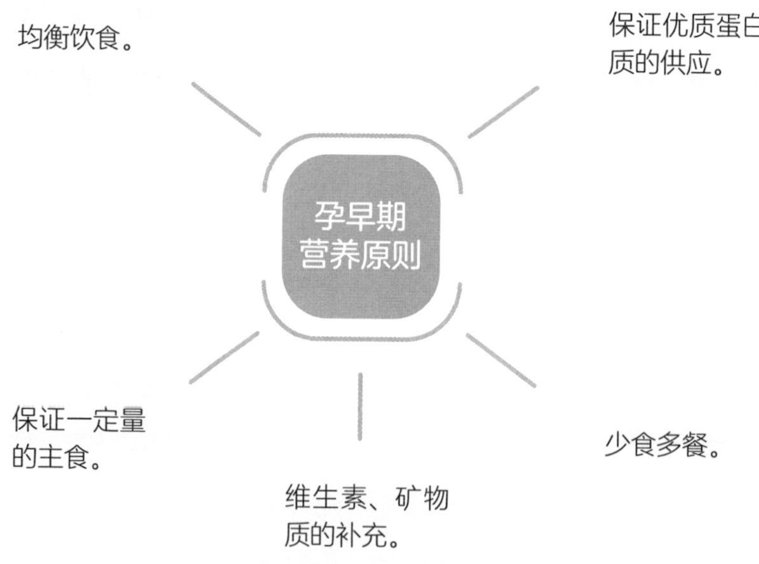

编辑手札

重点关注不代表一定缺乏，个性化营养指导很重要

本书是按照孕早、中、晚期来详解孕期的饮食重点，但孕妈妈自己心里要有一杆秤，孕期营养一定是在均衡饮食的基础上进行侧重补充。书中介绍的需要重点关注、补充的营养是根据这个阶段孕妈妈身体的变化和胎儿的发育来安排的，但这并不代表所有孕妈妈一定缺乏。充分、全面、合理、科学地摄取营养非常重要。如果通过正常膳食不能补足营养，请到正规医院临床营养科寻求专业化的个性化营养指导。

重点关注

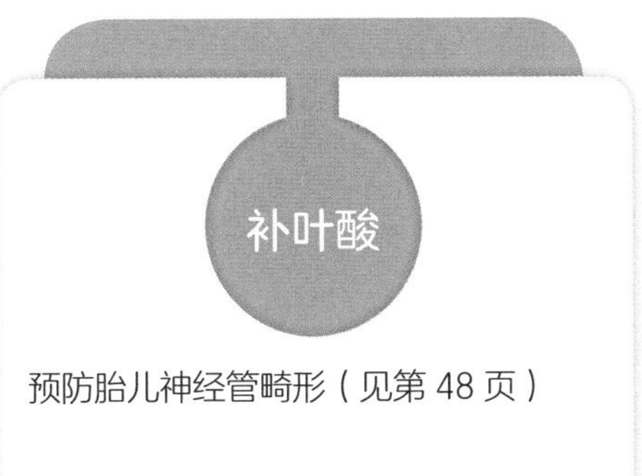

预防胎儿神经管畸形（见第 48 页）

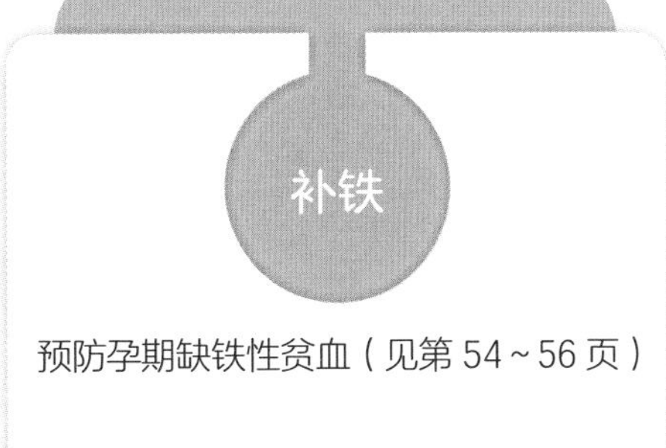

预防孕期缺铁性贫血（见第 54～56 页）

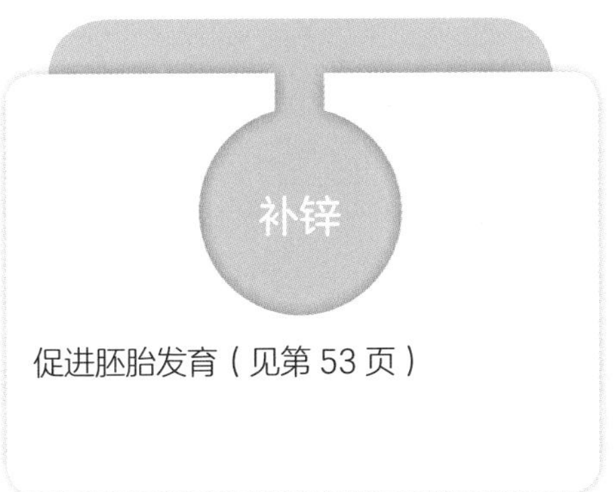

促进胚胎发育（见第 53 页）

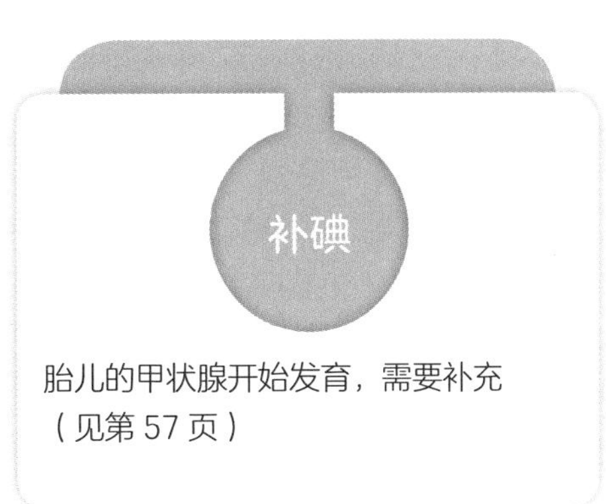

胎儿的甲状腺开始发育，需要补充（见第 57 页）

运动指南

1 孕早期，孕妈妈运动时尽可能让身体处于舒适的状态，运动方式选择慢而舒缓的运动。但如果早孕反应比较严重，则要以休息为主。

2 不同人群在孕早期运动时要区分对待。备孕期有良好运动习惯的女性，可以在孕期继续保持运动，但运动时要遵循第 1 条。之前没有运动习惯的女性，进入孕期选择运动时，则需要选择强度较小的运动且需要缓慢开展练习，或在胎儿进入稳定期时开启孕期运动计划。

3 无论是哪类，在开启孕期运动之前都要咨询自己的产科医生，听取医生的建议，比如没有早产史、流产史或先兆流产、贫血等医学禁忌证，获得运动许可后，与专业指导老师多沟通，尽量缓解早期运动的心理障碍。

4 孕早期的运动方式推荐散步或瑜伽。散步推荐“步行六步法”（见第 68 页）；瑜伽的练习可选择练习呼吸法及稳定骨盆的系列动作，以舒适安全为前提，时间 30～40 分钟。根据身体接受程度进行调整，运动以缓为主。

饮食：补叶酸，注意早孕反应

去医院检测体内的叶酸水平

叶酸缺乏可影响胚胎细胞增殖、分化，增加神经管畸形及流产的风险，应在备孕前 3 个月开始每天补充 0.4~0.8 毫克叶酸，并持续整个孕期。既往有生育过神经管缺陷孩子的备孕女性，叶酸补充为 4 毫克 / 天。

但是，叶酸可以在细胞内蓄积，如果一段时间内过量补充叶酸，会造成红细胞叶酸浓度过高，危害身体。为了搞清楚体内的叶酸是不足还是过量，建议孕妈妈去营养科门诊做个营养摄入的评估，同时建议空腹抽个血，查查是否有贫血，以及血清叶酸和红细胞叶酸的水平，必要时做叶酸代谢障碍基因检测，然后制订一个合理的膳食建议。至于制剂，医生会帮你选，该补的补，该停的停，并定期复查。

即便有早孕反应，也应保证碳水化合物的摄入

怀孕早期无明显早孕反应者可继续保持孕前的平衡膳食；孕吐较明显或食欲不佳者不必过分强调平衡膳食，可根据个人的饮食嗜好和口味选用清淡适口、容易消化的食物，少食多餐，尽可能地多摄入食物，特别是富含碳水化合物的谷薯类食物。

对孕妈妈来说，如果吃不进去任何淀粉类主食，碳水化合物摄入不足，脂肪分解又太快，就很容易出现酮症。有毒的酮体能够通过胎盘进入胎儿体内，对胎儿的大脑及神经系统发育造成损伤，这是非常严重的。因此，即便有早孕反应，也应保证碳水化合物的摄入。一般要求每天碳水化合物生重至少 150 克。

孕吐严重，可适当补充维生素 B_6 来缓解

程度较轻的孕吐是不会影响正常妊娠的，维生素 B_6 有助于缓解孕吐，平时可适当增加富含维生素 B_6 的食物。如果孕妈妈孕吐比较严重，孕吐呈持续性，宜在医生建议下补充维生素 B_6 来缓解。

补铁，应从孕早期开始

我国育龄女性几乎有一半人存在缺铁问题，孕前缺铁不及时补充纠正，孕期及产后缺铁情况会更加严重。孕前及孕产期最容易缺乏的就是铁，其次才是钙。所以，补铁应从孕早期就开始。补铁分为食补和药补。孕前饮食均衡的女性主要选择食补。

编辑手札

孕妈妈吃燕麦不纠结

我的一个同学在美国怀孕，看到中文网站上说不能吃燕麦，咨询了当地妇产医院的医生，他们说燕麦是一种对健康有益的食品，孕妇可以正常吃。她很纠结，大半夜微信上问我，我查了很多资料告诉她，如果平时对燕麦没有不良反应（燕麦含少量面筋，小麦过敏的人最好别吃，另外，少数消化不良者吃后会有腹胀的反应），那么怀孕后早上吃碗燕麦粥没有问题。她没有小麦过敏史，之前吃燕麦也没有腹胀不适，可以放心吃燕麦。

膳食加制剂，合理补叶酸

叶酸的每日需求量

叶酸是一种水溶性维生素，对于细胞分裂和组织生长都有重要作用。孕前 3 个月以及整个孕期补叶酸，可最大限度预防胎儿神经管畸形。

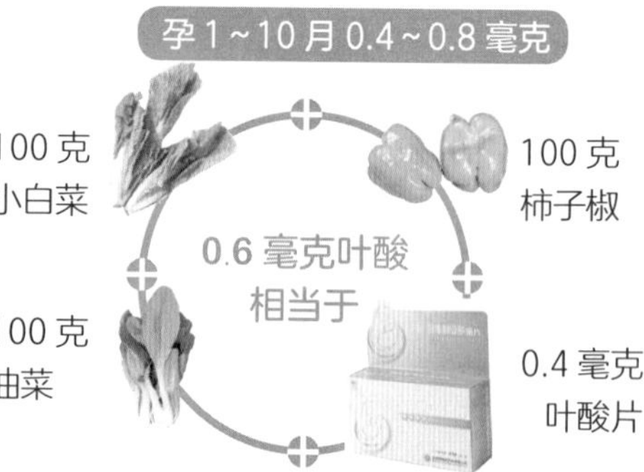

牢记 4 大类高叶酸食物

1 **蔬菜，尤其是深色蔬菜**

菠菜、韭菜、油菜、西蓝花、莴笋、四季豆等。

2 **豆类、坚果类**

大豆及豆制品、花生（花生酱）、葵花子等。

3 **动物肝脏**

猪肝、鸡肝等。

4 **水果，尤其是柑橘类水果**

橘子、橙子、柠檬、葡萄柚等。

食物中的天然叶酸具有不稳定性，遇光、遇热容易损失，在储存、烹调加工过程中都会有不同程度的损耗。比如，蔬菜储存 2~3 天后，叶酸损失一半，油炒后的食物，叶酸也所剩不多。所以仅靠食补往往达不到孕期的叶酸需求，应在食物补充的同时补服叶酸片。

如何选叶酸片

叶酸制剂有单纯的叶酸片，也有含叶酸的复合维生素制剂。如果经济条件不宽裕，可以补充单独的叶酸片，每片为 0.4 毫克。国家还为一些地区和单位提供免费发放的叶酸。如果经济条件允许，就补充复合维生素制剂，其包含孕期所需的多种维生素及矿物质。但复合维生素制剂有的体积比较大，有的孕妈妈会吞不下去或者吃下去出现恶心呕吐，此时也可以选择单纯的叶酸片。

促进胚胎发育这样吃

不挑食不偏食的孕妈妈不用特别补

有的孕妈妈刚一得知怀孕的消息，就开始迫不及待地增补营养。孕期饮食非常重要，摄入的营养不仅为孕妈妈自身提供所需的养分，还为宝宝的发育提供营养。毫无疑问，妈妈在孕期需要比平时消耗更多的热量，也需要更多的营养。但是怀孕初期的 3 个月，所需营养与平时相差不多，孕妈妈只要平时饮食均衡，自身的营养储备即可满足需要，不需要特别补充。

好的饮食习惯是保证母胎健康的基础。如果怀孕之前饮食习惯很不好，不按时按点吃饭，饥一顿饱一顿，不吃早餐，那么在孕期要刻意调整，否则不仅容易产生肠胃不适，还会影响胎宝宝的生长发育。

食欲不好的孕妈妈想吃什么吃什么

在食物选择方面，孕期当然是摄入天然健康的食物最好，不提倡吃加工食物。但如果孕妈妈食欲不好，就不必太在意，能吃进去是最重要的。比如甜点、果脯、泡菜、酸菜等，孕妈妈如果特别想吃，或者吃完能让食欲变好，也是可以少吃一点的。但不能以补充营养为目的大量吃这些不健康的食物，否则对自己和胎儿的健康都是极其不利的。

水果每天吃 200 ~ 400 克就行

很多孕妈妈以为孕期大量吃水果可以让胎宝宝皮肤好。水果富含维生素、矿物质，对母胎健康都极有好处，但不宜过量食用。因为一般水果中糖含量较高，进食过多容易肥胖。一般来说，每天水果总量在 200 ~ 400 克就够了，并且最好选择不同种类的水果。不同种类的水果营养各有不同，可以摄取更全面的营养。

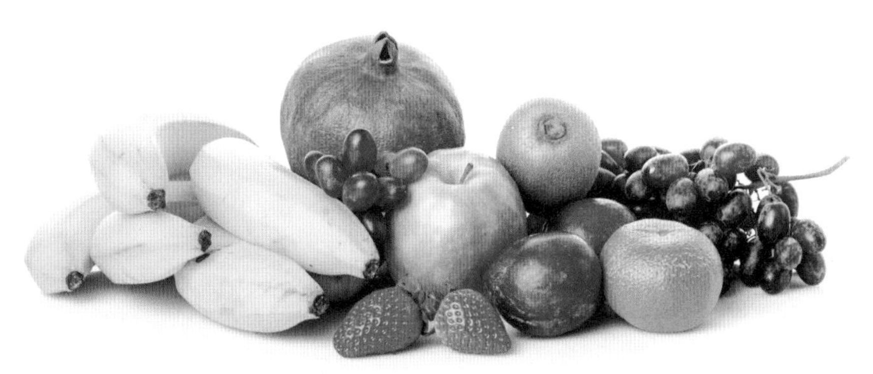

吃些有助于缓解孕早期疲劳的食物

有的孕妈妈在确定怀孕前后会有一种倦怠感，这是身体在孕育胎儿，消耗增大而导致的。在此后的一段时间，这种倦怠感会有增无减，孕妈妈会变得嗜睡，也更加懒散。

下面这些健康食物可以帮助提神，减轻疲劳感，孕妈妈可经常食用。

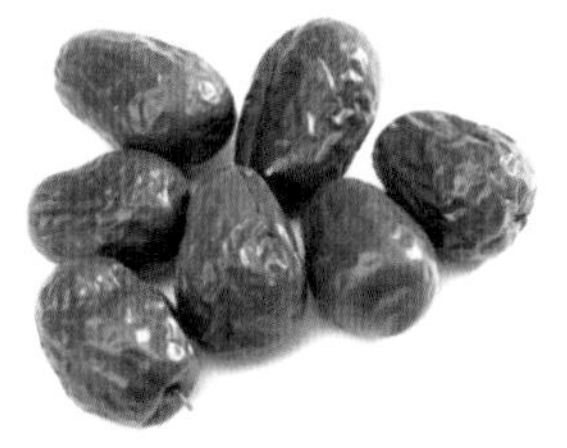

红枣

其丰富的碳水化合物和钾有助于帮助减轻疲劳感。

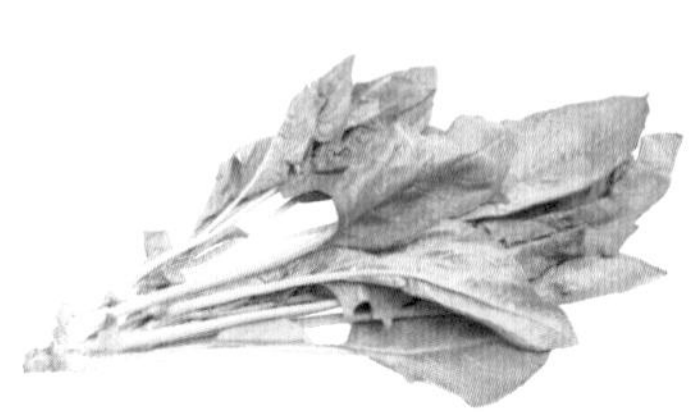

菠菜

其中丰富的镁、钙可以把人体肌肉中的蛋白质转化成热量，让人更有精神。

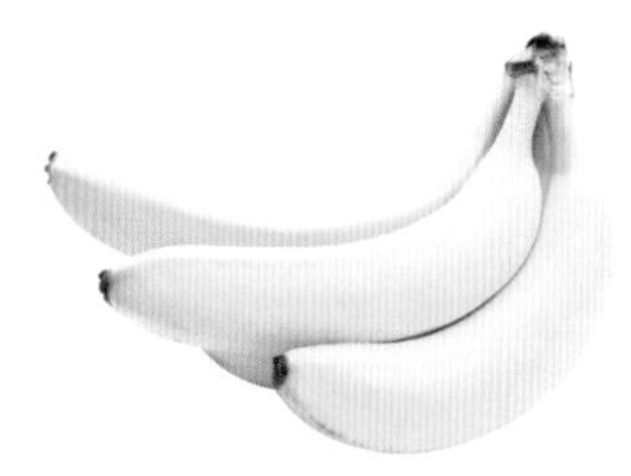

香蕉

其中的碳水化合物极易被人体吸收，能很快转化成热量，同时还富含钾，能够帮助维持肌肉和神经的正常功能，让孕妈妈感觉不那么劳累。

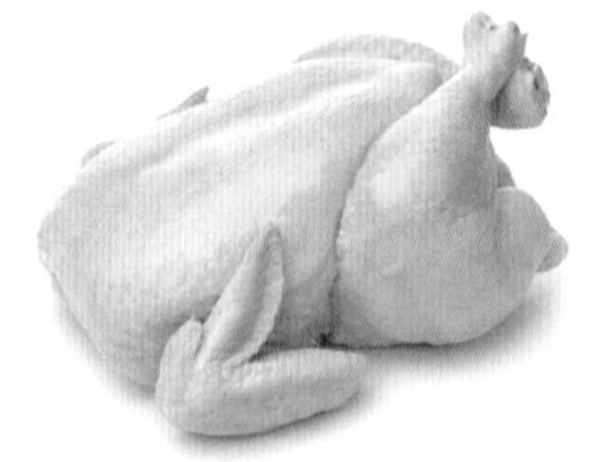

鸡肉

鸡肉中富含维生素 B_1，孕妈妈日常适量食用，能缓解疲劳。

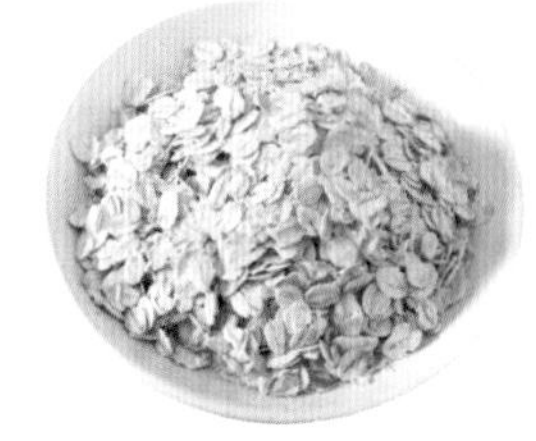

麦片

麦片富含膳食纤维和 B 族维生素，有助于促进食欲，缓解疲劳。

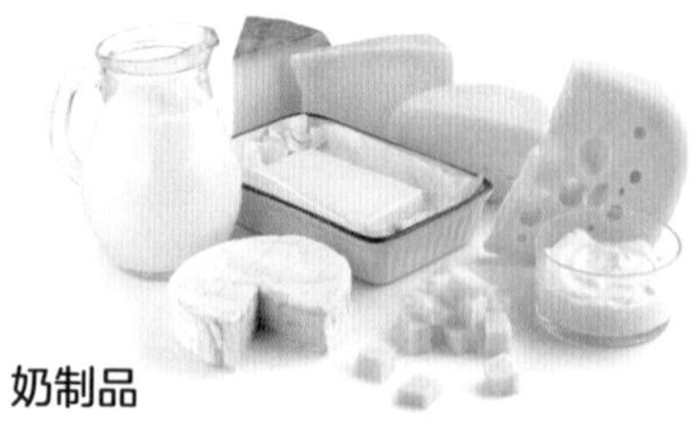

奶制品

酸奶或牛奶能减轻疲劳感是因为其中丰富的钙。钙具有缓解肌肉紧张、调节内分泌的作用。喝些牛奶或酸奶，疲乏或心情烦躁的症状会有所减轻。

积极应对早孕反应

扫一扫，听音频

孕吐是正常的妊娠反应

大部分孕妈妈会在怀孕 6 周左右出现食欲缺乏、轻度恶心、呕吐、头晕、疲倦等早孕症状，尤其是呕吐。孕吐，民间也称害喜，是正常的妊娠反应，一般 14 周左右即可减轻或消失，也有在 18 周才慢慢减退的，甚至有的人整个孕期都伴有呕吐现象。孕吐主要与 3 方面有关：孕妇体内相应激素迅速升高；孕期嗅觉变得更灵敏；孕妈妈肠胃蠕动减慢，运动量减少，导致消化不良。

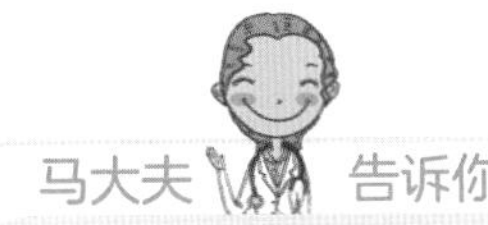

马大夫告诉你

适当运动能缓解孕吐

有的孕妈妈吐得很厉害，不想动，总想躺着，其实这样只能让孕妈妈更关注孕吐这件事儿，相反，走一走、动一动能减轻早孕反应。比如到户外散步、做做孕妇瑜伽等，既能分散注意力，还能帮助改善恶心、倦怠等症状，而且心情也会变好，不会觉得难熬。

早餐吃点固体食物能减少干呕

有早孕反应的人，一般晨起呕吐严重，而固体食物如馒头、饼干、烧饼、面包片等，可缓解孕吐反应。不断呕吐会造成体液丢失过多，要注意补充，但是固体食物和液体食物最好不同食，汤和水在两餐之间饮用。

增加 B 族维生素可减轻反应

B 族维生素可以有效改善孕吐，维生素 B_6 有直接的镇吐效果，维生素 B_1 可改善胃肠道功能，缓解早孕反应。除了服用复合维生素制剂补充外，尤其要注重膳食补充，鸡肉、鱼肉、鸡蛋、豆类等都是维生素 B_6 的好来源。

少食多餐避免营养不良

有早孕反应的孕妈妈总是缺乏食欲，感觉吃了还要吐出来，不吃还好受一些。虽然此时胎宝宝还很小，需要的营养并不多，但是如果进食过少，对母胎健康不利，因此可以每次减少进食量，但是多吃几次，把一日三餐改为每天吃 5～6 餐。

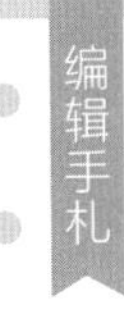

编辑手札

若孕吐严重，饮食不必过分苛刻

对于孕吐反应严重的孕妈妈，在尽力均衡膳食的基础上，可以不用那么严苛地遵守“健康”，因为吃进去总比不吃强。在“想吃什么吃什么，想什么时候吃就什么时候吃”的基础上，还可以“想吃多少吃多少”。

蛋白质，促进胎宝宝生长发育

蛋白质的每日需求量

蛋白质是构成胎宝宝心脏、肌肉、大脑的基本物质，胎宝宝的生长发育离不开蛋白质。胎盘和乳房等组织的增长都需要蛋白质，蛋白质还能促进产后乳汁的分泌。随着孕期身体的变化、血容量的增加、胎宝宝的生长等，孕妈妈需要从食物中摄取大量蛋白质。优质蛋白质可以帮助胎宝宝建造胎盘，促进胎宝宝脑部发育，帮助胎宝宝合成内脏、肌肉、皮肤和血液。

孕1~3月	55克
孕4~7月	70克
孕8~10月	85克

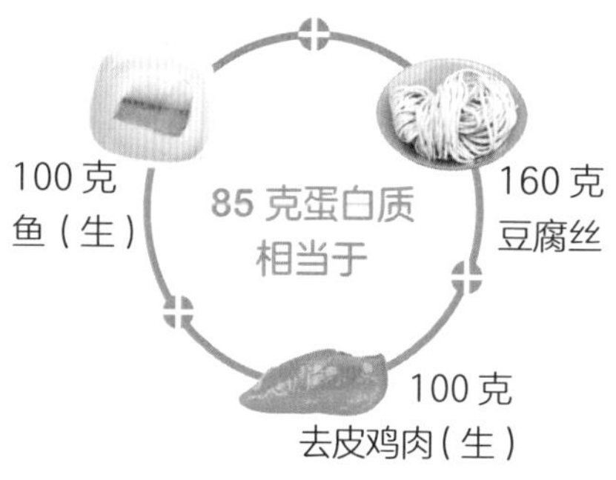

增加优质蛋白质摄入量

蛋白质的质量取决于所含的氨基酸种类是否全面，以及是否容易消化吸收。蛋白质的氨基酸模式接近人体需求，则更容易消化吸收，就是优质蛋白质，也称完全蛋白质。

1 大豆及豆制品
黄豆、黑豆、青豆、豆腐、豆腐皮等。

2 动物肉类
瘦畜肉，去皮禽肉，各类鱼、虾等。

3 蛋类
鸡蛋、鸭蛋、鹌鹑蛋等。

4 奶及奶制品
牛奶、奶酪、酸奶等。

谷、杂豆、薯类等植物性食物，一般只含有部分必需氨基酸（大豆类除外），要想摄取到较全面的必要氨基酸，必须将多种食物搭配食用。同时，每日摄入优质蛋白质应占到每日蛋白质总量的1/2。素食孕妈妈以及血脂或血糖高的孕妈妈，如果需要控制肉、蛋的量，可以通过食用大豆及豆制品来补充优质蛋白质。

补锌，促进生长、预防先天畸形

锌的每日需求量

孕1~10月9.5毫克

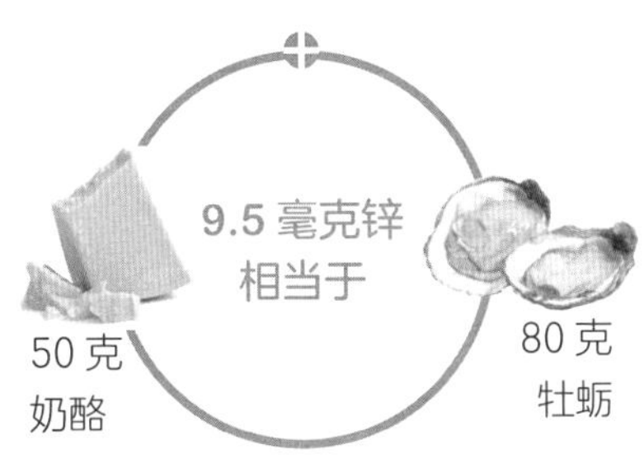

锌可以促进胎宝宝神经系统发育，预防先天畸形。锌对于骨骼和牙齿的形成、头发的生长都是有帮助的。

当孕妈妈感觉味觉退化，食欲大减甚至厌食、偏食，经常腹泻，伤口不易愈合的时候，就要怀疑是否缺锌。检测方法一般是血清锌、尿锌。

哪些食物富含锌

对于大多数孕妈妈来说，通过饮食补锌即可，经常吃些牡蛎、动物肝脏、牛瘦肉、蛋、鱼、粗粮、核桃、瓜子等含锌丰富的食物，都能起到较好的补锌作用。

但一般来说，动物性食物中锌的吸收率高，植物性食物中由于植酸、鞣酸和膳食纤维等因素的影响，锌的吸收率较低。

常见食物中的锌含量(每100克可食部)

扇贝	11.69毫克
牡蛎	9.39毫克
酱牛肉	7.12毫克
奶酪	6.97毫克
炒葵花子	5.91毫克
猪肝	5.78毫克
牛肉	4.73毫克
腰果	4.3毫克
豆腐皮	3.81毫克
黄豆	3.34毫克

注：数据参考《中国食物成分表》第2版，后同。

谷物精加工后会导致锌的大量流失，比如小麦加工成精面粉后会损失80%的锌，因此缺锌的孕妈妈要增加粗粮的摄入。

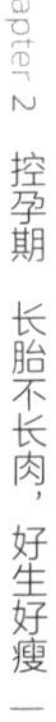

孕期补够铁，宝宝不贫血

扫一扫，听音频

铁的每日需求量

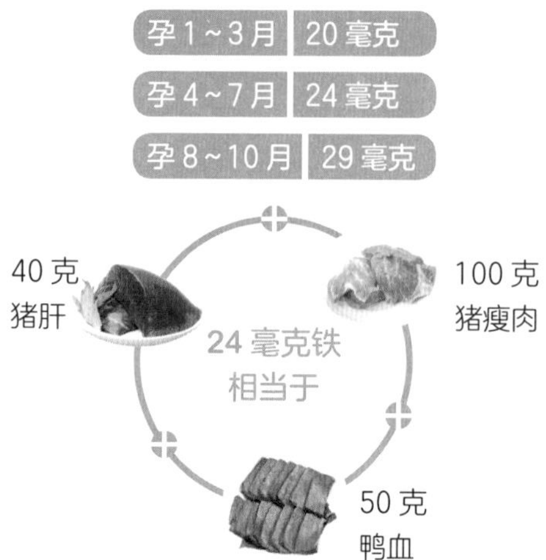

铁参与血红蛋白的形成，促进造血，还参与氧的运输和热量代谢，对预防孕妈妈和胎宝宝贫血意义重大。

如何判断是否缺铁

世界卫生组织认为，妊娠期血红蛋白浓度<110克/升时，可诊断为贫血。疲劳是最常见的症状，贫血严重者有面色苍白、乏力、心悸、头晕、呼吸困难、抵抗力下降、怕冷、烦躁等表现。

补铁首选动物性食物

铁元素分两种，血红素铁和非血红素铁。前者多存在于动物性食物中，后者多存在于蔬果和全麦食品中。单纯从吸收率上看，血红素铁更容易被人体吸收，补铁应该首选动物性食物，比如牛肉、动物肝脏、动物血等。

植物性食物中铁的吸收率较低，还容易受到植酸、草酸等因素的干扰。因此补铁可以动物性食物为主，植物性食物为辅，桂圆、桑葚、绿色蔬菜、木耳、黑芝麻等也对预防贫血有一定益处。

在医生的指导下补充铁剂

确定为缺铁性贫血的女性应在医生的指导下补充铁剂。在补铁后要定期进行血常规和体内铁含量（如血清铁或血清铁蛋白）的检查，以便调整铁剂的量。医生会根据孕妈妈贫血症状的轻重确认复查的间隔时间和次数，遵照医嘱执行即可。另外需要提醒的是，待血红蛋白指标恢复正常后继续补充铁剂至少4个月，这样是为了补足体内的铁储备。

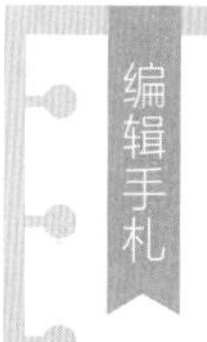

用铁锅炒菜不能补铁

经常在网上看到这样的说法，“铁锅好呀，炒菜香，还能补血补铁”，作为一个有医学专业背景的编辑真的看不下去。实际上，用铁锅炒菜，锅壁上的铁在铲子的剐蹭之下，难免有微量碎屑掉下来，接触到食物中的酸性物质之后会变成铁离子，混入到食物中，增加食物中的铁含量。但是，铁锅中的铁为无机铁，利用率不高、难以被人体吸收，而炒菜所溶出的铁也很少，对改善孕期贫血没多大实际作用。

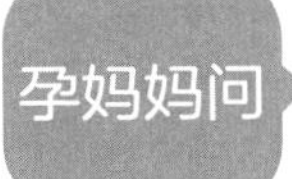

吃多少红肉才能起到补铁作用？吃多了不消化怎么办？

马大夫答

怀孕后的女性需要增加蛋白质的供应，每天吃 75～100 克红肉（包括动物内脏）是适宜的。这样既能补足蛋白质，又能补充 B 族维生素和血红素铁。要说明的是，这个量是纯瘦肉，不包括肥肉、皮、骨头的重量。如果孕妈妈偏瘦，有比较明显的贫血，不用刻意限制肉类摄入量。

建议孕妈妈把肉分散到三餐里面吃，别在一餐当中全部吃掉。比如，中午吃点肉包子，晚上吃点炒肉丝。少量多次吃肉可以减轻消化系统的负担，也可提高蛋白质的利用率。考虑到有些肉类质地紧密，不容易嚼碎，消化能力差的孕妈妈不妨把瘦肉、鸡心、鸭胗等剁碎，把排骨炖烂，这样更有助于消化。

孕妈妈问

红糖、红枣这些传统补血食品，真的能补血吗？

马大夫答

红糖的确含一些非血红素铁，但含量有限，摄入量也有限，并不是补铁的主力。不过，如果孕妈妈血糖达标，那么用红糖比用白糖调味更有利，它至少可以提供一些微量元素。

红枣中的铁不是血红素铁，含量也不高，但吃炖煮的红枣有利于增加消化液，改善消化能力，同时它也含有帮助铁吸收的维生素 C，所以尽管不能代替血红素铁的作用，但对缺铁性贫血的孕妈妈是有益无害的。实际上，凡是能帮助消化吸收的，都对预防和改善营养性贫血有益。

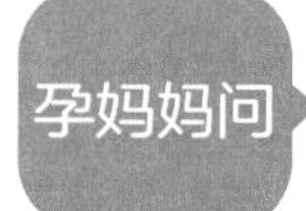

吃菠菜是能补铁还是会造成贫血？书上两种说法都有，好纠结

马大夫答

几十年前，说吃菠菜有利于补铁，是因为数据小数点错误，把菠菜的含铁量提高了 10 倍。毕竟菠菜含有的是非血红素铁，就补血而言，吃它是不能替代吃肉的。同时，菠菜含有不少草酸，草酸对钙的吸收不利，也会妨碍对非血红素铁的吸收。但这并不是说孕期不能吃菠菜。

相反，菠菜用沸水焯烫，去掉涩味的草酸，是营养价值非常高的蔬菜。菠菜中的叶酸、维生素 C 含量特别高，铁含量在蔬菜中也名列前茅，对预防贫血有益。其中所含的膳食纤维对预防便秘也有帮助。

孕妈妈问

铁剂是饭前空腹服用还是饭后服用？

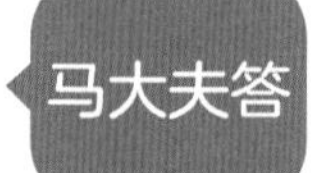

如果没有特殊医嘱，最好是用餐刚结束的时候服用。饭后服用能够减少铁剂对胃肠道的刺激。铁剂多是非血红素铁，他们需要胃酸的帮助才能被更好地吸收。饭后胃酸分泌量大，有利于铁保持离子状态而被人体吸收。

需要注意的是，补铁的药物不要和钙片、牛奶同时服用，最好能错开时间。如上午喝牛奶，午餐补钙片，晚饭后再服用补铁药物。

孕妈妈问

阿胶能补血吗？

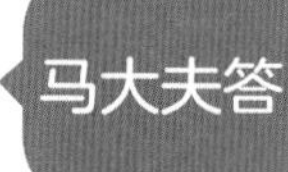

并不能。阿胶由驴皮熬制而成，主要成分是胶原蛋白。从营养上说，胶原蛋白的营养并不高，对人体新陈代谢的促进作用有限，并非良好的蛋白质来源。阿胶里面的胶原蛋白促进血红蛋白合成及补血的能力可以忽略不计。

碘盐加富碘食物，促进胎儿甲状腺发育

碘的每日需求量

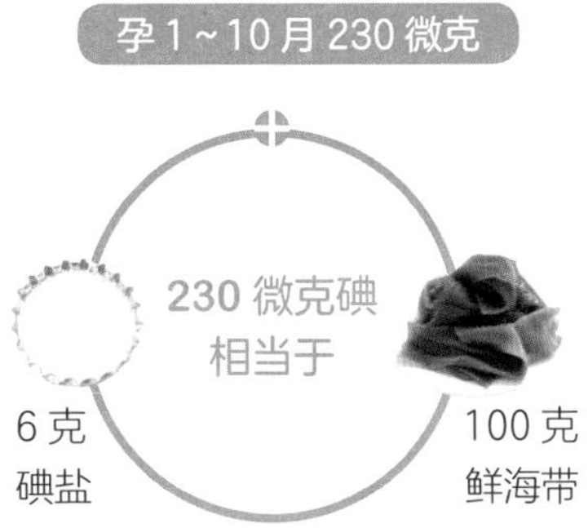

碘是甲状腺激素的组成成分，是维持人体正常发育不可缺少的元素，对胎儿、新生儿、儿童和成人都可能产生影响。胎儿大脑以及全身的生长发育，都需要甲状腺激素。胎儿需要的甲状腺激素，一部分由母体供应，一部分靠自己的甲状腺制造，在制造过程中需吸收足够的碘。

每天增加 110 微克碘的摄入量

《中国居民膳食指南 2016》指出，为了满足孕期对碘的需要，孕期要比孕前增加碘的摄入量，由 120 微克增至 230 微克。建议孕妈妈食用碘盐 6 克（含 120 微克碘），同时每周摄入 1 ~ 2 次富含碘的海产食品，如海带（鲜，100 克），或紫菜（干，2.5 克），或裙带菜（干，0.7 克），或贝类（30 克），或海鱼（40 克）等均可提供 110 微克碘。

富含碘的食物有哪些

孕期所需要的碘，主要来自于碘盐、食物。海产品的含碘量很高，如海带、紫菜、鲜海鱼、干贝、海参、海蜇等，其次是蛋、奶，然后是肉类。沿海地区的孕妈妈不要单纯依靠海鲜补碘，长期大量食用海产品易增加痛风的发病率，应平衡膳食，多渠道补碘。而对于素食孕妈妈，不吃动物性食物，应注意通过食用海带、紫菜等补碘。

碘盐如何使用效果好

每克碘盐含碘 20 ~ 30 微克，吃碘盐补碘，简单、安全、有效、经济。

由于碘是一种活泼、易挥发的元素，碘盐在贮存期间可损失碘 20% ~ 25%，加上烹调方法不当又会损失 15% ~ 50%，所以需要正确保存和食用碘盐。

1 一定要购买标有碘盐标志的盐，最好不要一次购入很多，随吃随买。

2 放在有盖的容器中，以避免盐长时间曝露在空气中，同时要放置在低温、干燥处。

3 炒菜或做汤，最好在即将出锅时加盐，以免高温使碘流失。

看标签，为孕妈妈选择安全食品

孕早期是致畸敏感期，任何可疑的食物都应该避免，以前没有吃过的东西也不要轻易尝试。平时买包装食品时，要注意包装上的配料表和营养成分表，以便选择更安全、更健康的食品。

看配料表上各种物质排名先后

配料表上，含量最高的成分都排在第一位，排名越往后含量越少，如果真正的食材放在最后，而糖和盐等添加物放在第一、二位，就说明它的添加剂多、营养少，最好别买。

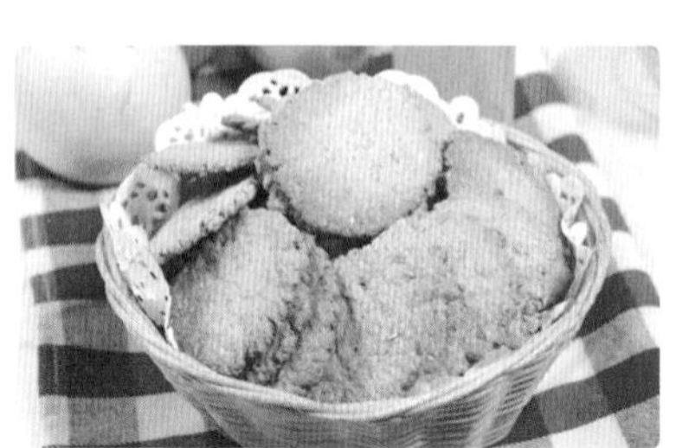

配料越少越好

一般来说，配料越少说明添加物越少，选购时最好选配料少于 5 种的。但要注意，可乐、果汁饮料的配料虽然较少，但并不健康，不建议喝。

营养成分表

项目	每100克	NRV%
能量	2189千焦	26%
蛋白质	5.5克	9%
脂肪	27.6克	46%
-饱和脂肪	16.9克	85%
-反式脂肪	1.0克	
碳水化合物	62.1克	21%
钠	170毫克	9%

这是某曲奇饼干的营养成分表，热量高，脂肪高，饱和脂肪含量高。

只要配料表有糖，就少吃

糖的种类有很多，蔗糖、枫糖、葡萄糖等，不管是哪种，只要配料表里有，就应少吃，避免增加患妊娠糖尿病的概率。

别买配料表里带有“氢化”字样成分的食品

一切“氢化”的植物油中都含有一种叫反式脂肪酸的物质，这种物质摄入过多会增加孕妈妈患高脂血症、妊娠糖尿病的概率。一般蛋糕、饼干、薯条、爆米花、蛋黄派等口感香、滑、脆的食品中通常含有较多反式脂肪酸。

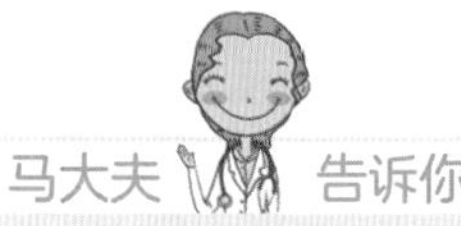

还要注意生产日期

买包装食品，除了注意配料的安全，还要注意生产日期。生产日期越新越好，尤其是牛奶及奶制品。有些虽然没有过期，但营养价值可能已经降低了。

尽量少吃油炸食物

油炸食物难消化，高脂、高热量，容易增加孕妈妈的消化负担，还会使孕妈妈在不知不觉中增重过多。油炸食物包括方便面、薯片、炸鸡腿、油条等。

掌握这 5 点，孕妈妈安心吃水果

水果营养丰富，含有多种维生素和矿物质，孕期不可或缺。但也别吃得太多，每天控制在 400 克。吃水果时还要注意以下几点：

■ 两餐之间吃水果

两餐之间吃，可以避免影响正餐的消化，安排在上午 10 点左右和下午 3 点左右，能及时起到补充热量的作用。

■ 吃水果一定要彻底清洗

如果没时间仔细清洗，能削皮的就削皮吃。切水果的刀具最好专用，不要和切菜尤其是切肉的混用，以免沾染上寄生虫、细菌等。另外，吃完水果要及时漱口，保护牙齿。

用面粉洗苹果

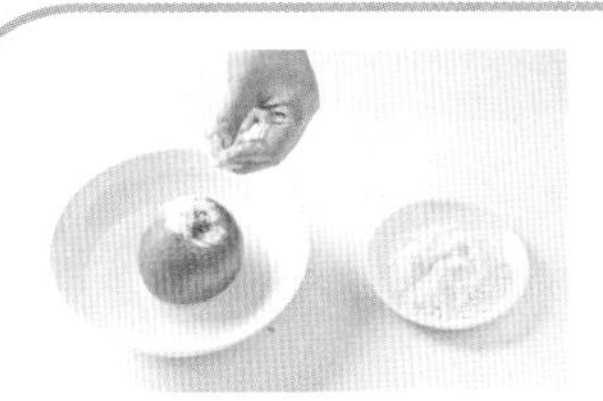

1. 在苹果表面撒上面粉。

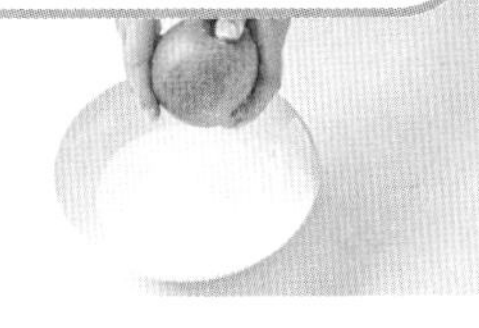

2. 用手搓洗苹果。

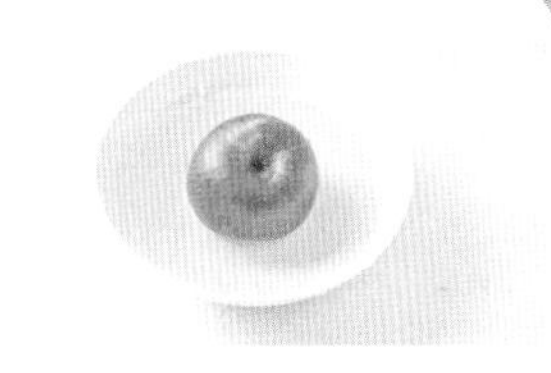

3. 用清水稍微浸泡，洗净。

用面粉洗葡萄

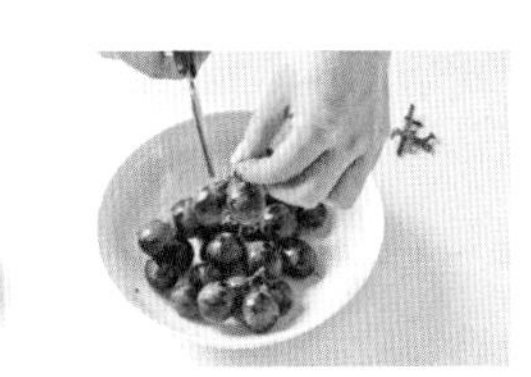

1. 用剪刀将葡萄剪下，不要剪到皮。

2. 均匀地撒上面粉。

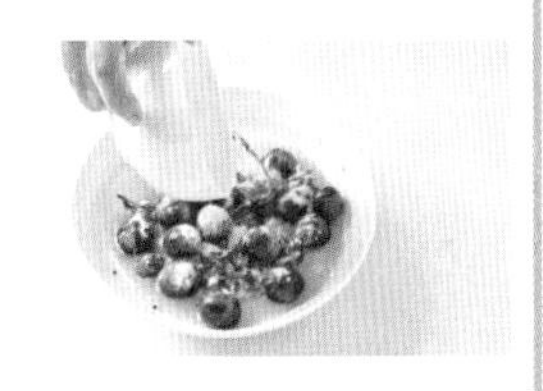

3. 加入适量清水。

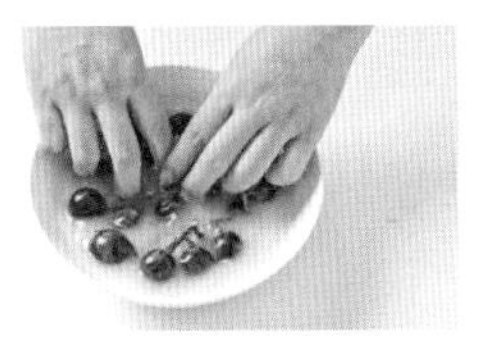

4. 轻轻搓洗葡萄。

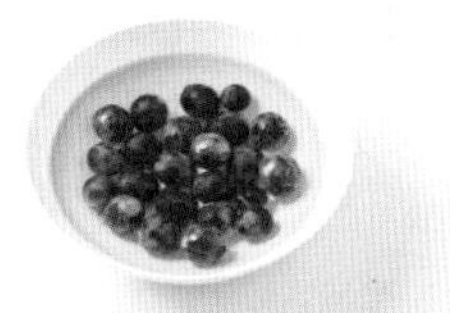

5. 将用面粉洗过的葡萄用清水洗净。

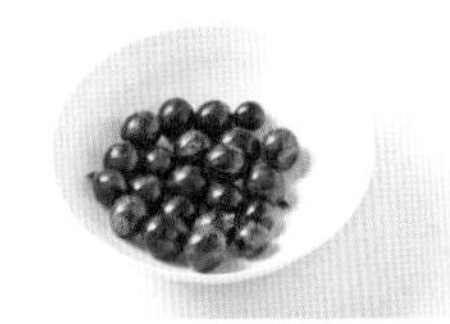

6. 洗净后捞出即可。

尽量少吃反季节水果，多吃应季水果

反季节水果很多是远途运输来的。这些水果采摘时一般还没成熟，营养价值和口味都会有所降低。所以，应季、当地水果才是最好的。有些孕妈妈可能不会区分，其实很简单，只要看市面上什么水果量特别大，价格便宜，那就是应季的水果。

春季
草莓、枇杷

夏季
西瓜、葡萄、李子、樱桃、桃子

冬季
柿子、梨、苹果、冬枣

秋季
苹果、梨、柿子、柚子、石榴、猕猴桃、红枣

各性水果都可尝试，但不要吃太多

水果虽然有寒凉温热之分，但在具体选择上并没有什么禁忌，只要不过敏，一次不要吃太多（比如荔枝是热性的，容易上火，每天吃 4～5 颗就好；西瓜是寒性的，一次吃 1 小块即可），都不会有什么影响。

选水果不要贪甜

高龄、体重超标、患有糖尿病和血糖水平偏高的孕妈妈一定不要常吃糖分含量特别高的水果。含糖量超过 15% 的水果应该少吃，如桂圆、哈密瓜、柿子、冬枣、黄桃、蜜枣、火龙果等；含糖量在 10% 以下的水果可以多选，如西瓜、橙子、柚子、柠檬、桃子、李子、甜瓜、枇杷、草莓等；含糖量在 10%～15% 的可以适当吃一点，如石榴、苹果、梨、樱桃等。但仍然要控制量。

吃对食物，减轻雾霾的伤害

近年来，全国出现了大范围的雾霾现象。雾霾中的微小粒子通过呼吸进入肺里，再进入血液中，对孕妈妈伤害很大。平时选择一些富含膳食纤维的食物，多喝水，帮助有毒微粒的排出。另外，含有抗氧化成分的食物也有助于促进有毒物质的排出。

菌藻类

木耳、海带、紫菜等食物含有丰富的膳食纤维，有助于把肠道内的有毒有害物质清理出来。

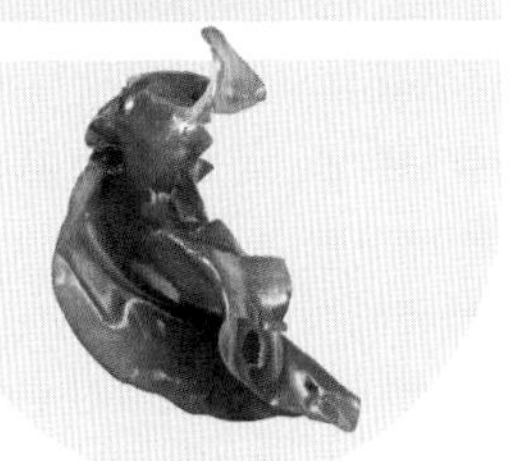

绿豆汤

绿豆的解毒功效是公认的，经常喝一些绿豆汤，可促进机体正常代谢，并促进毒素排出。

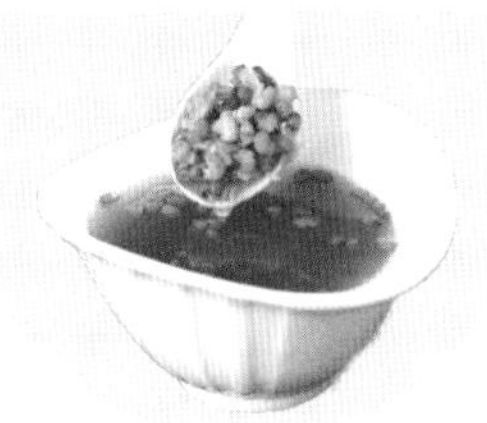

鲜榨果汁

鲜榨果汁中含有维生素和植物化学物，有助于机体抗氧化，帮助分解部分毒素。

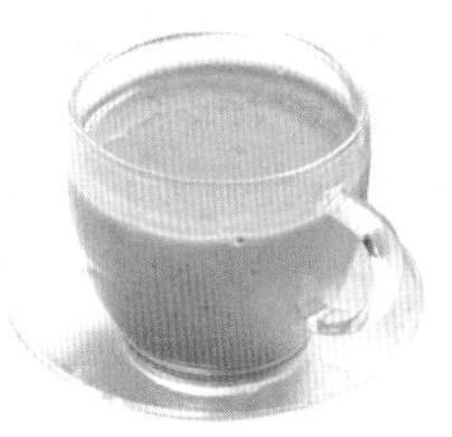

猪血

猪血中的血浆蛋白，经过人体胃酸和消化液分解，能产生一种解毒物质，与肠道的粉尘、有害金属微粒发生化学反应，使其成为不易被人体吸收的废物而排泄掉。

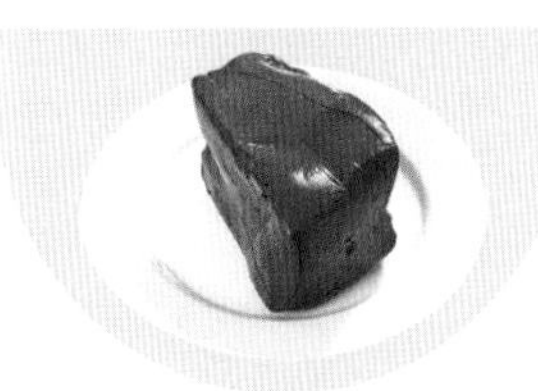

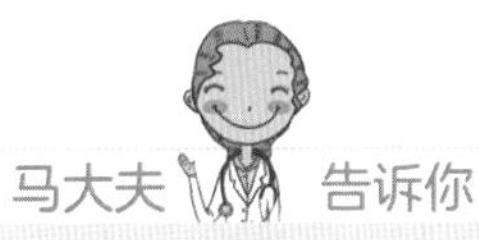

马大夫告诉你

雾霾天外出回家三部曲

孕妈妈在雾霾天外出回家后，要及时洗脸、漱口、清理鼻腔，号称“外出回家三部曲”，以去掉身上附带的污染残留物，减少 PM2.5 对人体的危害。雾霾天气清理鼻腔很简单，可以用干净棉签蘸水后反复清洗，或者反复用鼻子轻轻吸水并迅速擤鼻涕，也可以用生理盐水清洗鼻腔。

长胎不长肉的孕早期食谱

鲜虾芦笋

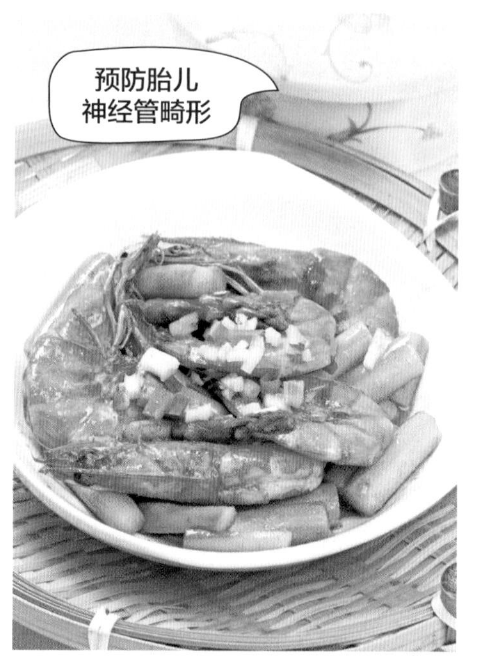

材料 鲜虾 200 克，芦笋 300 克。

调料 鸡汤、葱花、姜片、蒜末、盐、淀粉、蚝油各适量。

做法

1. 鲜虾挑去虾线，洗净后用厨房纸巾吸干表面的水，用盐、淀粉拌匀；芦笋洗净，切条，焯水沥干。
2. 锅中倒油烧热，将虾倒入锅内煎熟，捞起滤油；用锅中余油爆香姜片、葱花，加入虾、鸡汤、蚝油炒匀，出锅浇在芦笋上，撒蒜末即可。

营养有道： 芦笋的叶酸含量很高，虾富含优质蛋白质和矿物质，对预防胎儿神经管畸形有益。

沙茶牛肉

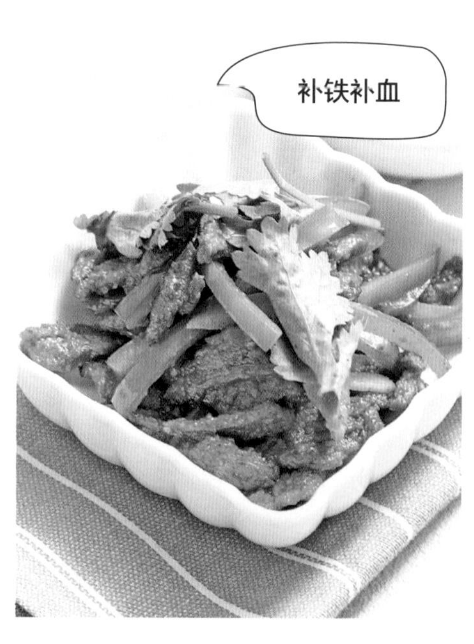

材料 牛肉 300 克，青椒 100 克。

调料 沙茶酱 25 克，香菜段 20 克，淀粉、料酒各 15 克，蚝油、姜末各 5 克。

做法

1. 牛肉洗净，切薄片，加料酒、盐、蚝油、淀粉腌渍入味；青椒洗净，去蒂，切丝。
2. 锅置火上，倒油烧至六成热，放入牛肉片炒至变色，盛起待用。
3. 锅置火上，倒油烧热，爆香姜末，放入青椒丝翻炒，加牛肉片快速翻炒，再加沙茶酱炒匀，撒香菜段即可。

胡萝卜炒海带丝

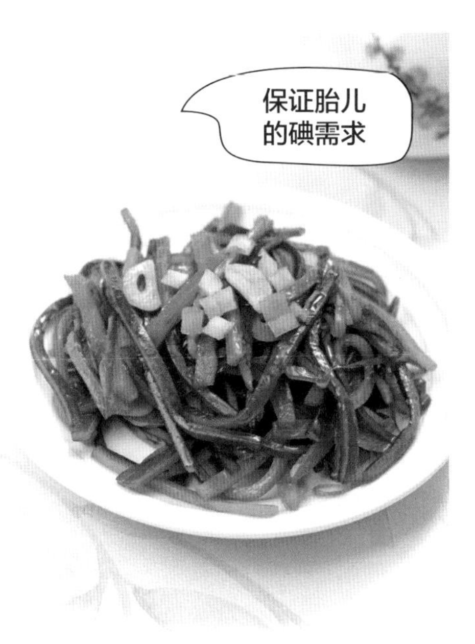

材料 胡萝卜、青椒各 50 克，水发海带 100 克。

调料 葱花、蒜片、酱油各 5 克，盐适量。

做法

1. 胡萝卜洗净，切丝；海带洗净，切丝；青椒洗净，去蒂，切丝。
2. 锅置火上，倒入植物油烧至六成热，下入蒜片、葱花爆香，放入胡萝卜丝炒至七成熟，再放入海带丝翻炒片刻，放入青椒丝炒至熟，最后加入盐和酱油，炒匀即可。

营养有道：海带富含碘，被人体吸收后可合成甲状腺激素，有助于促进胎儿甲状腺的生长发育。

牡蛎萝卜丝汤

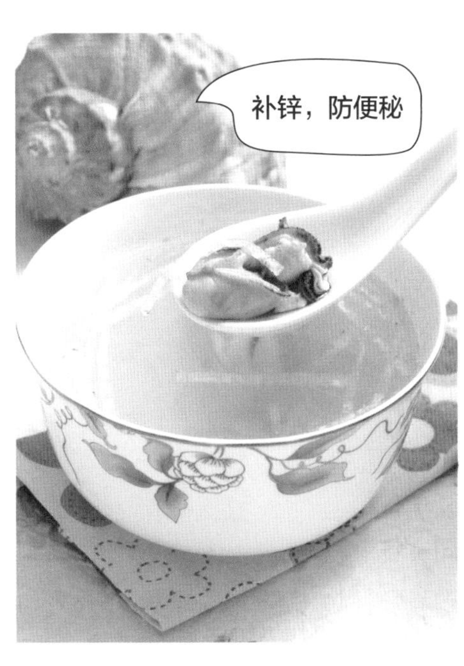

材料 白萝卜 200 克，牡蛎肉 50 克。

调料 葱丝、姜丝各 10 克，盐 2 克，香油少许。

做法

1. 白萝卜洗净，去皮，切丝；牡蛎肉洗净泥沙。
2. 锅内加清水烧沸，倒入白萝卜丝煮至九成熟，放入牡蛎肉、葱丝、姜丝煮熟，用盐调味，淋上香油即可。

营养有道：牡蛎中的锌含量较高，锌可以促进胎宝宝大脑发育，还可以防止孕妈妈倦怠；白萝卜中膳食纤维丰富，可以调理肠胃。

运动：前 3 个月，要以慢为主

孕期运动需要遵循“FITT”原则

“FITT”是 4 个英文单词的缩写，分别指 frequency（频率）、intensity（强度）、time（时间）和 type（类型）。我们知道，适量运动对健康有益，综合考虑这 4 个要素，并将其控制在合适的范围内，才是安全和有效的运动。

孕早期也是可以运动的

孕早期，由于激素的变化，有些孕妈妈可能会有一些不适反应，但这并不意味着孕早期不需要运动。行之有效的运动能增强血液循环及消化功能，从而缓解呕吐、失眠、便秘等症状。同时，在孕早期保持有规律的运动，可以有效预防孕中期由于腹部脏器受挤压而引发的各类疾病，比如妊娠糖尿病、妊娠高血压、胆结石等。

孕妈妈应该进行合理的有氧运动及肌肉力量练习。有氧运动可以锻炼呼吸肌和心肺功能，对生产是有帮助的，比如散步或快走、慢跑、瑜伽（高温瑜伽除外）、游泳等，心情愉悦地做一做家务也是比较好的休闲活动。

步行六步法，消耗更多热量

步行是最适合孕早期开展的有氧运动，容易坚持，还能达到一定的锻炼效果，深受广大青睐。但根据实践反馈来看，大部分孕妈妈的步行强度都停留在“饭后溜达”的阶段。饭后溜达可活动筋骨、消食健脾、放松身心，但对于控制体重、增加体能意义不大。

为了提高步行的运动效果，孕妈妈的步行速度应该控制在 3 ~ 4.5 千米 / 小时，而推荐的步行时间每天应在 30 分钟以上，以傍晚为宜。但这种步行状态一开始并不容易做到，孕期运动讲究的是安全、有效、循序渐进，需要合理提高步行的运动强度。孕妇步行六步法（具体见第 68 页）则有助于加强步行运动效果。

运动要适度，避免不当外力导致流产

怀孕头 3 个月是胎儿形成的关键期，同时也是胎儿最不稳定的时期，和母体的连接还不是很紧密，此阶段要注意运动的强度，避免不当外力导致流产。所以，孕早期的运动不能再按照孕前的运动节奏和模式，要以“慢”为主，尽可能让身体处于舒缓的状态。

同时，即使是适合孕早期的运动，也要根据自己的身体情况量力而行，是否有运动基础、孕周大小、早孕反应强弱等都可能影响运动方式的选择和运动效果。别人能做到的运动未必自己就做得舒适，所以不用攀比，自己舒适的状态才是最可取的。

孕妈妈如何运用“FITT”

孕早期应多做有氧运动，起到增强心肺功能，促进身体对氧气吸收的作用，对孕妈妈和胎宝宝都有益。

锻炼频率 Frequency

最新研究显示，除了有绝对禁忌证和相对禁忌证（见 67 页）外，大部分孕妈妈每天至少应该锻炼 30 分钟。如果以前不经常锻炼，也不要心血来潮每天跑上几千米或打网球，锻炼时要逐渐增大活动量。如果怀孕前已经有运动习惯，只要没有不适感就要坚持下去，但是要调整活动量。

定好计划是坚持锻炼的开始，每周应锻炼 3 次，若少于 3 次将不能促进心肺健康。然后再逐渐增加活动次数，如果身体感到太疲劳，就要适当减少活动量。

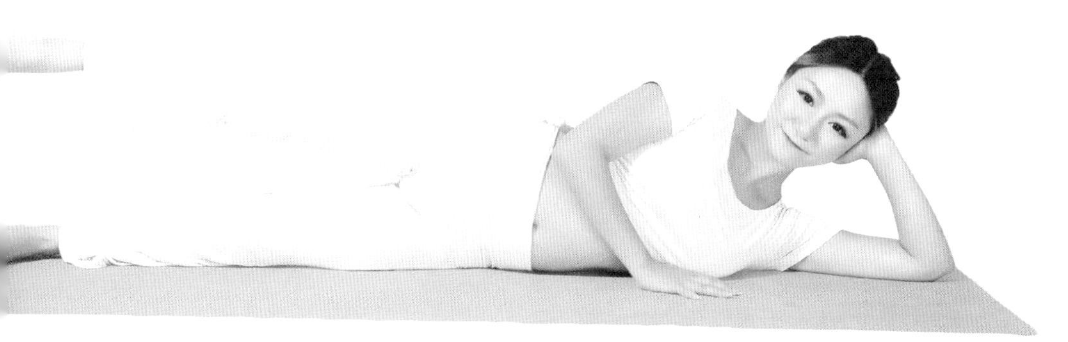

锻炼强度 Intensity

整个妊娠期间，把握好锻炼的强度是关键——强度太小起不到锻炼的作用，强度太大会过于劳累甚至有危险。锻炼强度必须周密计划，所以不要过于苛求自己。因为孕妈妈的心率比正常人每分钟快 15 ~ 20 次，所以不能再劳累了。可以通过测量脉搏来决定锻炼强度，脉搏不宜超过 140 次 / 分。

还有一个测定锻炼强度的简单方法是“讲话测试”：当锻炼时能连续讲话，不用停下来喘气，说明心率在正常范围内，锻炼强度合适。如果气喘、说话困难，那么就要减小活动量，直到感到舒服为止。

锻炼时间 Time

开始时每次运动时间要短，时间太长会引起肌肉疼痛和疲劳。刚开始的几周，每次活动 15 分钟，心率保持在正常范围内。然后每次增加 2 分钟，直到每次活动量达到 30 分钟为止。规律锻炼，会在连续活动的 30 分钟内心率仍然保持在正常范围内。

即使在怀孕前有运动习惯，在怀孕 14 周以前也不要增加活动量。但在孕 4 ~ 6 个月时要增加活动量，这时孕妈妈精力充沛，状态也好。孕 7 ~ 9 个月的时候容易感到疲劳，这时应该减少活动量。如果感到劳累，就要减少活动时间，锻炼的目的是使肌肉强壮。不要忘记，开始一定要做好热身活动，并且以舒适的放松结束。

锻炼类型 Type

一项好的运动是以有氧运动和肌肉强壮为目的的，而不在于是单独活动还是集体活动。游泳、散步、爬楼梯、原地扭腰和水中有氧体操都是可以选择的。散步和游泳是安全的，大部分孕妈妈可以一直坚持到分娩。如果想锻炼承重关节，如臀部、膝部或踝关节时，尽量选择可以部分承载体重的项目，如骑车或水中活动。

不适合运动的孕妈妈不要勉强

这方面的研究有很多，各大权威机构给出的内容也略有不同，这里采用的是美国妇产科医师学会（ACOG）的建议。以下给出孕期运动的绝对禁忌证。如果有某一种或多种问题，理论上说是不能进行孕期运动的，应该尽量休息。

除了这些绝对禁忌证，还有一些问题属于孕期运动的相对禁忌证。如果有符合相对禁忌证的情况，需要请医生仔细评估身体状态，并由专业人士制订个体化的运动方案，才可以在孕期进行相关运动。

绝对禁忌证

1. 妊娠合并严重心脏病。
2. 能够引起肺脏僵硬或降低胸廓活动度的限制性肺病。
3. 宫颈功能不全，包括已经做了宫颈环扎术的情况。
4. 既往妊娠过程中曾有过多次早产史或妊娠中晚期出血史。
5. 本次妊娠先兆流产。
6. 孕 26 周后胎盘前置，胎膜早破。
7. 妊娠高血压，子痫前期。

相对禁忌证

1. 严重贫血。
2. 没有评估过的心律失常。
3. 没有得到有效控制的 1 型糖尿病、高血压、甲亢和癫痫。
4. 慢性支气管炎。
5. 极度肥胖（BMI>32）或者极度低体重（BMI ＜ 12）。
6. 胎儿宫内生长发育受限。
7. 极度静坐、少运动史，运动系统限制。
8. 双胞胎或多胞胎。

编辑手札

运动可以让孕妈妈心情愉悦，预防抑郁

我曾经问一位跑步爱好者：“你喜欢跑步吗？”她说：“每当我系好鞋带的时候也会有些不情愿，但一次次的过程和完成带给我的快感又让我欲罢不能。”其实，这就是所谓是“runner's high”，也就是跑步者的愉悦感。

研究表明，长时间、连续的、有一定强度的运动，可以使我们体内的内啡肽、去甲肾上腺素、多巴胺水平升高，这些都是可以让人体验到快乐和愉悦的神经递质。当孕妈妈坚持运动，不断提升对自我表现的满意度的同时，信心也会逐渐增强，整个人都会非常有精气神，有助于预防孕期抑郁和产后抑郁的发生。

什么是孕妇步行六步法

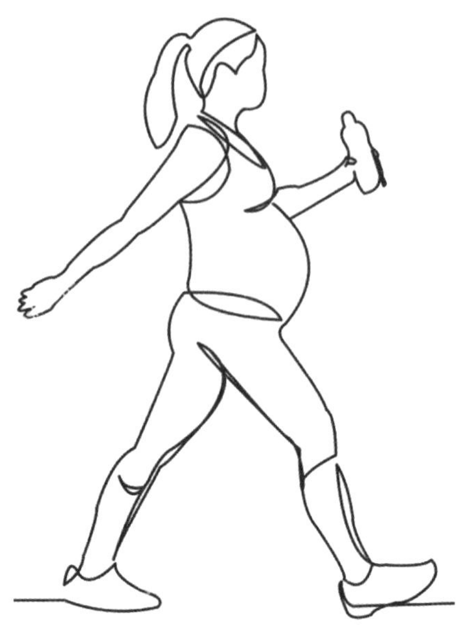

第一步：轻松地走。以最简单的轻松走，即“散步溜达”开始。

第二步：在散步溜达的基础上，迈开腿，适当加大步伐。

第三步：增大步伐的同时尝试增大上臂摆动幅度。

第四步：有意识地让步伐与呼吸相配合，以呼吸带动步伐。做到“两步一呼，两步一吸”，即吸一口气走两步，让步行更快，让呼吸慢慢深长。

第五步：在步行中，配合上肢拉伸运动，比如扩胸运动、振臂运动、肩绕环、双肩侧平举等上肢拉伸运动。

第六步：在步行中，增加上肢负重运动，可以手拿 2 瓶 250 毫升的矿泉水或同等重量的哑铃或腕绑沙袋，从摆臂开始，逐渐配合扩胸和肩绕环等动作。

这个六步法，就是孕妈妈平常普通的步数，再慢慢加大步幅，每一步以 50～60 厘米的步幅往前走。然后进行深而缓的呼吸，达到有效的气体交换，锻炼孕妈妈的膈肌。

再加上一些上臂的运动，如振臂、肩环绕等。这样边走边做上臂运动，就是把有氧运动延伸为混氧运动，同时做了一系列的肌肉锻炼。在单位时间内，通过一段时间的步行，达到有效的心肺和肌肉功能锻炼。

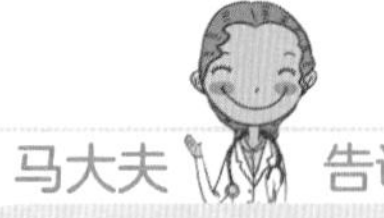

马大夫告诉你

孕早期这些运动最好不做

1. 踢毽子：踢毽子很有可能会摔跤。

2. 打羽毛球：打羽毛球包含抬臂、跑、跳等一系列动作，属于剧烈运动，孕妈妈不适合做这项运动。

3. 跳绳：跳绳属于剧烈运动，不适合孕早期做。

摇摆摇篮：放松身心，帮助孕妈妈安胎

一旦怀孕，如何安胎就成了孕妈妈最关心的问题。这期间，孕妈妈不仅要注意生活有规律，饮食有营养，还要保持心情愉快，身心双调更利于养胎安胎。

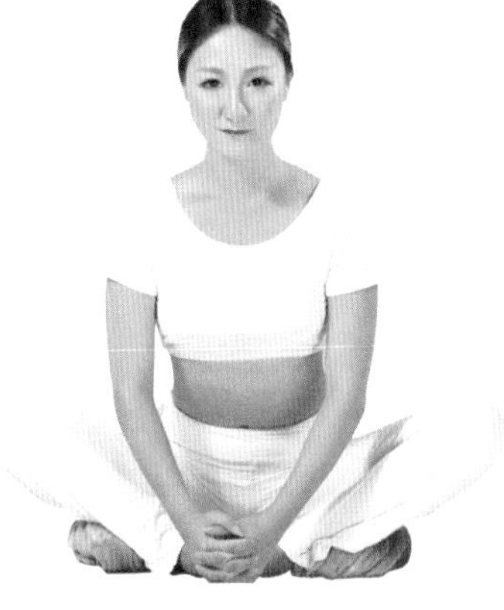

1 取坐姿，最好坐在软垫或毯子上，两脚脚心相对，上身挺直，双手交握，握住脚尖。将毯子卷起，绕过臀部垫在大腿根下，帮助固定根基不晃动。

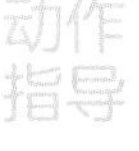

做此套动作时，双手也可以一只放在胸部，一只放在腹部。

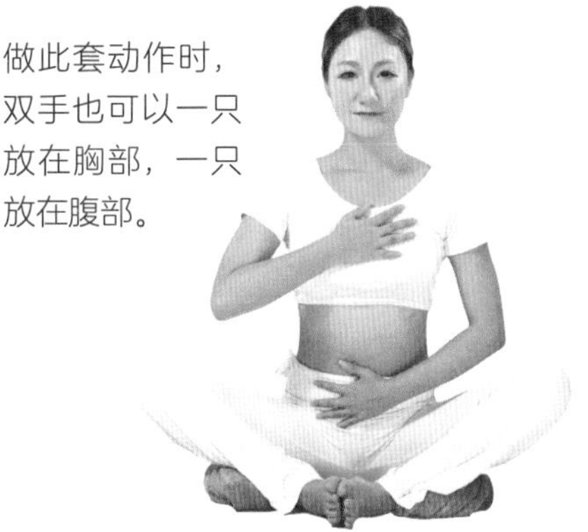

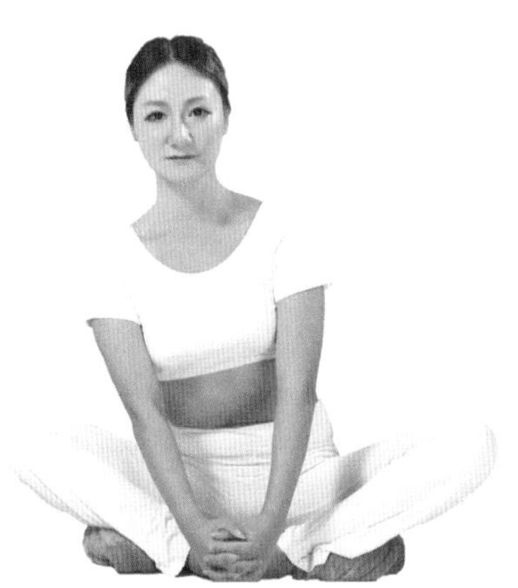

2 取坐姿，最好坐在软垫或毯子上，两脚脚心相对，上身挺直，双手交握，握住脚尖。将毯子卷起，绕过臀部垫在大腿根下，帮助固定根基不晃动。

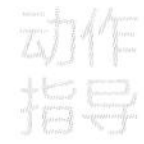

如果觉得转圈会晕，也可以不用身体转圈，改成以臀部为基点，由左到右、由前向后摆动的方式运动。

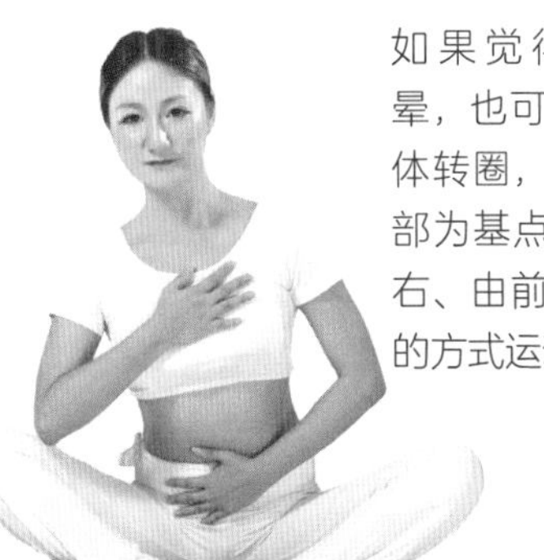

扩胸运动：增加肺活量，放松肩部

做做扩胸运动，增加肺活量，不仅有助于孕妈妈日常舒缓呼吸，对日后的分娩也是很有帮助的。另外，还能锻炼肩臂部的肌肉。

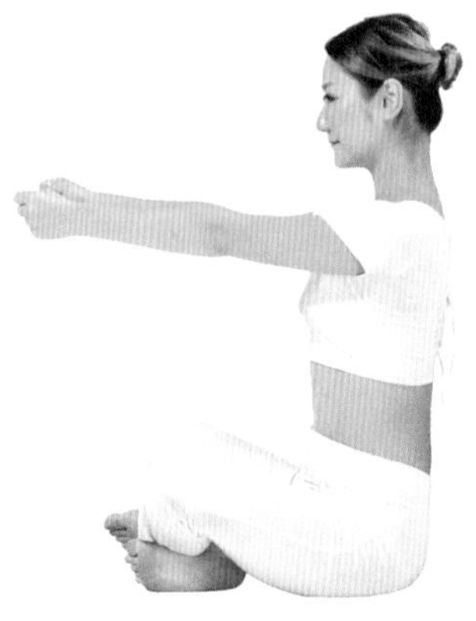

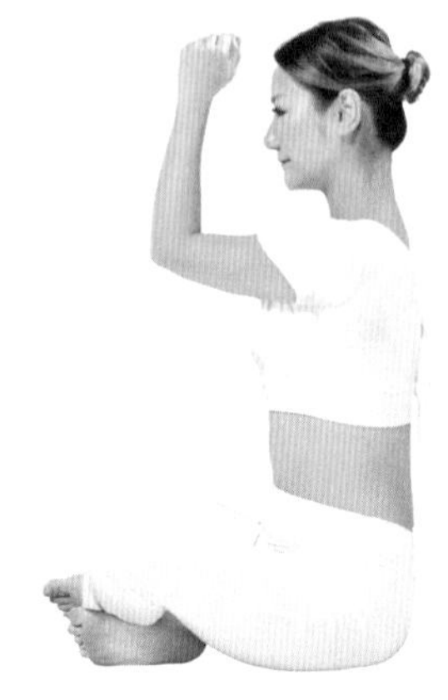

1 盘腿坐姿，双臂向前平伸，与肩同高。

2 两前臂向上弯曲成 90 度，双手握拳，合拢放于眼前。

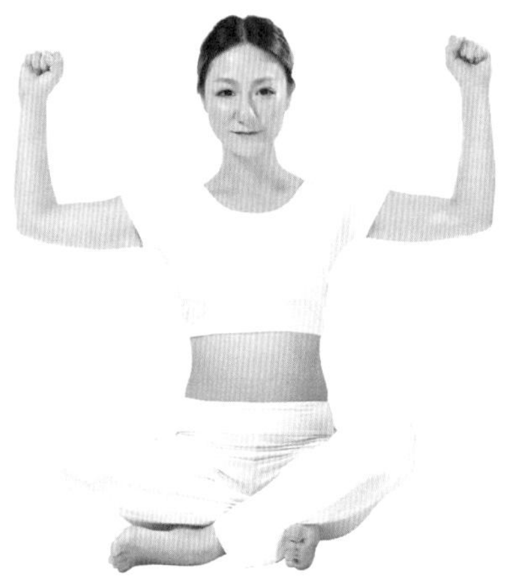

3 吸气，做扩胸运动，保持两前臂弯曲状态，慢慢展开成180度，保持2~3秒。呼气，慢慢恢复到步骤 2 的姿势。

动作指导

做这套动作时，也可两臂侧平举，双手握拳朝下，然后整条手臂向外扩展。要注意，做动作时要自然呼吸，不要屏息，以免缺氧。

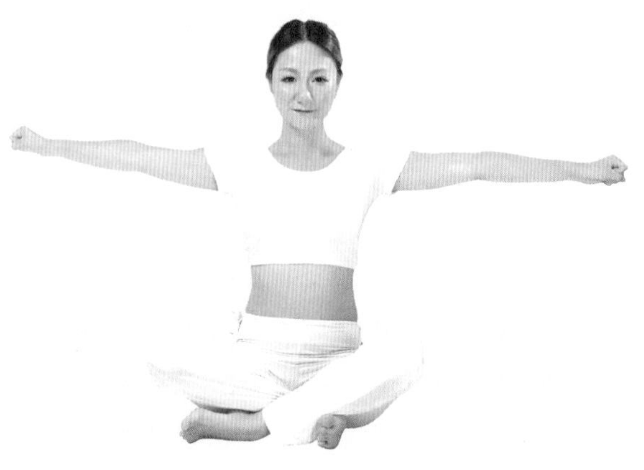

躺式扭腰运动：改善脊椎及背部不适

孕妈妈做一些轻缓的、小幅度的腿部及髋部运动，可以锻炼大腿外侧、臀部和腰部肌肉，改善孕妈妈脊椎及背部不适。同时有助于促进顺产，减轻生产时的痛苦。

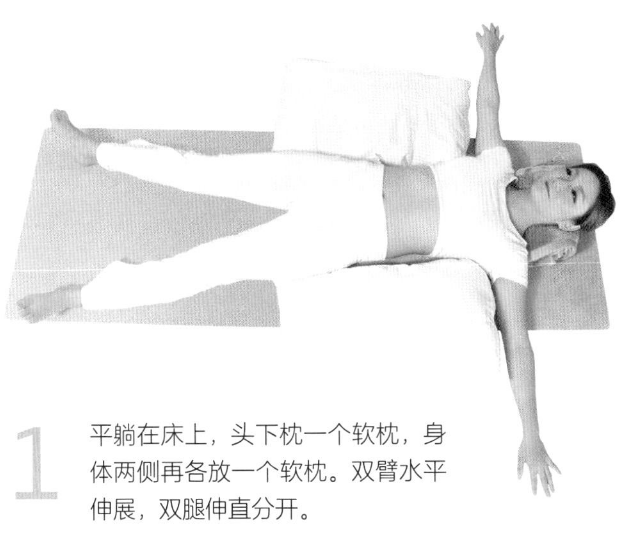

1 平躺在床上，头下枕一个软枕，身体两侧再各放一个软枕。双臂水平伸展，双腿伸直分开。

2 右腿屈膝，右脚脚掌踩在床上。

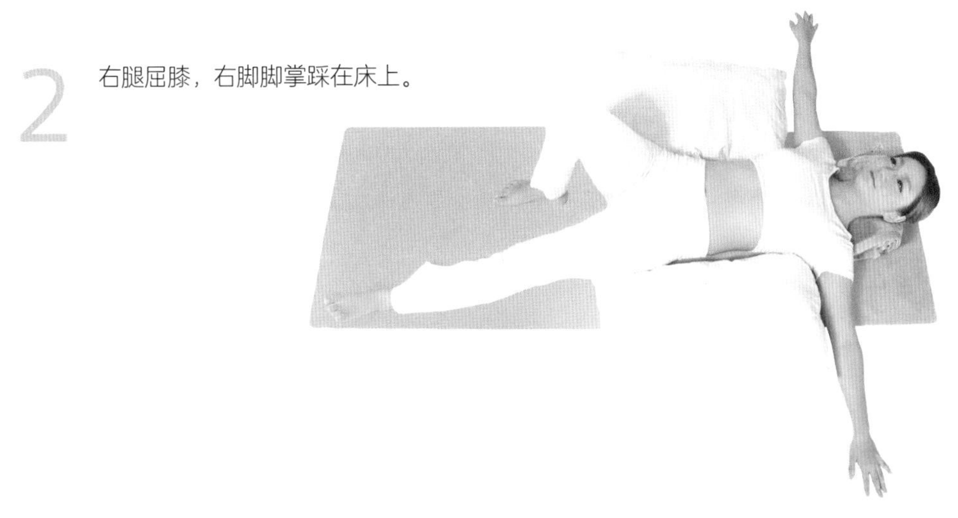

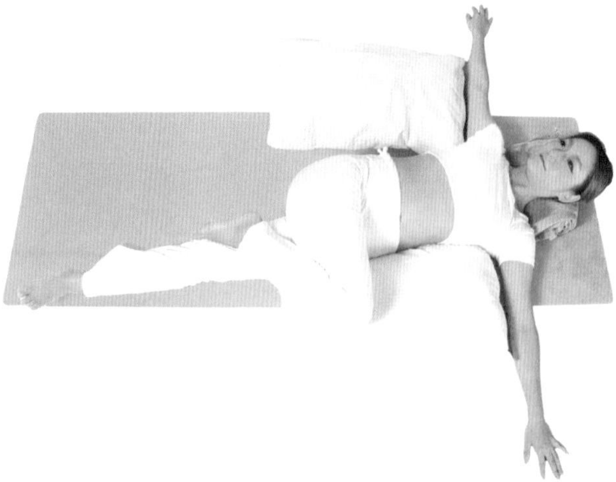

3 上半身保持不动，下半身向左侧扭转，使右腿压住左侧软枕，保持 2 秒，回到平躺姿势，收回右腿。注意，向左侧扭转时，右侧的肩膀尽量不要离开床，反侧亦然。

4 换左腿做步骤 3 的动作，使左腿压住右侧软枕，保持 2 秒，回到平躺姿势，收回左腿。

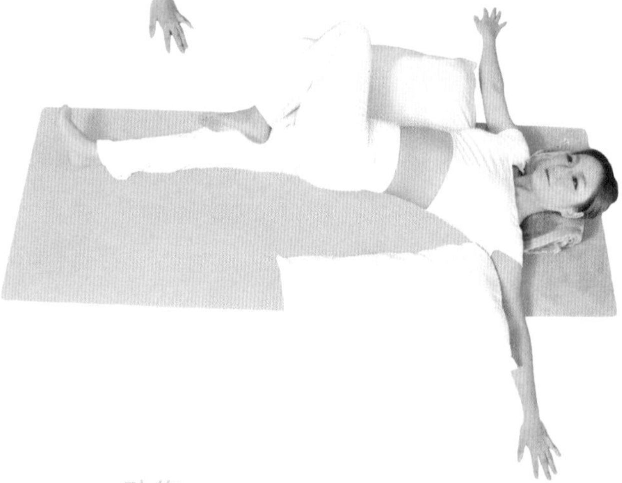

动作指导

此套动作也可两腿同时屈膝，然后朝着一个方向压去，保持 1～2 秒后恢复原位，再同时向另一个方向压去。

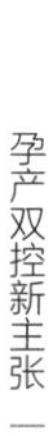

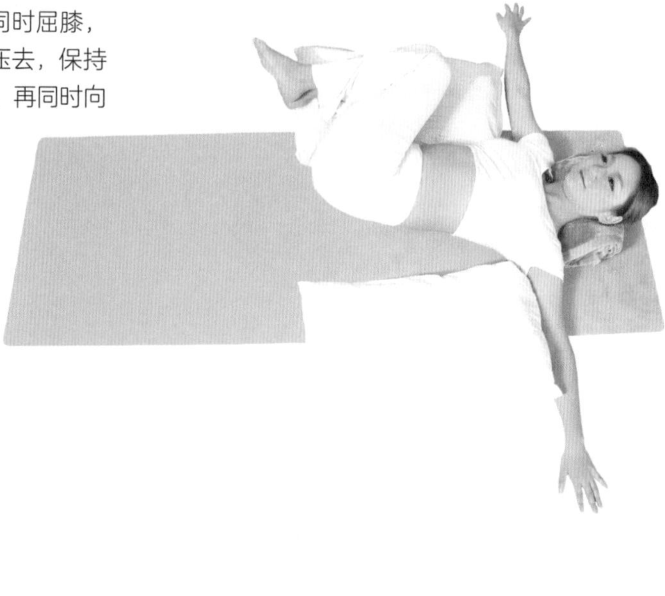

腿部画圈：增强腿部肌肉的弹性

腿部运动有助于增强会阴部、髋部、膝关节周围肌肉组织的弹性，为孕妈妈顺利生产做准备，同时有助于产后恢复，使腿形更美。

第 1 组

1 左侧卧姿势，双腿伸直，左手支撑头部，右手摊开平放，掌心朝下，自然支撑在胸前。

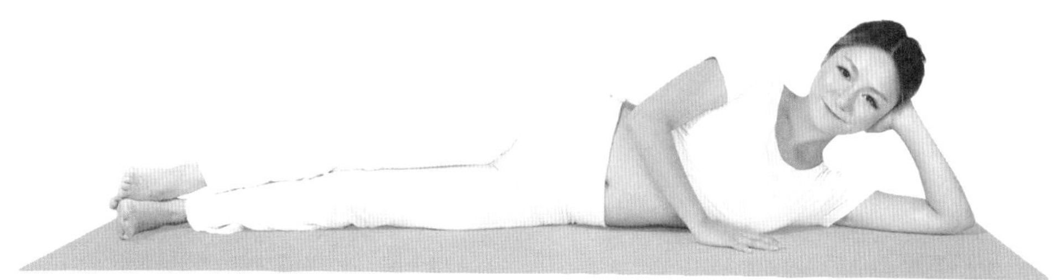

动作指导

做这组动作时，如果感觉手臂支撑头部太累，也可以将头部直接枕在枕头上。

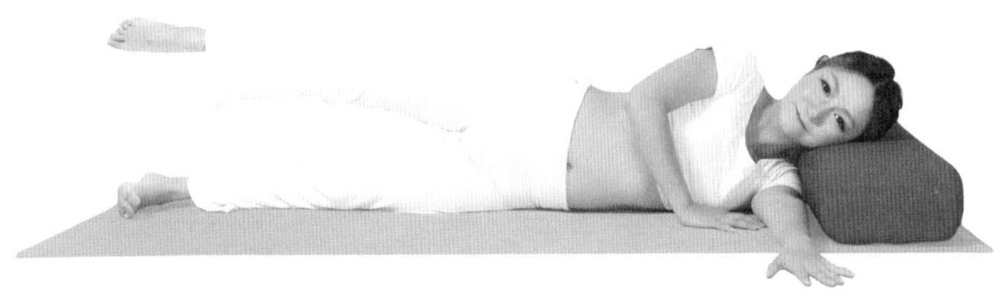

2 抬起右腿略比髋高，注意腿和脚一定要伸直。然后右脚以顺时针方向慢慢画一个圈，然后悬停在开始的位置，保持 2~3 秒，再逆时针画一个圈，保持 2~3 秒。然后换右侧卧，抬起左腿重复动作。进行 5~8 组。

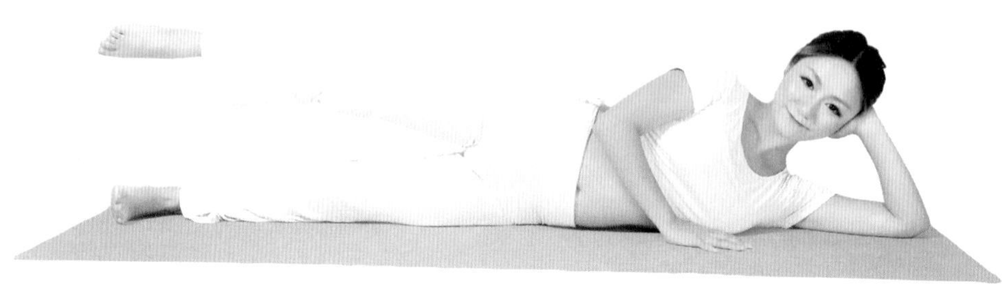

第 2 组

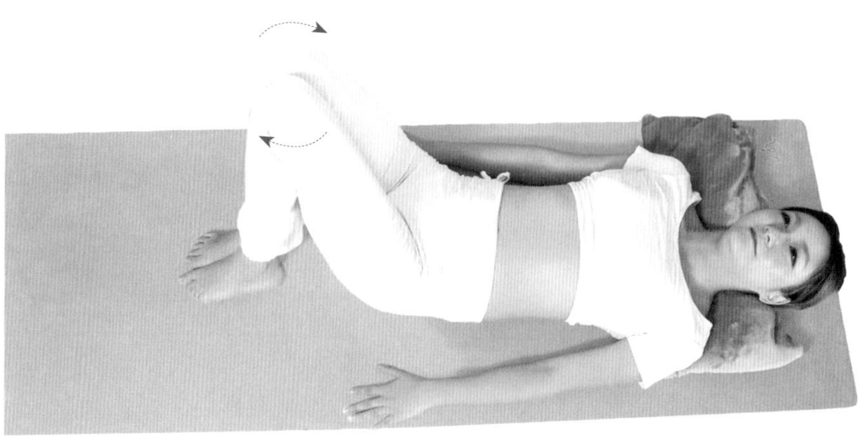

孕妈妈平躺在床上，双膝屈起、并拢，然后由双膝带动大小腿，缓慢而有节奏地画圈。画圈时双肩和脚掌要紧贴床面。

金刚坐：调适心情，防抑郁

怀孕后，因为身体的各种变化，孕妈妈难免会出现心情烦躁、焦虑，偶尔的心情不畅影响不大，但若长此以往，不仅孕妈妈自身可能会抑郁，对胎宝宝的成长也是不利的。因此，孕妈妈必须学会并善于调节自己的心情，金刚坐是一个不错的选择，同时还可以锻炼骨盆肌肉，对生殖系统十分有益。

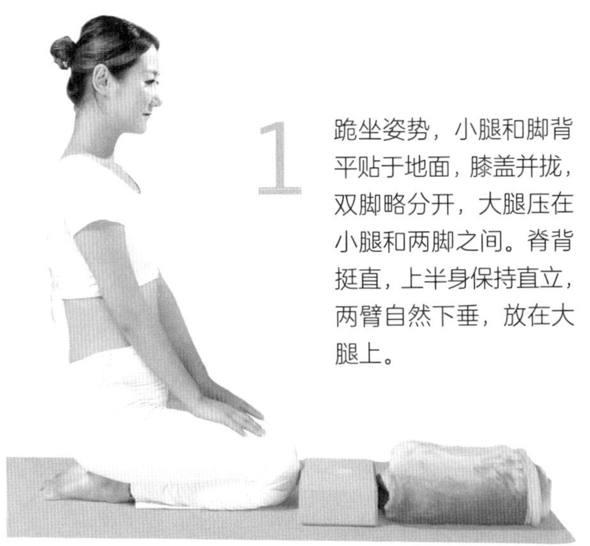

1 跪坐姿势，小腿和脚背平贴于地面，膝盖并拢，双脚略分开，大腿压在小腿和两脚之间。脊背挺直，上半身保持直立，两臂自然下垂，放在大腿上。

动作指导

跪坐时，可以在臀部下方横垫一块瑜伽砖，让身体更舒服。

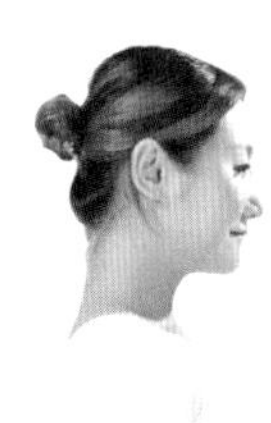

2 起身，呈跪立状态，打开双膝与肩同宽，踮起脚尖，做一个深呼吸，保持 3 ~ 5 秒。然后慢慢将臀部坐回到双脚上，在最终的金刚坐上保持 1 分钟。

动作指导

跪立时，上身尽量放松，主要锻炼肩膀及胸部的力量，注意收紧下巴，腰背挺直。可以在脚踝下方垫毯子，以缓解足背、脚踝的压力。

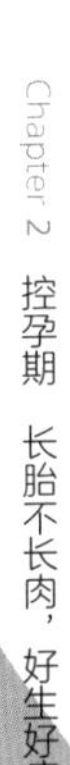

盘腿坐：拉伸大腿和骨盆肌

在孕妇自然分娩的过程中，让人痛苦的是疼痛，而比疼痛更痛苦的是被疼痛折腾了半天也生不出来。为了减少生产时的痛苦，从孕早期开始，孕妈妈就应开始做一些轻缓的、小幅度的腿部及髋部运动，可以起到促进顺产、减轻生产疼痛的作用。盘腿坐的锻炼可以帮助拉伸大腿与骨盆的肌肉，改善骨盆肌和韧带的柔韧性，促进下半身的血液循环。

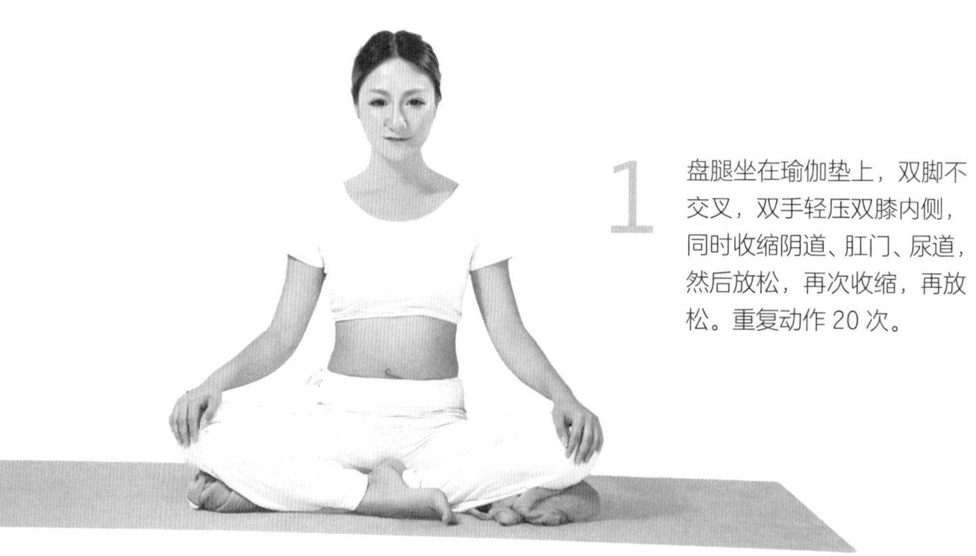

1 盘腿坐在瑜伽垫上，双脚不交叉，双手轻压双膝内侧，同时收缩阴道、肛门、尿道，然后放松，再次收缩，再放松。重复动作 20 次。

2 脚掌心相对而坐，坐骨坐实，骨盆稳定，双膝向两侧打开，感觉大腿内侧有轻微伸展，双手放在臀后支撑身体，保持胸腔打开，肩胛下沉，保持 8 个自由呼吸。

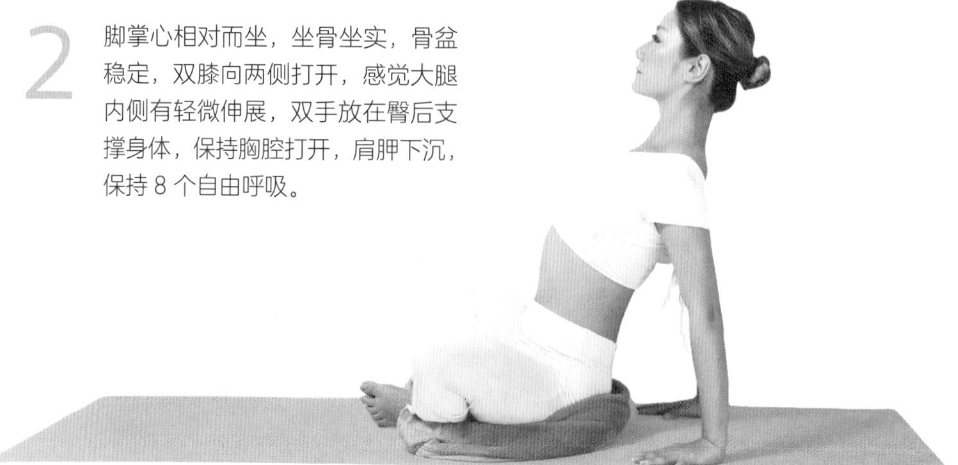

专题 孕早期贴心安排

孕早期体重增长规律：有可能不增反降

1

胎宝宝的情况

胚胎正在发育，形成最初的脊椎、心脏等重要部位。到 12 周末，胎宝宝身长约 9 厘米，体重约 14 克。

2

孕妈妈的情况

孕妈妈的体形并没有太大变化，但乳房会有些发胀。大部分孕妈妈的体重增长仅为 1 ~ 1.5 千克，还有一些孕妈妈因为孕吐或其他原因体重不增反降，这是正常的。

3

如何控制体重

孕妈妈若处于孕吐期，这时不用过分控制体重，但也不要吃得过多，尤其是油炸类等高热量、高脂食物。这段时间要禁止剧烈运动，不可以通过运动来控制体重，注意休息才是重点。

注：胎宝宝身长、体重参考人民卫生出版社《妇产科学》。

孕早期产检须知

定期产检的目的是为了监测胎宝宝的生长发育情况，及时发现、防治妊娠期各种疾患，保证孕妈妈和胎宝宝的健康，降低孕期风险。

产检时间	重点产检项目	备注
5 周：孕检	确定怀孕	B 超确定胎囊位置，是否为宫外孕
6 周：孕检	B 超看胎儿心跳，是否有胎心胎芽	高龄或有流产史的孕妈妈需要做 B 超检查
8 ~ 12 周：第一次正式产检	给胎宝宝建档	大多数孕妈妈建档的时间在12周，其实在 8 ~ 12 周都可，但最晚不可晚于 16 周
11 ~ 13^{+6} 周：孕检	颈项透明层厚度（NT）	超声进行早期排畸检查

孕早期生活保健须知

1. 补充叶酸

2. 到医院确认是否怀孕

3. 服用药物要谨慎

尽管对宝宝会产生不良影响的药物种类有限，但是如果在此期间需要服药或已服药物，最好向医生咨询。

4. 远离烟酒，包括二手烟

5. 开始出现妊娠反应

会出现如胸口发闷、嗜睡、疲乏、呕吐等症状，工作及家务活都不要勉强。对于能吃的东西要尽量多吃，一定要注意补充水分。

6. 妊娠反应慢慢达到高潮

根据调查，在妊娠反应期间能吃的食物中，番茄、冰激凌和柑橘类水果位于前3名，这些食物有助于孕妈妈度过妊娠反应的高潮期。

7. 领取《母子健康档案》

8. 持之以恒地进行适度运动

9. 避免有害射线和各种化学性毒物

10. 家有宠物不要慌

家有猫猫狗狗的，记得做一个弓形虫检查，定期进行宠物体检就不用送走。

11. 警惕宫外孕

宫外孕95%是输卵管妊娠。当受精卵在输卵管中生长发育过大撑破输卵管，就会造成腹腔急性大出血。如果出血过多，孕妈妈就会出现血压下降、头晕、晕厥甚至危及生命。所以，孕早期出现晕厥现象时要高度重视。

孕早期小结

新主张回顾

- 即便有早孕反应，也应保证碳水化合物的摄入，每天碳水化合物摄入量最少 150 克（生重）。
- 记得去医院检测一下叶酸水平，根据叶酸水平进行补充。
- 孕吐如果很严重，体重下降超过 2.5 千克，需要服用维生素 B_6 来缓解。
- 补铁，应从孕早期就开始。
- 孕早期是可以运动的，孕期运动需要遵守“FITT”原则。
- 步行六步法，消耗更多热量。

重点提醒

- 目前，大城市的医疗资源相对紧张，因此，在知道自己怀孕的时候就去医院验孕、建档。
- 孕早期，不少孕前就瘦的孕妈妈可能会因为早孕反应，体重不增反降，心理很容易产生焦虑。别担心，孕早期胎宝宝所需的营养很少，孕妈妈并不需要额外多吃多少东西，轻度到中度的恶心以及偶尔呕吐，不会影响宝宝的健康。
- NT 检查一定要在孕 $11\sim13^{+6}$ 周期间做，11 周之前胎宝宝太小了，扫描不出来，而过了 14 周，过多的液体可能被宝宝正在发育的淋巴系统吸收，颈项透明层就消失了。

自己要特别注意的

孕中期

孕中期妈妈的变化和胎儿的发育

孕4月

孕妈妈

子宫增大

- 下腹部微微隆起，腹围增加约2厘米。
- 胎盘已形成，羊水快速增加。
- 早孕反应逐渐消失，食欲变好了。

胎宝宝

能看出性别了

- 眼睛：眼睑长成，且覆盖在眼睛上。
- 骨骼和肌肉：慢慢发育。
- 内脏：大致发育成形。
- 生殖器官：能看出性别了。

孕5月

孕妈妈

肚子很明显了

- 乳房不断增大，乳晕颜色继续加深。乳房有可能分泌浅黄色液体，为哺乳做准备。
- 能够感觉到胎动了。
- 臀部更加丰满，外阴颜色加深。
- 子宫如成人头部大小，腹部明显隆起。

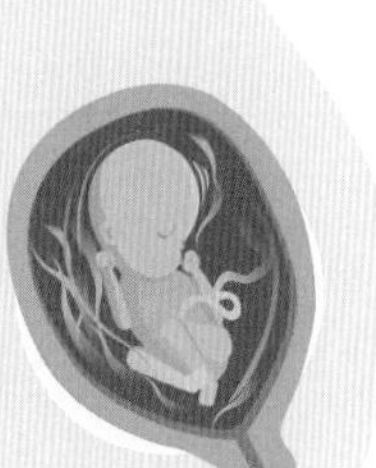

胎宝宝

长头发了

- 大脑：仍在发育着。
- 头发：长了一层细细的头发。
- 眉毛：开始形成。
- 四肢：骨骼和肌肉不断发育，胳膊和腿不停地活动。

孕6月

孕妈妈

身材更加丰满

- 孕妈妈身体越来越笨，子宫也日益增大压迫到肺，呼吸变粗。
- 上围越来越丰满，此时，需要对乳房进行适当按摩。
- 小腹明显隆起，一看就是孕妇。
- 偶尔会感觉腹部疼痛，是子宫韧带受牵拉了。

胎宝宝

外观更接近出生的样子

- 大脑：快速发育，皮层形成褶皱并出现沟回，以给神经细胞留出生长空间。
- 脐带：有时会缠绕在胎宝宝身体周围，但并不影响其活动。
- 皮肤：有褶皱出现，开始附着胎脂。
- 肺泡：开始形成。
- 手脚：在神经控制下，能把手臂同时举起来，也能将脚蜷曲起来。
- 活动增多：能够听到妈妈的说话声，活动越来越频繁，开始出现吞咽反应。

孕7月

孕妈妈

容易气喘吁吁

- 由于大腹便便，孕妈妈重心不稳，所以在上下楼梯时必须十分小心，避免压迫腹部的姿势。
- 有可能会出现轻度下肢水肿，这是孕期常见的一种现象，对母胎健康影响不大。
- 到了孕中晚期，腰酸、大腿酸痛、耻骨痛等疼痛都有可能出现，还容易出现尿频的现象。

胎宝宝

听觉和视觉发育迅速

- 皮肤：皱纹会逐渐减少，皮下脂肪仍然较少。
- 大脑：脑组织开始出现皱缩样，大脑皮层已很发达。
- 听觉：能分辨妈妈的声音，同时对外界的声音有所反应。
- 视觉：感觉光线的视网膜已经形成。
- 生殖器：男孩的阴囊明显，女孩的小阴唇明显突起。
- 四肢：已经相当灵活，可在羊水里自如地“游泳”。

孕中期的饮食、运动总方案

生理特点

孕中期是妊娠第二阶段，医学鉴定为13～28周，真正有效的孕期运动计划实施建议从孕16周开始。这一时期孕妈妈的身体和心理精神状态逐渐稳定，激素分泌水平也趋于平稳，身心相对舒适，胎宝宝发育良好且进入快速生长期。这个时期是整个孕期锻炼的关键阶段，此时流产概率降低，胎宝宝不是很大，孕妈妈身体尚未笨重，大部分孕妈妈的早孕反应已经得到改善或消失。

营养原则

胎宝宝此时生长发育很快，同时孕妈妈要储备热量为生产做准备，因此要保证脂肪的供应量，增加热量以满足需要。但要控制体重不宜增重过多，所以饮食上要吃得够用，但不要吃得过多。

孕中期
营养原则

增加蛋白质的摄入量，尤其是优质蛋白质的比例要有所提高，以促进胎宝宝大脑和身体发育的需要。

孕中期尤其容易出现缺铁、缺钙、缺锌等症状，要侧重补充这些营养素。叶酸要继续补，一直持续至哺乳期结束。

重点关注

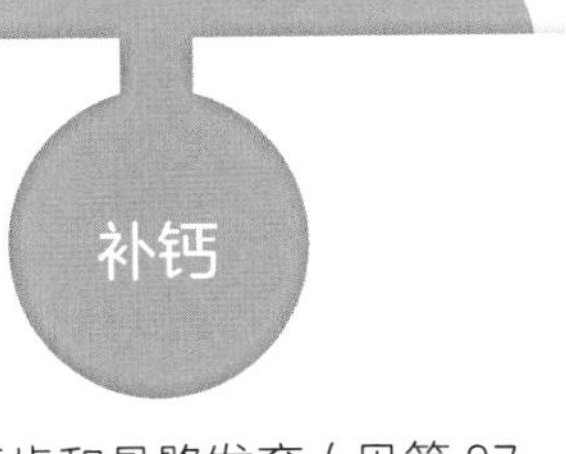

促进胎儿牙齿和骨骼发育（见第 87～89 页）

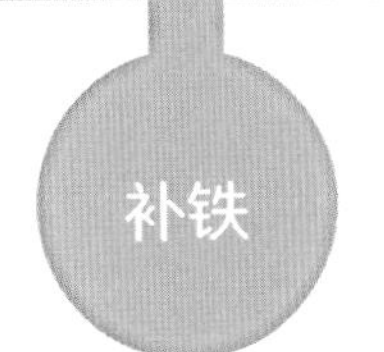

孕中期容易发生贫血，需要继续补充（见第 54～56 页）

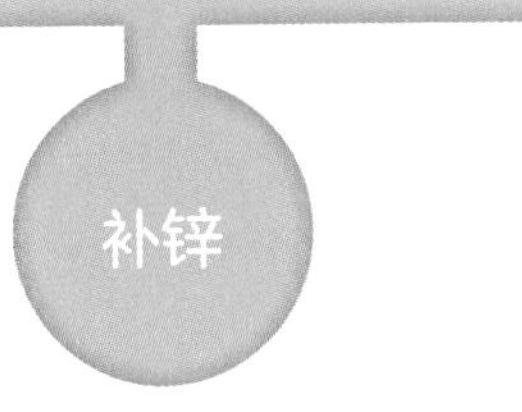

促进胎儿智力发育，孕中期易缺乏，需补充（见第 53 页）

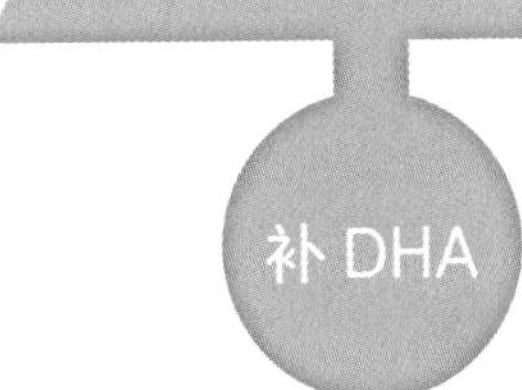

孕中期是胎儿大脑发育的高峰期，DHA 是大脑发育重要的营养素（见第 91 页）

运动指南

1 在身体许可的情况下加大运动量，增强体能，同时也要学会适当放松，劳逸结合。

2 每周锻炼 3～5 次，强度循序渐进，除了正常的散步外，可以根据自身的体能和习惯进行有规律的运动，慢跑、跳舞、游泳、韵律操、瑜伽、普拉提等都是很好的锻炼方式。瑜伽中的力量体式练习和普拉提的器械练习都可以很好地增强心肺功能。

3 虽然此时的运动强度较大，但安全仍然是第一准则。热身、运动中监测心率以及运动结束时的放松都是必不可少的，孕妈妈自己做运动时一定要掌握好度和量，不要勉强自己，有条件的话建议在专业老师指导下练习。

4 即便在孕中期，也并非所有的孕妇都适合运动。如果孕妈妈患有心脏病或泌尿系统疾病、妊娠高血压等明确的禁忌证，是不适合开展运动练习的。

饮食：注意铁及优质蛋白质的摄入

多摄入营养密度高的食物

营养密度是指单位热量的食物所含某种营养素的浓度，也就是说一口咬下去，能获得更多有益成分的，就是营养密度高的食物；相反，一口咬下去，吃到的是较高的热量、较多的油脂，就是营养密度低的。

营养密度高的食物增强人抵御疾病的能力，日常生活中，新鲜蔬菜、水果、粗粮、鱼虾类、瘦肉、去皮禽肉、奶及奶制品、大豆及豆制品等属于此类食物，适宜常食。

营养密度低的食物宜少吃，往往会招致肥胖、“三高”、癌症等慢性病。下面这些食物是低营养密度的食物：高糖、高添加剂食物，如方便面、起酥面包、蛋黄派、油条等；高盐食物，如咸菜、榨菜、腐乳等；高脂肪食物，如肥肉、猪皮、猪油、奶油、棕榈油、鱼子等，以及炸鸡翅、炸薯条、油条等油炸食物；市售饮料，如碳酸饮料、高糖饮料等。

素食孕妈妈建议补充蛋白粉

关于蛋白质的摄入量，孕早期和孕前可以保持一致，孕中期和孕晚期应比平时分别增加 15 克和 30 克。如果孕妈妈的胃口允许，每天能吃一定量的奶类、蛋类、肉类、大豆等富含优质蛋白质的食物，就能满足人体对蛋白质的需要，没有必要补充蛋白粉。

如果是素食孕妈妈，或由于个人体质原因导致蛋白质吸收率低，或摄入的优质蛋白质与推荐量相差甚远，可遵医嘱适当补充蛋白粉。蛋白粉一般是采用提纯的大豆蛋白，或酪蛋白、乳清蛋白，或上述几种蛋白的组合体，可为缺乏蛋白质的人补充蛋白质。

富含淀粉的薯类可归入主食行列

薯类包括土豆、红薯、山药、芋头等，淀粉含量高，且富含膳食纤维，饱腹感特别强，并且具有控制体重、润肠通便的作用。

要想真正发挥薯类的优势，应该把它们当主食吃，就是少调味，不油炸，采用蒸、煮、烤等方式，如烤红薯、蒸土豆等。同时，进食此类食物后要相应减少米面等主食的摄入量，以平衡总热量，避免淀粉摄入过多转化成脂肪储存在体内。

水果最好吃完整的，更营养，且有助于控制血糖

研究发现，同种蔬菜或水果表皮中膳食纤维的含量比果肉含量要高，所以孕妈妈在吃水果时，最好在保证食品安全的情况下，将果皮与果肉一同吃掉，而且少榨汁，这样膳食纤维、维生素的损失少。膳食纤维不仅能预防孕妈妈便秘，还可减少肠道对糖类和脂肪的吸收，促进胃排空，对控制餐后血糖上升也很有益。

蔬菜水果不能互相代替

有的孕妈妈不喜欢吃蔬菜，就改吃大量水果，认为它们有相似之处，可以互相替代。尽管蔬菜和水果在营养成分和健康功效等方面有不少相同点，但它们是不同食物种类，其营养价值各有特点。蔬菜品种远多于水果，而且蔬菜（特别是深色蔬菜）的维生素、矿物质、膳食纤维和植物化学物的含量高于水果。在日常饮食中，水果可补充蔬菜摄入不足。水果碳水化合物、有机酸、芳香物质比新鲜蔬菜多，且水果食用前不用加热，其营养成分不受烹调因素影响，故蔬菜也不能代替水果。

孕中期一天饮食这样吃

孕中期是纠正、补充营养的最佳时期

经历了孕早期的呕吐、食欲不好，进入孕中期，妊娠反应减轻，孕妈妈的食欲逐渐好转，正是纠正、补充营养的最佳时期。孕妈妈应该结合孕中期所需的热量标准、自身的具体情况和胎儿的发育状况，补充各种所需的营养素，缺什么补什么，缺多少补多少，避免营养缺乏，也要防止营养过剩，切忌盲目乱补。

补充孕早期营养不足这样吃

孕中期每天需要增加蛋白质 15 克、钙 200 毫克、热量 300 千卡。在孕前平衡膳食的基础上，额外增加 200 克奶，可提供 5 ~ 6 克优质蛋白质、200 毫克钙和 120 千卡热量，再增加鱼、禽、蛋、瘦肉共计 50 克左右，可提供优质蛋白质约 10 克和 80 ~ 150 千卡热量。

孕中期一天食物建议量：谷类 200 ~ 250 克，薯类 50 克，全谷物和杂豆不少于 1/3；蔬菜类 300 ~ 500 克，其中绿叶蔬菜和红黄色等有色蔬菜占 2/3 以上；水果类 200 ~ 400 克；鱼、禽、蛋、肉类（含动物内脏）每天总量 200 ~ 250 克；牛奶 300 ~ 500 克；大豆类 15 克，坚果 10 克；烹调油 25 克，食盐不超过 6 克。

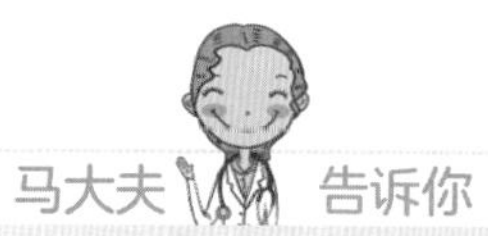

马大夫告诉你

增加热量也要重质，而不是一味加量

胎宝宝主要通过胎盘从母体吸收养分，因此孕妈妈的营养直接影响胎宝宝的发育情况，可以说是一人吃两人补。这里的两个人吃饭不等于吃两个人的饭量，孕期饮食要重质，而不是单纯加量。

在孕中、晚期额外增加的热量，应该尽量通过吃营养丰富的食物，也就是营养密度高的食物来实现，而非单纯摄入纯热量食物。

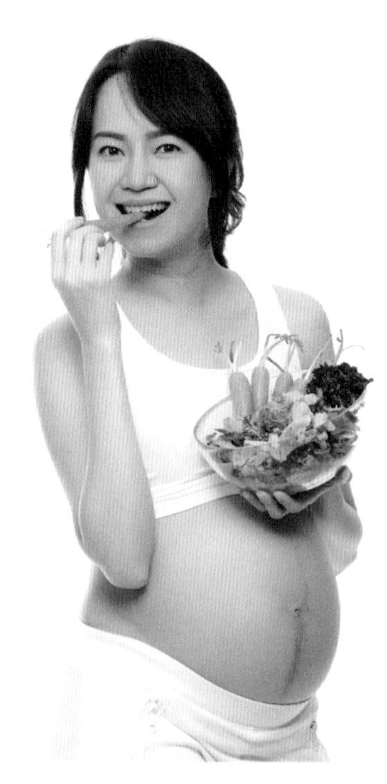

胎儿骨骼正快速发育，注意补钙

钙的每日需求量

钙是牙齿和骨骼的主要成分，到出生时，胎宝宝的全部乳牙在牙床内形成，第一恒牙也已钙化，胎儿时期钙的摄入量与牙齿发育好坏有关。

胎儿所需的钙都是从母体获得的，尤其从孕中期开始，胎儿加速对钙的吸收和贮存。足月儿骨骼的钙，80%是在孕晚期从母体中获得的。如果得不到充足的钙，胎儿就会争抢母体的钙，从而使孕妈妈血钙降低，诱发小腿抽筋，严重时出现骨质疏松、骨质软化，还容易增加妊娠高血压的危险。而母体缺钙，孩子易患新生儿佝偻病和低血糖。孩子出生后体内钙储备不足，对骨骼和牙齿发育也会有所影响。

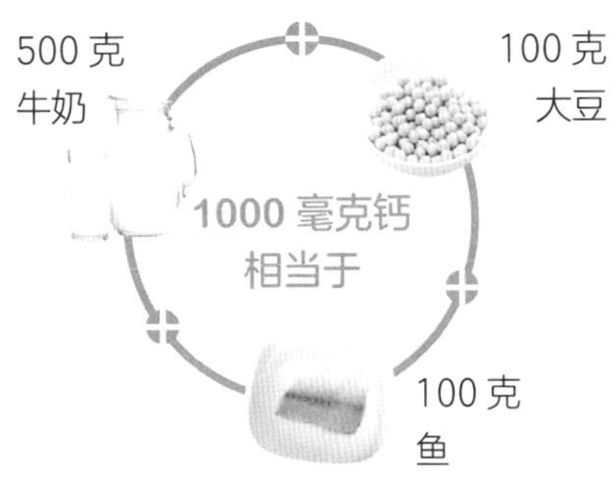

哪些食物含钙高、吸收好

整体来讲，在补钙方面，动物性食物、大豆及豆制品的吸收率更好。除大豆外的其他植物性食物往往受草酸、植酸等影响，吸收率不够理想，只能作为一种补充，而不是主要补钙手段。

孕妈妈补钙首选牛奶、酸奶、奶酪等，虽然它们的钙含量不是最高的，但是钙吸收是最好的。因此，孕早期应保证每天摄入奶300克（或相当钙含量的奶制品），孕中、晚期每天摄入500克。

此外，海米、虾皮、鱼类和贝类等钙含量较高，大豆、豆腐干、坚果、芝麻酱、紫菜等也是膳食钙的重要来源。

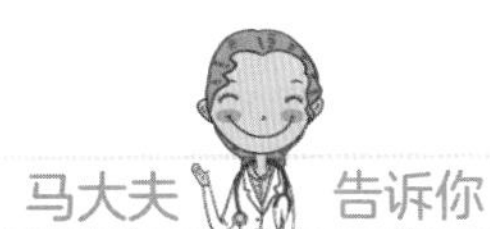

不推荐用骨头汤补钙

骨头本身确实含钙，但是里面的钙很难溶解出来，单纯靠喝骨头汤达不到补钙的效果。如果把骨头敲碎烹调，再适当加点醋可促进钙质溶出，但效果也很有限，不推荐。

妊娠糖尿病患者要选低脂、脱脂奶

妊娠糖尿病患者每天可适量饮用牛奶。妊娠糖尿病患者更适合喝低脂、脱脂奶，以利于控制体重，调节糖代谢。

常见食物中的钙含量（每 100 克可食部）

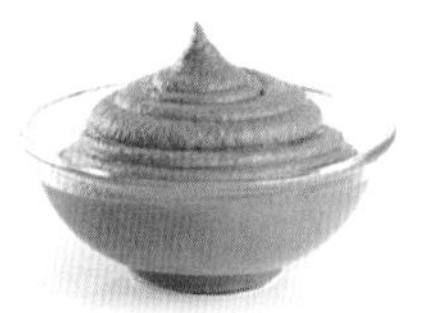

芝麻酱 1170 毫克
推荐吃法：大拌菜

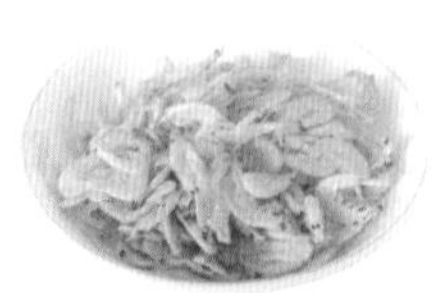

虾皮 991 毫克
推荐吃法：虾皮拌菠菜

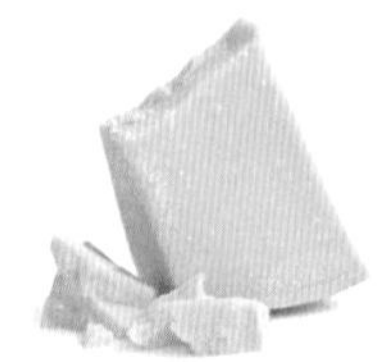

奶酪 799 毫克
推荐吃法：粗粮三明治

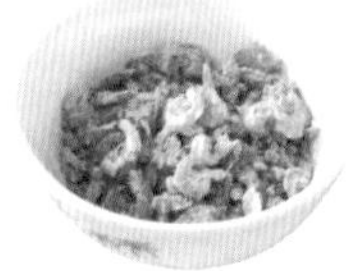

海米 555 毫克
推荐吃法：海米冬瓜汤

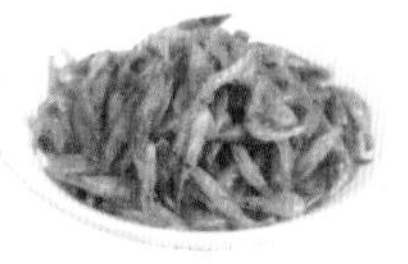

河虾 325 毫克
推荐吃法：韭菜炒河虾

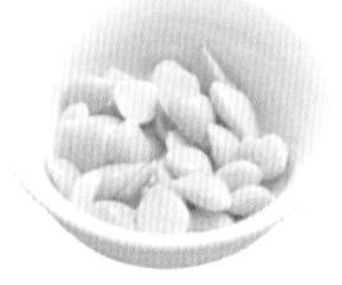

杏仁 266 毫克
推荐吃法：芹菜拌杏仁

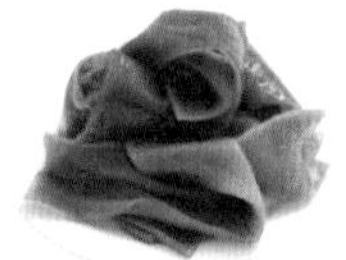

海带（泡发）241 毫克
推荐吃法：海带炒肉丝

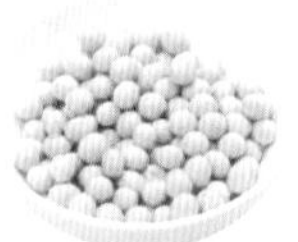

黄豆 191 毫克
推荐吃法：豆浆

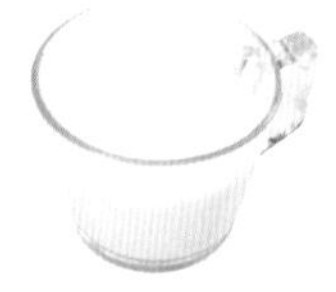

酸奶 161 毫克
推荐吃法：直接饮用

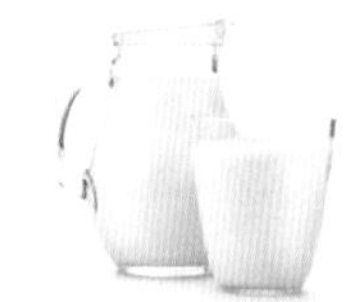

牛奶 104 毫克
推荐吃法：温热饮用

维生素 D 促进钙吸收，补钙同时要补维生素 D

维生素 D 是钙的好搭档，可以全面调节钙代谢，增加钙在体内的吸收。维生素 D 主要存在于动物肝脏、蛋黄等。同时它还是唯一一个不是主要通过食物获取的营养素，主要通过晒晒太阳，皮肤就能自行合成。所以孕妈妈多进行阳光浴，多增加户外活动，能提高体内维生素 D 的含量，提升补钙效果。

什么情况需要补钙片

孕早期时，钙每天需要 800 毫克，一般从食物中摄取就可以满足所需量，但是孕中期起，每日摄入钙要达到 1000 毫克，这个阶段是胎宝宝骨骼形成的关键时期，如果孕妈妈每天摄入不到 300 毫升牛奶和 200 克豆腐（或当量的豆制品），膳食钙的摄入量就很难达到推荐值了，应该在饮食补充的同时每天补充 1 片钙片。

对于不喝奶、不吃蛋、不喜欢坚果、连豆腐也很少吃的人，更要遵医嘱增加钙片剂量，以免出现腿抽筋，引起或加重妊娠高血压或子痫。

孕妈妈问 乳糖不耐受的孕妈妈怎么办？

马大夫答

首先，可以用酸奶代替牛奶，因为酸奶是经过发酵的奶，在发酵过程中大部分乳糖已经被分解为乳酸，乳糖不耐受的人也可以饮用。还可以选择乳糖含量极低的低乳糖牛奶，比如舒化奶。其次在喝牛奶的时候可以采取少量多次的原则，让肠道逐渐习惯，尽量克服乳糖不耐受。并且一定不要空腹喝牛奶，可以先吃一些面包、馒头等主食以降低不适感。

孕妈妈问 吃高钙食物太多，胎儿头部长得太硬，真的会不利于顺产吗？

马大夫答

单纯通过饮食进行补钙时，总的钙摄入量能吃够推荐量就很不容易了，除非是补钙片过多，否则不会出现钙摄入过量造成胎儿头骨长得太硬的问题，所以这种顾虑是没有必要的。需要注意的是，每日摄入钙的最高限量是 2000 毫克，补钙片和维生素 D 的量需要合理安排，具体可以咨询医生和营养师。

孕妈妈问 孕妈妈主食吃全谷杂粮，会影响钙和铁的吸收吗？

马大夫答

全谷、杂粮豆类中含有较高水平的植酸，孕妈妈担心食用过多会影响钙、铁等的吸收，发生缺钙、贫血等不良问题。其实，在吃豆类食物的时候，提前浸泡一下就能降低植酸含量。制作全麦馒头、全麦面包、杂粮发糕等食物，也可以通过发酵处理去掉植酸，提高矿物质利用率。此外，全谷、杂粮豆类本身就比白米、白面所含的钙、镁、铁等元素多，即便吸收利用率降低一些，总量仍然较高。

补充不饱和脂肪酸，给宝宝聪明的头脑

扫一扫，听音频

不饱和脂肪酸的每日需求量

孕1~10月	α－亚麻酸占总热量的 4%	亚油酸占总能量的 0.6%

孕中、晚期，胎儿大脑神经元分裂和成熟很快，对不饱和脂肪酸需要量非常大。

脂肪分为饱和脂肪酸、不饱和脂肪酸，不饱和脂肪酸中的亚油酸和 α－亚麻酸是人体必需脂肪酸，只能从食物中获取。其中，不饱和脂肪酸除了给予孕妈妈足够的体力支持，还有助于胎儿的大脑发育和神经系统的完善，能促进维生素 A 等脂溶性维生素的吸收，对视网膜的发育极有好处。

调整不饱和脂肪酸和饱和脂肪酸的比例

不饱和脂肪酸

主要存在于鱼、去皮禽肉、坚果等中。

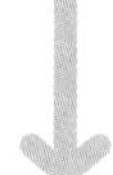

对健康有益，有助于调节血脂，但并不是多多益善，摄入过多会增加总热量。

饱和脂肪酸

主要存在于畜肉、动物内脏等中。

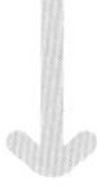

进食过多会导致胆固醇过量，造成血脂升高，引发肥胖、动脉硬化等疾病。但日常饮食中是无法完全避免摄入的，只要将摄入量控制在合理范围内，并不会影响健康。

注：反式脂肪酸对健康毫无益处，应减少和避免摄入。反式脂肪酸主要存在于人造奶油、起酥油、煎炸油中，可以使食物酥、口感好，普遍被运用到面包、饼干中。

DHA是不饱和脂肪酸中的大明星

DHA是不饱和脂肪酸中的明星营养素，是胎儿神经系统的重要成分，能促进脑部的良好发育。DHA主要存在于深海鱼（如沙丁鱼、金枪鱼、秋刀鱼等）和海藻中，α-亚麻酸可以在体内转化为DHA，因此也可作为获取DHA的来源之一，α-亚麻酸主要存在于植物油中，比如亚麻子油、核桃油、紫苏子油等。此外，也可以通过DHA制剂予以补充。

鱼油DHA好还是藻油DHA好

市面上的DHA胶囊主要分为鱼油和藻油两类，很多妈妈比较纠结到底哪一种比较好。藻油DHA和鱼油DHA的区别：来源方面，藻油DHA是藻类自身合成DHA，并通过现代技术提炼出来，一般来说污染较少；鱼油DHA来源于深海鱼类，鱼自身是不能合成DHA的，主要是深海的鱼类食用了含有DHA的藻类而转移到深海鱼的脂肪当中，但现在有些地方的海水被重金属污染，相对来说不可控。功效方面，藻油DHA中的主要成分就是DHA，主要发挥促进智力开发和视力发育的作用，适合孕妈妈和儿童食用；鱼油中的EPA含量高于DHA含量，主要发挥调节血脂、保护心血管健康的作用，适合中老年人食用。口感方面，鱼油中的DHA相对不太稳定，容易出现腥味。所以，建议孕妈妈选择藻油DHA。

如何避免脂肪过量摄取

1 畜肉平均脂肪含量为15%，并且以饱和脂肪酸为主，选择畜肉要选脂肪含量少的部位。

2 禽肉脂肪含量在9%～14%，以饱和脂肪酸为主，并且脂肪主要集中在皮上，去皮食用能减少脂肪摄入，尽量不选脂肪含量高的翅中等部位。

3 处理肉类还可以先将生肉上看得到的脂肪剔除掉。肉类在烹饪前可以先用开水断生。具体做法为：先将肉按照实际需要切成丁、条、丝、片等形状，入沸水中焯烫片刻，至肉色转白、漂起后捞出即可。这样可以去除肉中的脂肪。

4 烹调鱼、肉类时一定要选择用油少的烹调方法，多采用蒸、煮、炖等方式，少用油炸、油煎、焗、红烧、爆炒等耗油较多的方式。炖肉时，将漂浮在表面的油脂去掉。食用清蒸鲈鱼、莲藕炖牛腩等比红烧鲈鱼、焗牛腩等更健康。鸡肉煮熟后撕成细丝凉拌，就会少油。

5 烹调肉类时最好避免单一烹调，而是搭配蔬菜、豆制品等一起食用，这样不仅可以降低胆固醇的吸收，而且营养和味道都更好，比如莲藕排骨汤、海带煲瘦肉等。

补充膳食纤维，预防孕中、晚期便秘

扫一扫，听音频

膳食纤维促进肠道蠕动，帮助排便

孕妈妈可在饮食中适量增加富含膳食纤维的食物，能促进肠道蠕动、保护肠道健康、预防便秘。膳食纤维还能帮助孕妈妈控制体重，预防龋齿，预防糖尿病、结肠癌等多种疾病。建议孕妈妈每天摄入 25 克左右的膳食纤维。

膳食纤维有可溶性和不可溶性，不是有筋食物含量就高

膳食纤维根据水溶性的不同分为可溶性和不可溶性两种。可溶性膳食纤维主要存在于水果和蔬菜中，如胡萝卜、柑橘、绿色蔬菜、魔芋、海带，尤其是橙子、橘子等柑橘类水果中含量较多。不可溶性纤维主要存在于谷类、豆类食物中，如谷物的麸皮、全谷粒、坚果类、干豆等，不是有筋食物含量就高。

1 粗粮细粮搭配补充

精米、细面在加工处理时，会损失很多膳食纤维和 B 族维生素，孕妈妈日常饮食不要吃得过分精细，要粗细粮搭配食用。选择粗粮时，孕妈妈可多选择全谷类食物，如全麦、燕麦等。粗细粮搭配食用时，不需要将细粮全部换成粗粮，只要让粗粮的量占到主食总量的 1/3 就行，比如煲一锅杂粮粥，加点杂豆；做面食的时候，在精面粉里掺点全麦粉。

2 经常吃点红薯、山药等薯类

这些食物含有丰富的 B 族维生素、维生素 C 等，且膳食纤维的含量也比较高。孕妈妈经常吃点薯类食物，在补充多种营养的同时，还可促进胃肠蠕动、控制体重、预防便秘。

孕妈妈每次摄入薯类的量宜在 50~100 克，并适当减少主食的摄入量，最好采用蒸、煮、烤的方式，这样营养素损失少。

3 每周吃 1 ~ 2 次菌藻类食物

海藻、菌菇类蔬菜中的膳食纤维含量较高，比如海带、木耳、香菇等，孕妈妈以周为单位，可以每周摄入 1 ~ 2 次。

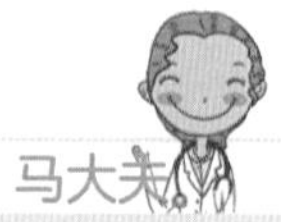
马大夫告诉你

蔬果打成汁，连同渣滓一起喝

如果消化功能不太好，可以将水果和蔬菜打汁饮用，但饮用时最好不要过滤，否则会滤掉大部分的膳食纤维。

不同饮食喜好的孕妈妈怎么吃

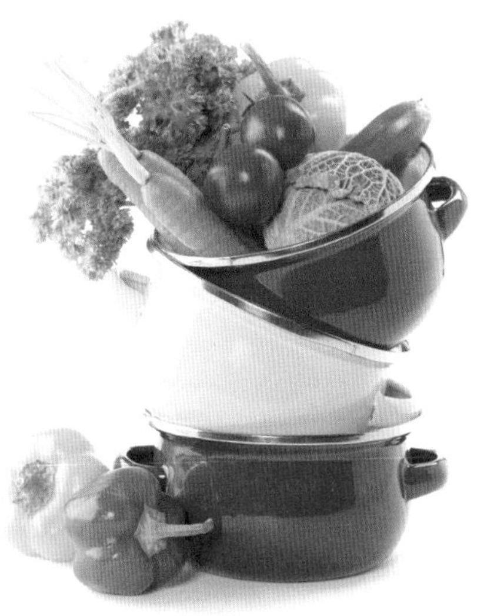

不爱吃蔬菜的孕妈妈

如果孕妈妈不爱吃蔬菜，可能会缺乏维生素、膳食纤维及部分矿物质。根据中国营养学会推荐，成人每天的蔬菜食用量应该为300～500克。

孕妈妈应该多摄入粗粮及富含维生素C的食物。比如适当多吃红薯、芋头等来补充膳食纤维。此外，在两餐之间也可以吃些富含维生素C的水果，如橙子、草莓、猕猴桃等来补充维生素C。

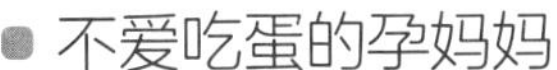

不爱吃蛋的孕妈妈

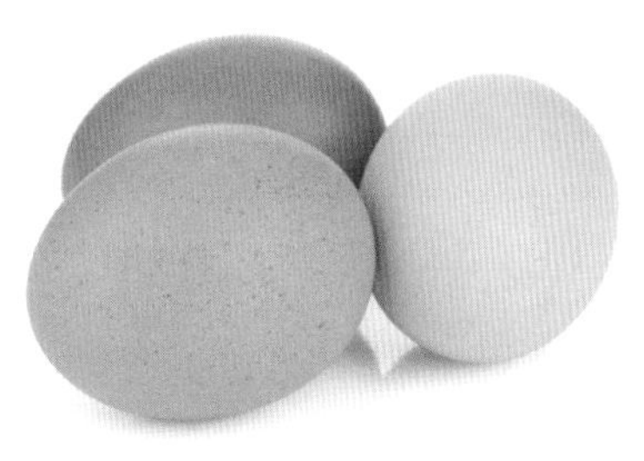

鸡蛋含有丰富的优质蛋白质，蛋黄中还含有钙、磷、铁、B族维生素等营养物质。如果孕妈妈不爱吃蛋，可以多补充一些大豆及豆制品、鱼肉等来弥补这些不足。

大豆及豆制品所含的人体必需氨基酸与动物蛋白相似，且钙、铁、磷、维生素B_1、维生素B_2等含量丰富；鱼肉、去皮禽肉等也是富含优质蛋白质的食物，同时含有钾、B族维生素等。

不爱吃肉的孕妈妈

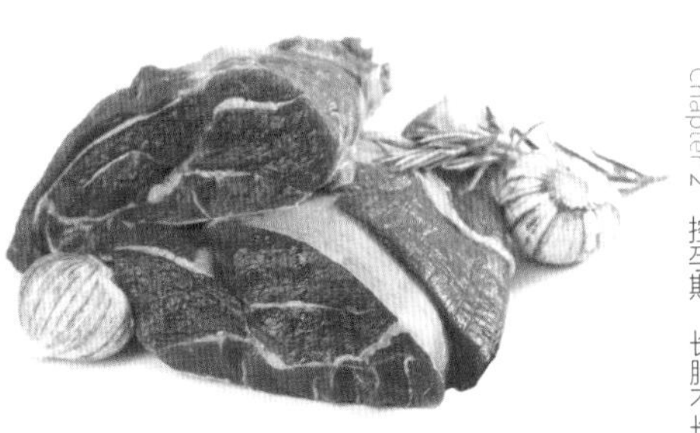

肉类含有丰富的蛋白质，且容易被身体吸收，还含有铁、锌、镁等矿物质和B族维生素。如果孕妈妈不爱吃肉，容易缺乏蛋白质、铁、锌等。

孕妈妈可多吃奶制品和蛋，可以每天喝500克牛奶，每天吃1个鸡蛋。此外，孕妈妈也可以多吃些富含蛋白质的大豆制品，如豆腐、豆腐干等。

长胎不长肉的孕中期食谱

排骨豆腐虾皮汤

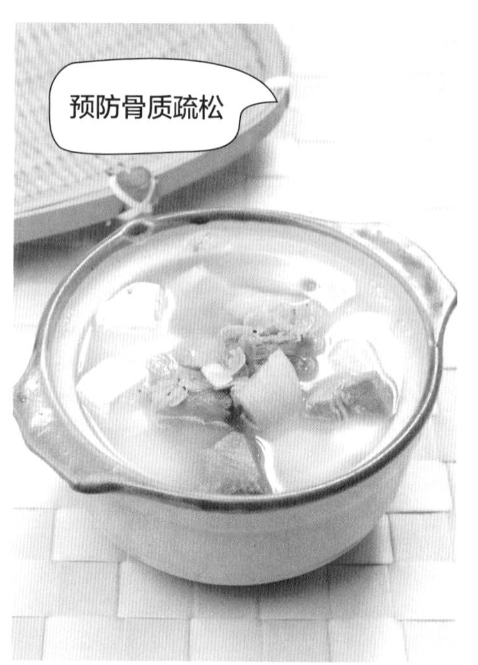

材料 排骨 250 克，豆腐 300 克，虾皮 5 克，洋葱 50 克。

调料 姜片、料酒、盐各适量。

做法

1. 排骨洗净，斩段，焯烫，撇出浮沫，捞出沥干；豆腐切块；洋葱去老皮，洗净，切片；虾皮泡洗干净。
2. 将排骨段、姜片、料酒放入砂锅，加适量水，大火煮沸，转小火继续炖煮至八成熟，加豆腐块、虾皮、洋葱片，继续小火炖煮至熟，加盐调味即可。

注：只喝汤起不到补钙作用，喝汤又吃肉补钙效果才好。

红豆双皮奶

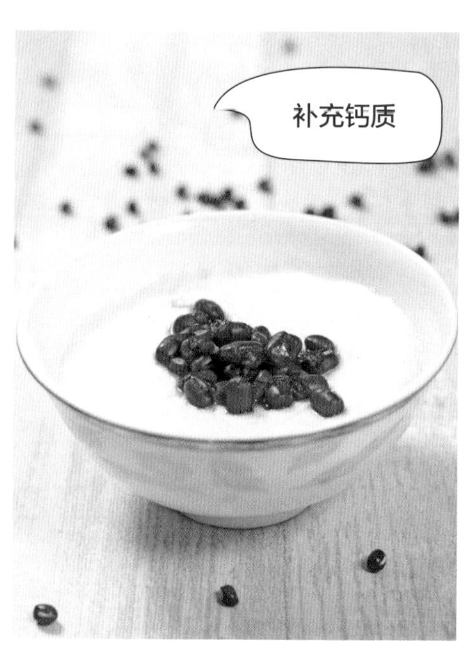

材料 牛奶 240 克，熟红豆 20 克，鸡蛋清 2 个。

调料 白糖 10 克。

做法

1. 鸡蛋清中加入白糖搅拌均匀。
2. 牛奶用中火煮开，倒入碗中，放凉后表面会结成一层奶皮。拨开奶皮一角，将牛奶倒进蛋清中，碗底留下奶皮。
3. 把蛋清牛奶混合物沿碗边缓缓倒进留有奶皮的碗中，奶皮会自动浮起来。蒙上保鲜膜，隔水蒸 15 分钟，关火闷 5 分钟，冷却后加熟红豆即可。

清蒸黄花鱼

材料 净黄花鱼 1 条。

调料 葱丝、姜丝各 5 克，料酒 10 克，盐 2 克，蒸鱼豉油适量。

做法

1. 黄花鱼身打花刀，用葱丝、姜丝、料酒和盐腌渍 20 分钟。
2. 蒸锅置火上，加水烧开后，将腌好的鱼大火蒸 12 分钟左右取出。
3. 锅内加油，烧至八成热，将热油均匀地浇在鱼身上，淋上蒸鱼豉油即可。

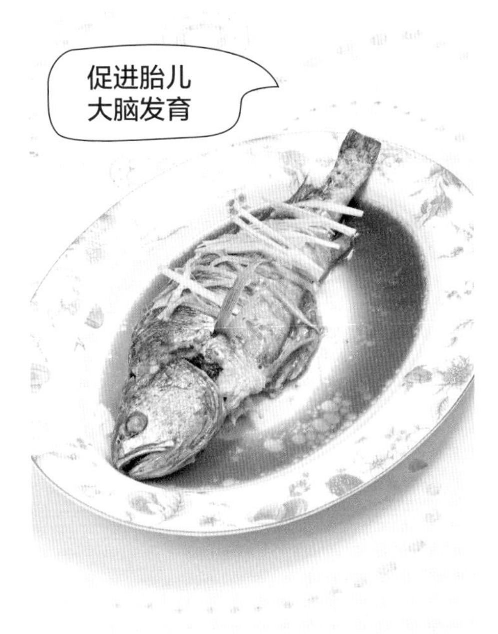

草菇烩豆腐

材料 草菇、豆腐各 200 克，豌豆 20 克。

调料 葱末、姜末、盐各 3 克，水淀粉适量。

做法

1. 草菇洗净，对切成两半；豆腐切小块；豌豆洗净。
2. 油锅烧热，爆香葱末、姜末，倒草菇，放豆腐块烧至入味，放豌豆略炖至熟后，加盐，用水淀粉勾芡即可。

营养有道： 草菇富含膳食纤维、硒，豆腐富含蛋白质和钙，豌豆可提供膳食纤维，三者合炒能预防便秘，还可提高孕妈妈的免疫力，对补钙也有益。

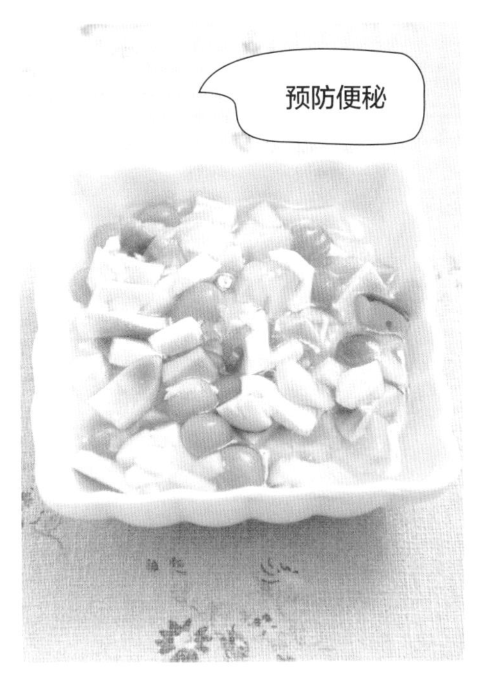

核桃杂粮粥

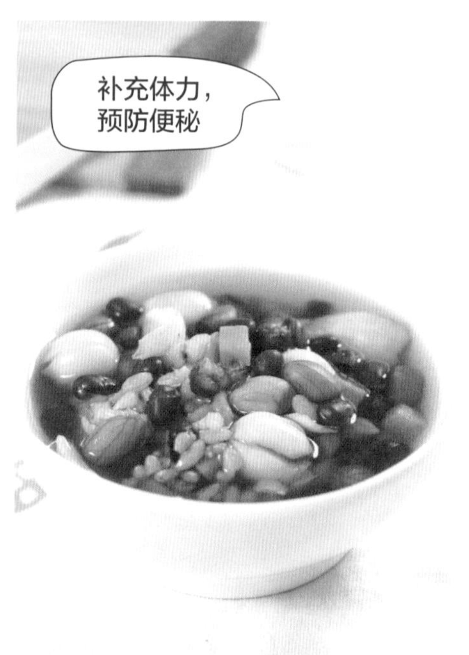

材料 核桃仁 50 克，小麦、莲子、红豆各 30 克，干百合 10 克，花生米 20 克，红薯 80 克。

做法

1. 将莲子、红豆、小麦清洗后浸泡 4 小时；干百合泡软，洗净；核桃仁洗净后，用刀压碎；花生米洗净；红薯洗净，去皮，切小块。
2. 锅内加适量清水烧开，加入除红薯外的所有食材，大火煮开后转小火，煮 40 分钟，倒入红薯块煮熟即可。

营养有道： 这款杂粮粥富含膳食纤维、B 族维生素和适量的不饱和脂肪酸，尤其适合便秘的孕妈妈食用。

凉拌木耳

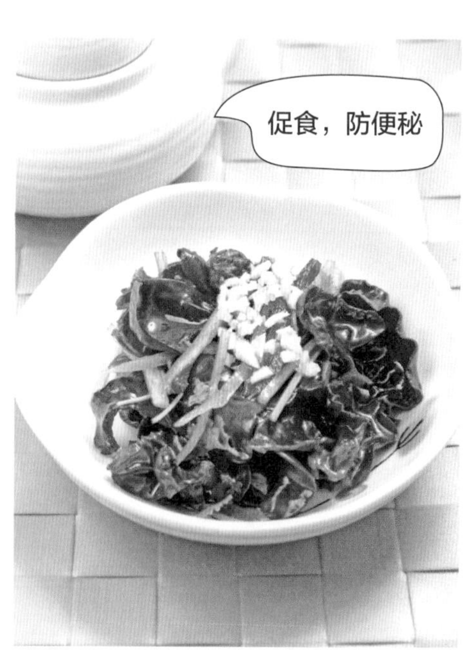

材料 干木耳 30 克，青椒、红椒各 20 克。

调料 盐 3 克，白醋、香油各 3 克，鲜汤 25 克，香菜段、蒜末各少许。

做法

1. 干木耳用温水泡发 30 分钟，洗净去蒂；青椒、红椒洗净，切丝。
2. 将木耳放入沸水中焯水，捞出，沥干水分备用。
3. 将盐、鲜汤、白醋、香油调成味汁，加入木耳中拌匀，静置 5 分钟，撒上香菜段、青椒丝、红椒丝、蒜末即可。

运动：适当增强锻炼，帮助分娩

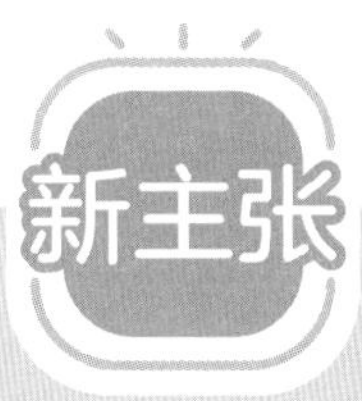

孕中期可适当增加运动量，但要保护关节

孕中期，胎宝宝的情况已经相对稳定，孕妈妈孕早期的不适感此时也得到了改善，该阶段可以适度增加运动量。孕中期避免做仰卧起坐和长时间站立。怀孕时所有的关节都在为生产做准备，会变得比较松弛，因此不要给膝盖过大的压力，尤其不要做过度弯膝或者重心过度后移的下蹲运动。

安全是孕期运动的第一要务

孕妈妈在运动时一定要注重安全，运动虽然能为孕妈妈和胎宝宝带来诸多好处，但是如果超出孕妈妈身体承受能力，反而会对孕妈妈和胎宝宝带来伤害。因此，特别要注意运动安全。

运动细节

1. 每次运动时间以 30 分钟为宜，不宜超过 1 小时。每周运动 3～5 天为宜。
2. 建议在饭前或者饭后 1 小时运动，运动前后要充分补水。
3. 运动时保持良好的通风环境。

运动强度

1. 运动中出现头痛、眩晕、恶心、胸闷、呼吸困难等症状时要停止运动，马上休息。
2. 运动要采取循序渐进的方式，以身体状态和承受力为前提。

孕中期最好不做这些运动

孕 4 ~ 7 月，体重增加，孕妈妈的身体容易失衡，做起家务来要困难很多，因此，要避免登高或长时间弯腰的家务，像登高擦玻璃、弯腰擦地等家务都有危险。游泳、打太极、散步、简单的瑜伽等都是可以选择的。

要避免强烈的腹部运动，避免进行跳跃性或需要冲刺的运动，避免做弹跳跑跳的运动，如打羽毛球、网球等，骑马或潜水等运动孕妈妈也别做了。

三角式瑜伽：开髋，增强大腿前侧肌力

三角式瑜伽可以帮助打开髋部，增强大腿前侧肌肉力量，伸展大腿后侧和背部肌肉，对颈部也有益，适合大多数孕妈妈练习。

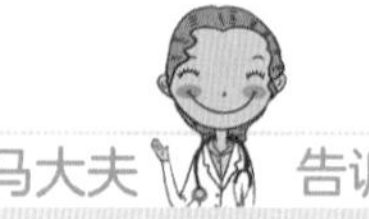

马大夫告诉你

随身携带小零食，预防运动昏厥

孕妈妈千万别空腹运动，否则有可能发生意外。运动时，最好备些小零食，预防在运动中昏厥。在运动时，心率会加快，有时还会微微出汗，如果热量不足，孕妈妈就可能出现眼前发黑、软弱无力等低血糖表现。可以快速补充热量的食物有苹果、香蕉、蜂蜜水、酸奶等。

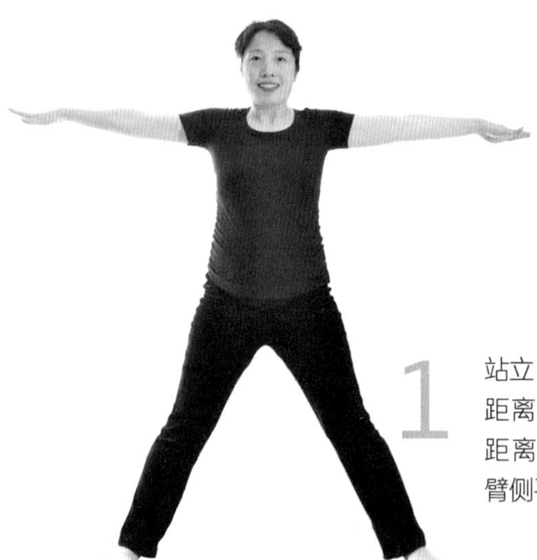

1 站立，双腿分开，距离大于两肩的距离，吸气，双臂侧平举。

2 呼气，身体向左侧弯曲，左手落在左脚前，指尖着地，眼睛望向右手指尖。反方向重复动作。

动作指导

如果指尖无法着地，不必勉强，可以在脚边垫瑜伽砖辅助。

如果颈部不适，无法望向指尖，也可以目视前方。

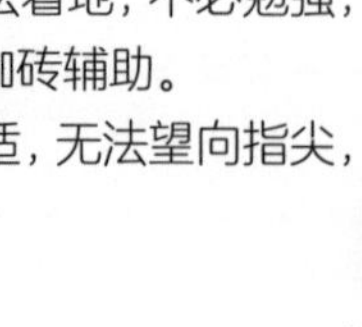

俯身伸展：增强腹部肌力

腹壁肌肉是子宫的重要支撑物，同时，其收缩力是第二产程时娩出胎儿的重要辅助力量，孕妈妈适度锻炼腹肌，分娩时就会感觉轻松很多。而且，腹肌有力量，便于产后身材恢复。

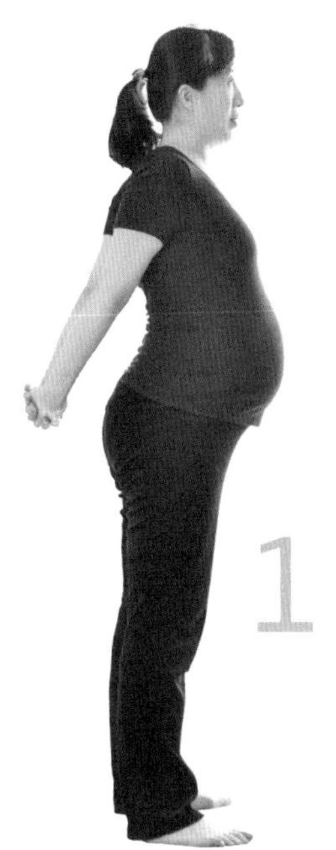

1 站姿，双脚分开与肩同宽，略呈外八字张开，双手在背后交叉紧握，背部挺直。

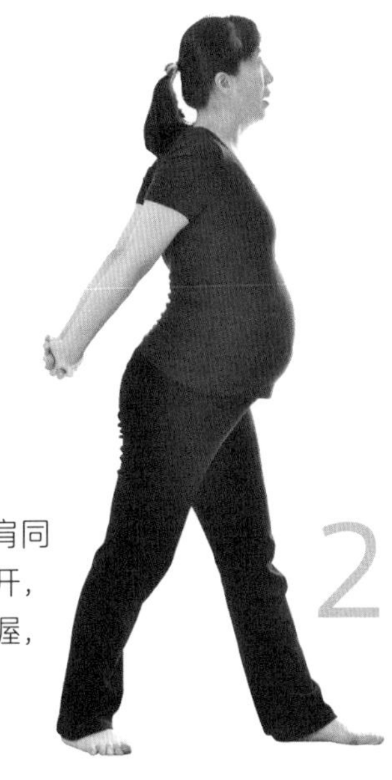

2 左脚向前迈一步，避免腹部受压。

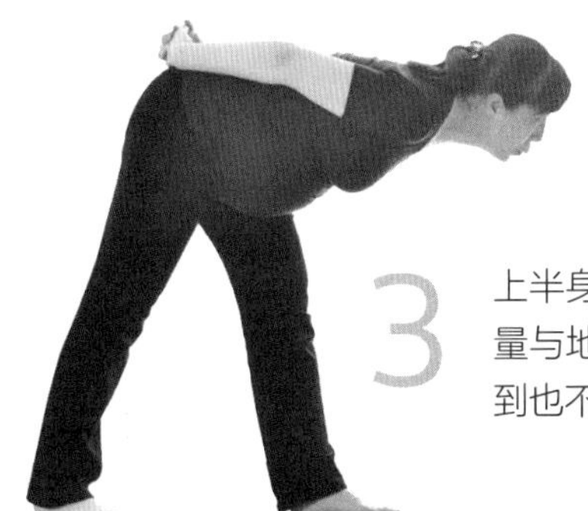

3 上半身慢慢向下弯曲，尽量与地面平行，如果做不到也不要勉强。

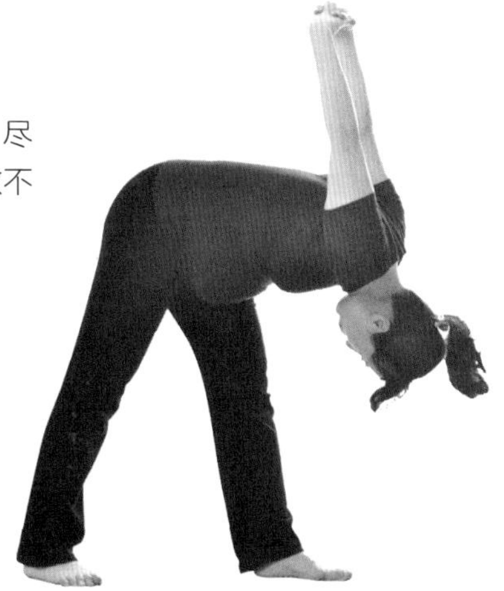

4 双手紧握在背后交叉，向上抬起，抬至自己能接受的最大高度，头颈自然下垂，保持姿势 3～5 秒。慢慢还原到步骤 1 姿势，打开双臂放松 10 秒，然后换右腿重复动作。

斜板式：让孕妈妈精力充沛

斜板式重点锻炼的部位是手臂和腰腹，能让孕妈妈身体舒展，从而精力充沛。

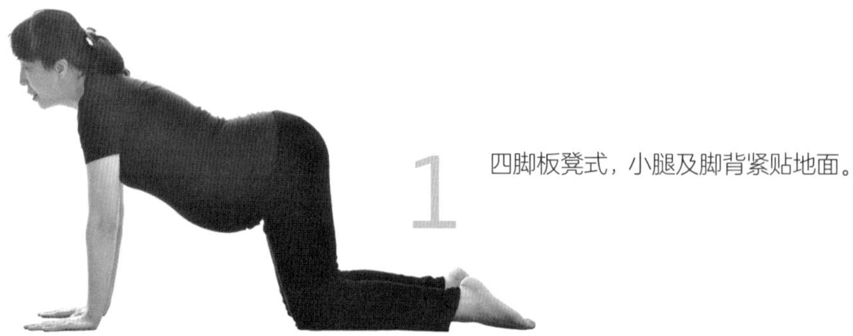

1 四脚板凳式，小腿及脚背紧贴地面。

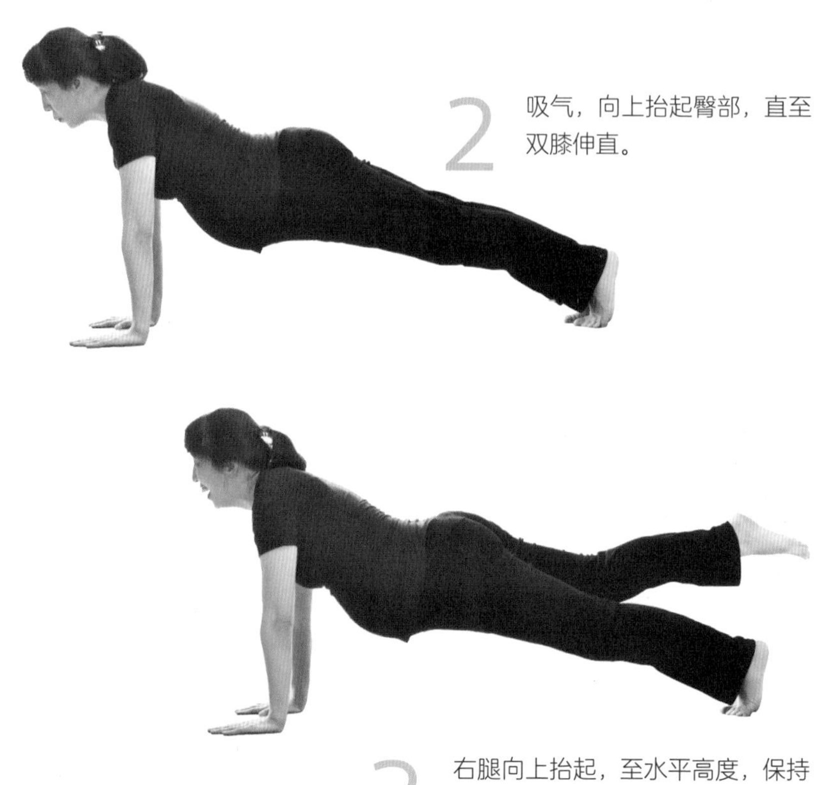

2 吸气，向上抬起臀部，直至双膝伸直。

3 右腿向上抬起，至水平高度，保持3～5个呼吸。反方向练习。

树式瑜伽：增强孕妈妈平衡感，帮助消耗热量

树式瑜伽可以增强孕妈妈的平衡感，使孕妈妈更适应孕期生活。同时在运动过程中使用核心力量，帮助身体消耗热量，还有助于拉伸四肢肌肉，促进血液循环，增强脚腕的力量。

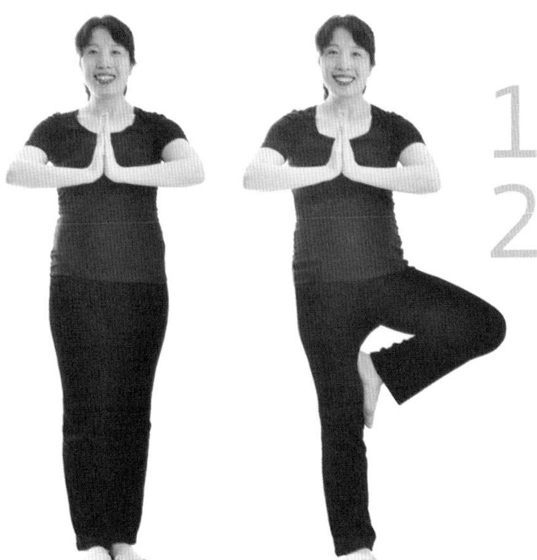

1 孕妈妈呈站姿，双腿并立，双手于胸前合十。

2 将重心放于右脚上，然后慢慢抬起左脚，放于右侧腿膝盖处（也可以到达大腿根部），呈单腿站立状。

注意保持平衡

孕妈妈如果本身平衡感不是很好，而且之前也很少锻炼，一开始最好借助椅子或墙壁来练习，以保证安全。

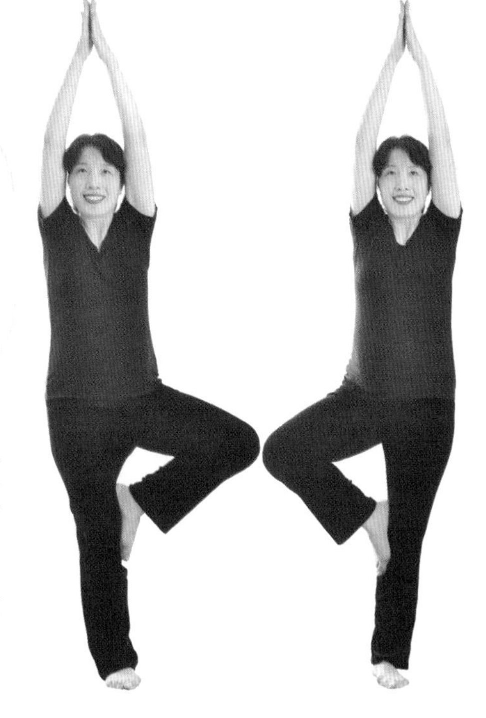

3 保持单腿站立状，注意身体保持平衡，挺胸，直背，双手慢慢向头顶举起，至双臂伸直。

4 恢复站立状态，两腿交换，换成重心放在左脚上，右脚放在左腿上，做同样的动作。

背部放松运动：传递给宝宝正能量

孕妈妈在运动过程中能增强信心，改善心情，而这种情绪会传递给胎宝宝，有积极的正面作用。背部放松运动动作难度不大，对放松背部和肩颈效果都不错。

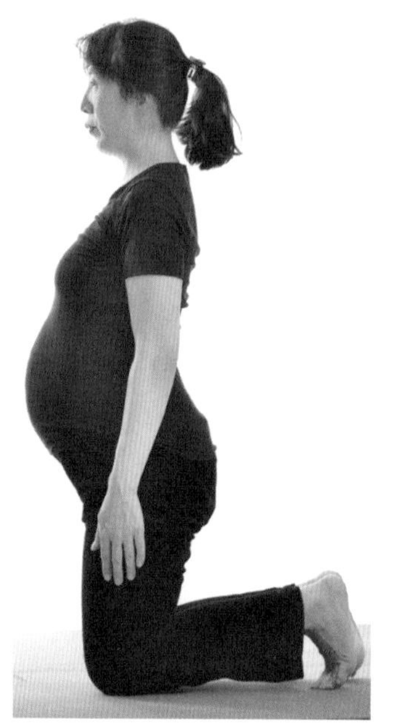

1 跪姿，背部挺直，脚趾支撑地面，双臂自然垂放在身体两侧。

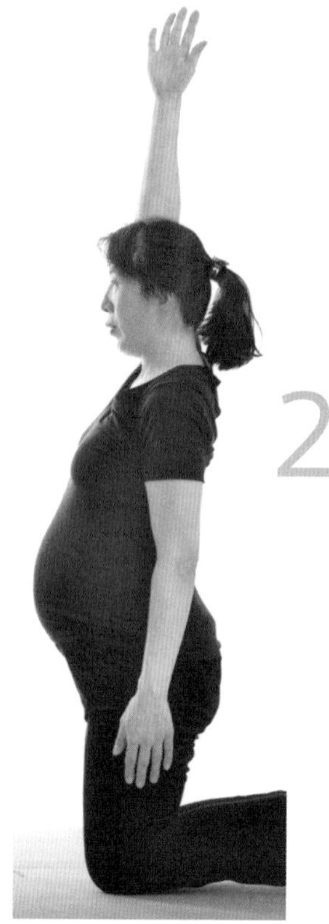

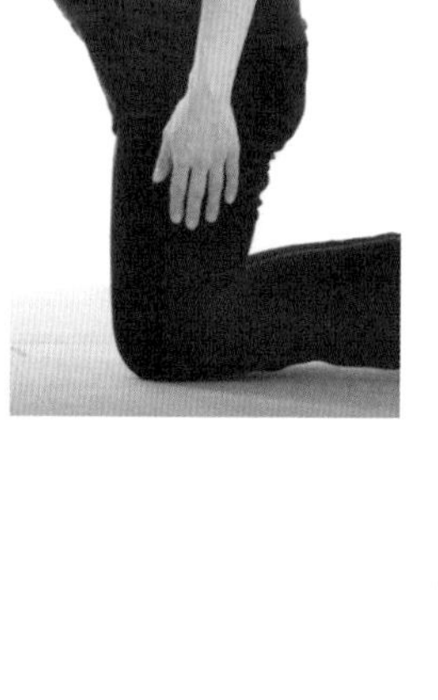

2 抬右臂，尽量向上伸展，掌心向内，右大臂贴近耳朵。

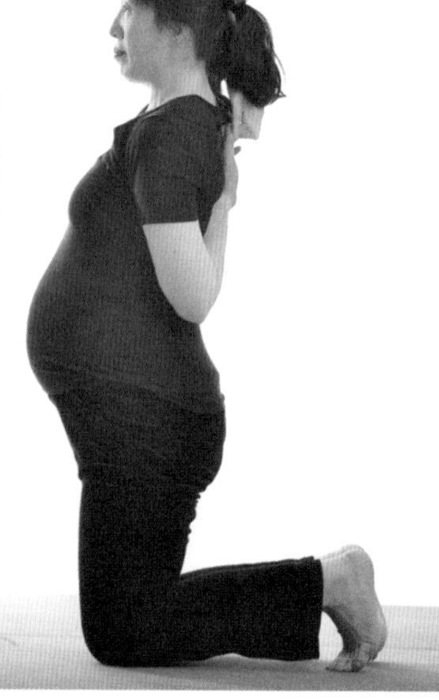

3 左臂向背后弯曲，右臂从前向后弯曲，双手指尖相触，尽量相扣，保持 3～5 秒。换方向重复动作。

跪姿平衡：可以提升平衡感，增强腿部和背部力量

随着子宫增大，孕妈妈的负担更重，经常做跪姿平衡运动，可以提升平衡感，还能增强腿部和背部的力量，舒缓腰背部的不适感。

1 趴卧姿势，脚背、小腿、膝盖和双手着地，双手俯撑。

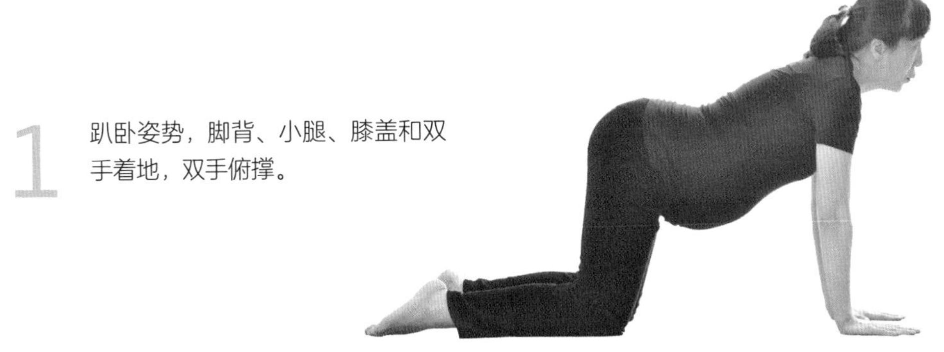

2 吸气，左腿向上抬起，与躯干同高，脚后跟向后蹬出，右臂向前伸展，抬头望向前方。保持 3 ~ 5 个呼吸后，腿部和手臂还原。

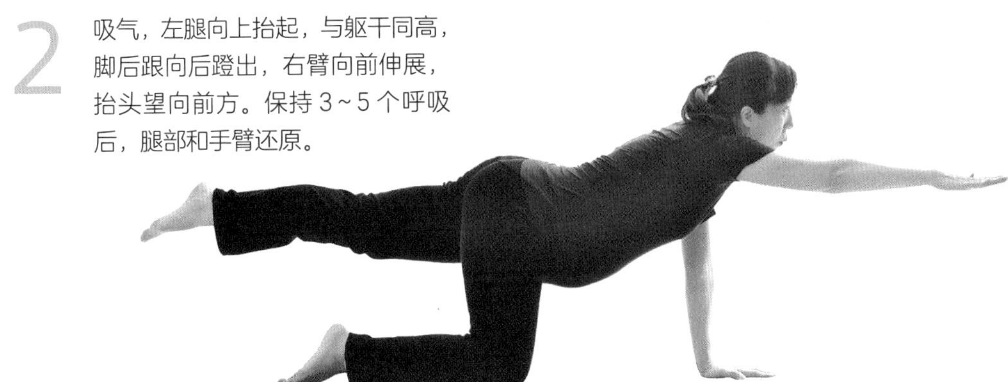

3 反方向重复练习。

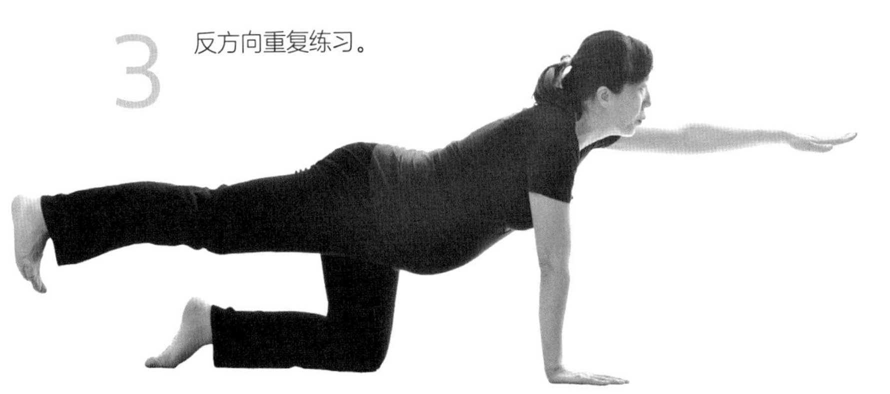

桥式：增强腰腹肌力，放松肩颈

桥式运动可以增加腰、臀、腿部的力量，还有助于放松紧张的肩颈。孕妈妈的身体舒展了，对胎宝宝的生长有促进作用。

1 平躺，屈膝，双脚分开与肩同宽，手臂平放在身体两侧，掌心朝下。

2 臀部收紧，抬起骨盆，慢慢向上抬起臀部，脊椎缓慢离开地面，直到臀部达到最高位置。

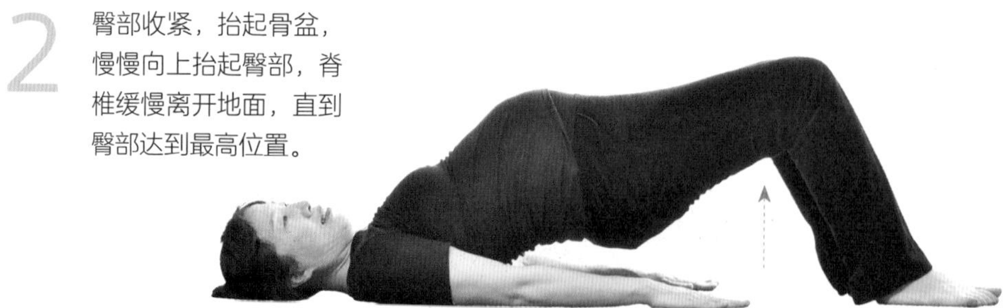

3 左腿抬起，左脚放于右膝上，保持 3～5 个呼吸，恢复初始姿势。反方向重复练习。

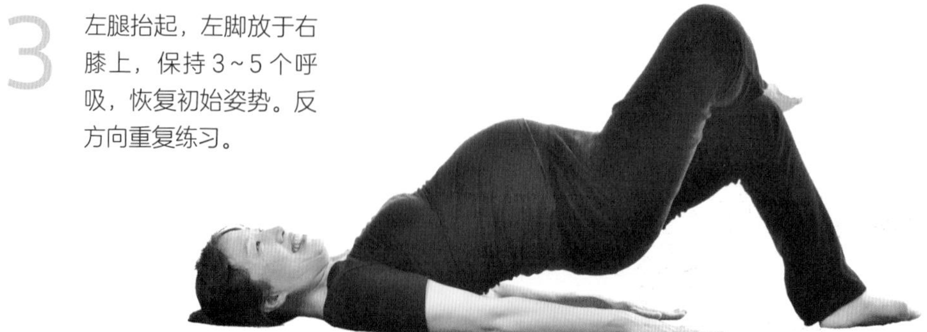

下犬式：缓解身体疲劳

瑜伽动作中的下犬式能够扩展胸腔，还能增强腰背肌肉力量，缓解身体疲劳感，尤其适合久站久坐的孕妈妈。

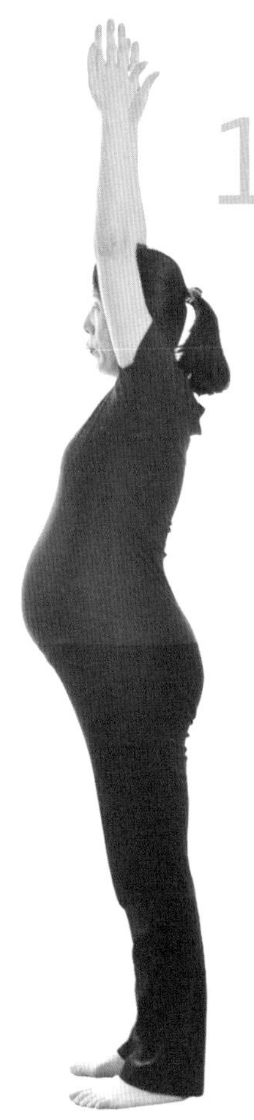

1 站立，双脚分开略比肩宽，双臂向上伸展，掌心相对。

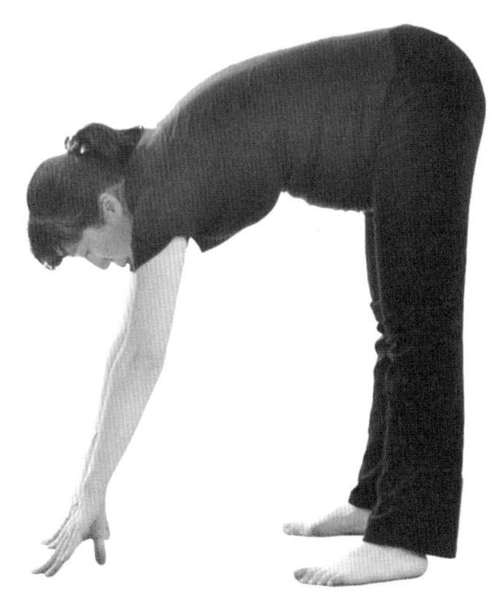

2 上身前屈，双手碰触地面，腿部保持挺直。

3 双手掌慢慢撑地，双腿向后移动一步距离，头部自然下垂，调整姿势并保持身体稳定，同时配合 3 ~ 5 个呼吸。

4 还原身体：先向前走步，调整到自己感到合适的距离，依次抬起背部、肩部和头部，还原站姿，双手自然垂放在身体两侧，呼气放松。

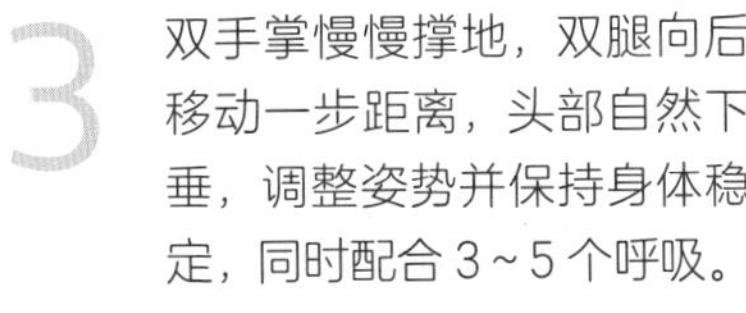

瑜伽磨豆功：锻炼腹肌，促进分娩

瑜伽磨豆功能强化髋部和腿部肌肉，锻炼腹肌，促进分娩。

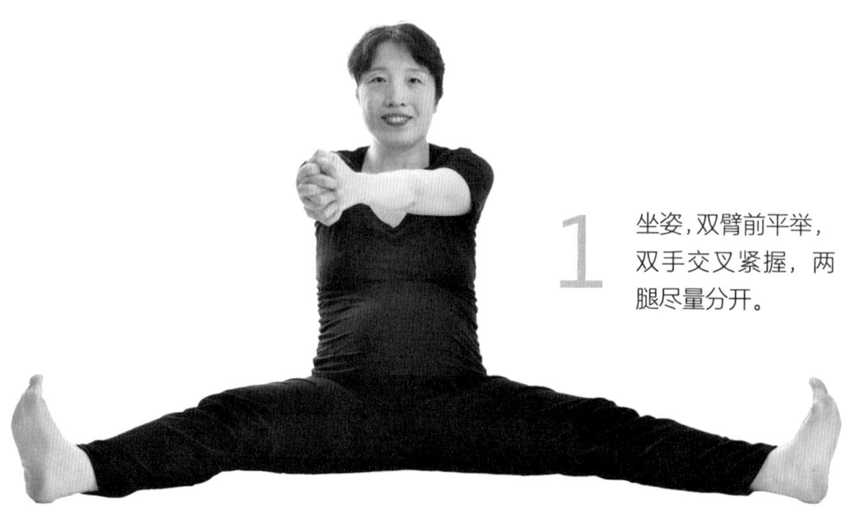

1 坐姿，双臂前平举，双手交叉紧握，两腿尽量分开。

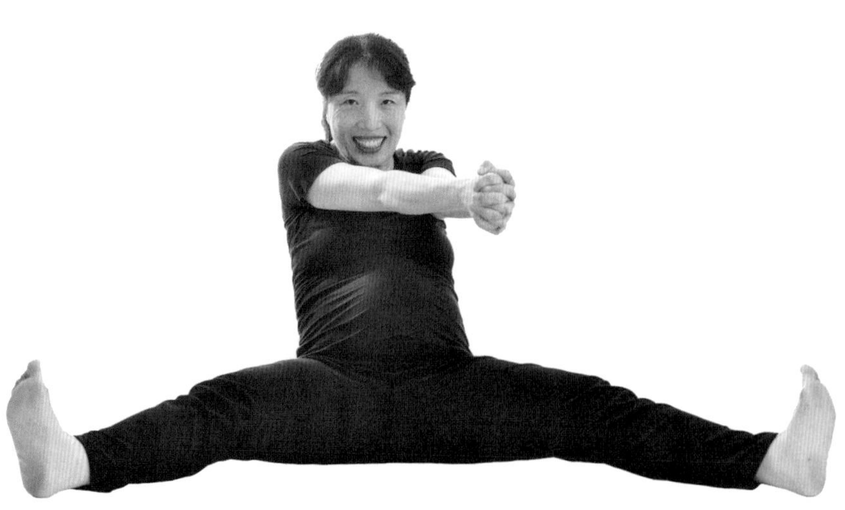

2 保持背部挺直，双臂与地面平行，以髋关节为轴，顺时针方向推动身体到达极致，想象自己正在磨豆子，磨 3~5 圈后，身体回到正中，松开两手，放松调息，反方向重复练习。

平躺促膝运动：预防胎位不正

平躺促膝运动能锻炼腹肌，有利于顺产，还可以预防因腹肌松弛而造成的胎位不正。

1 平躺在地面上，膝盖保持弯曲状态。

2 抬起双脚，双手伸直抱住双膝，膝盖张开。

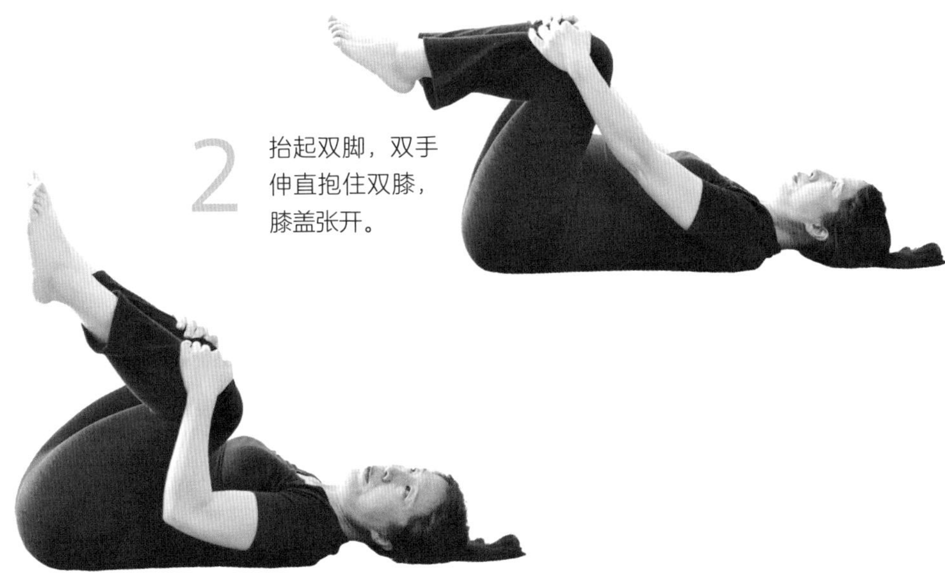

3 逐渐用力向身体方向按压。

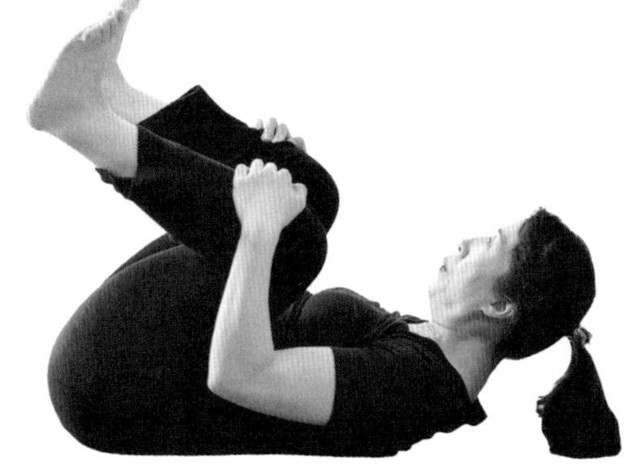

4 抬头，坚持 3～5 秒。

专题 孕中期贴心安排

孕中期体重增长规律：稳步上升

1

胎宝宝的情况

这是胎宝宝快速生长的一个阶段，16 周末时胎宝宝身长约 16 厘米，体重约 110 克。但到了 28 周末时胎宝宝身长约 35 厘米，体重约 1000 克。

2

孕妈妈的情况

孕妈妈的肚子已经略微隆起，尤其是偏瘦的孕妈妈，通常会在孕 20 周时腹部突然挺起，而且胸部逐渐增大，腰身也会渐渐变粗。这是控制体重的关键期，一般每周增加 500 克左右为宜。

3

如何控制体重

饮食要讲究营养均衡，而不是一味乱吃、多吃。此外，千万不要忘记运动，可以做些简单的家务，让自己的身体更加灵活。

孕中期产检须知

产检时间	重点产检项目	备注
15～20 周：第二次正式产检	唐氏筛查，如唐筛高危，需要做羊水穿刺或无创 DNA	排查畸形
21～24 周：第三次正式产检	B 超大排畸	排查畸形
24～28 周：第四次正式产检	妊娠期糖尿病筛查	喝糖水，监测血糖

孕中期生活保健须知

1. 产检为四周 1 次

如果有什么担心的事情或检查结果中有不明白的地方，可以直接向医生咨询。提前列好所要咨询的问题，提问时更能抓住重点、有的放矢。

2. 注意预防妊娠纹

腹部在此时开始隆起，容易出现妊娠纹。可以在手上涂抹一点防妊娠纹霜，以顺时针按摩腹部。另外，也要注意避免体重急剧增加。

3. 穿孕妇内裤，不要穿紧身衣

4. 准备孕妈妈装

5. 记录胎教日记

包括日期、孕期、孕妈妈身体状况与情绪、胎动开始的日期、每小时胎动次数、胎儿的反应等。

6. 能感觉到胎动，要跟准爸爸一起与胎宝宝交流

当感觉到腹中的宝宝踢你的时候，轻轻抚摸肚子来回应他。另外，别忘了和准爸爸一起分享这份快乐。

7. 如果喜欢旅行，就趁现在吧

宝宝出生后，就不再是二人世界了，如果喜欢旅行，最好在身体状态相对稳定的孕中期安排一次轻松的旅行，但不要远行，避免劳累。

8. 考虑宝宝的名字

有很多父母是在看到出生的宝宝后才确定名字的，不妨提前多准备几个备用，也可以先起个小名。

孕中期小结

新主张回顾

- 由于孕中期要供应母胎双方的营养，母体对营养素的需要量明显上升，因此要提高食物的营养密度。也就是说，单位热量所提供的有用营养素必须增加。
- 素食孕妈妈或由于个人体质导致蛋白质吸收率低的孕妈妈应遵医嘱补充蛋白粉。
- 孕妈妈在吃富含淀粉的薯类时，应适当减少主食的摄入量。
- 水果最好吃完整的，更营养，更有利于控制血糖。
- 孕中期，胎宝宝的情况已经相对稳定，孕早期的不适感此时也得到了改善，孕中期可适当增加运动量，但要注意保护关节。

重点提醒

- 孕妈妈可以和准爸爸一起感受胎动，一般来说每小时胎动不少于3次。
- 孕妈妈做唐氏筛查的最佳时间是孕15~20周，错过了这段时间可能需要直接做羊水穿刺。
- B超大排畸是对胎儿的头部、脸部、躯干等进行全方位的检查，需要胎儿是活动的状态。孕妈妈检查前最好活动一下，轻拍肚子叫醒胎儿或者吃点东西把胎儿叫醒。

自己要特别注意的

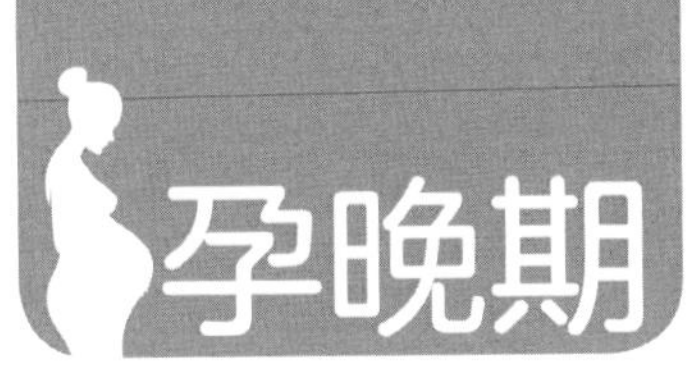

孕晚期妈妈的变化和胎儿的发育

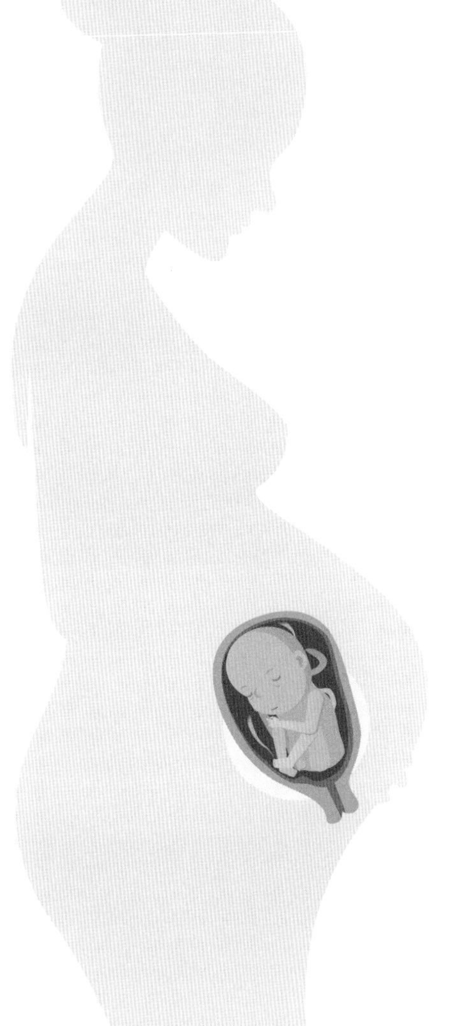

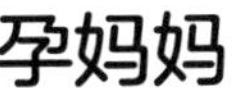

胃口又变差了

- 孕妈妈的肚子越来越大，有时会感到呼吸困难，食欲也没以前好了。
- 乳头周围、下腹及外阴部的颜色越来越深，肚脐可能被撑胀向外凸出；妊娠纹和脸上的妊娠斑更明显了；胎动明显。
- 妊娠水肿会加重；阴道分泌物增多，排尿次数也更频繁了；还可能会出现失眠、多梦，进而加重紧张、不安。

胎宝宝

可以控制体温了

- 皮肤：胎宝宝皮肤的触觉已发育完全，皮肤由暗红变成浅红色。
- 中枢神经：已经可以控制自己的体温了。
- 视觉：眼睛能辨认和跟踪光源。
- 四肢：手指甲也已很清晰。

孕9月

孕妈妈

体重增长快

- 由于胎头下降压迫膀胱，孕妈妈会感到尿意频繁。骨盆和耻骨联合处有酸痛不适感，腰痛加重。
- 这个月末，孕妈妈体重的增长达到高峰。
- 如果胎宝宝较小，医生会建议你增加营养；如果宝宝已经很大，医生可能会让你适当控制饮食,避免分娩困难。

胎宝宝

有表情了

- 皮肤：皱纹相对减少，呈淡红色。
- 表情：能表现出喜欢或厌烦的表情。
- 听力：已充分发育。
- 生殖器：男宝宝的睾丸已经降至阴囊中，女宝宝的大阴唇已隆起，左右紧贴在一起，性器官已发育齐全。
- 消化、呼吸、泌尿系统：第 33 周，胎宝宝的呼吸系统、消化系统已接近出生时，到第 36 周，两个肾完全成形。

孕10月

孕妈妈

即将分娩

- 这个月孕妈妈行动越来越不方便，会感到下腹坠胀，呼吸困难和胃部不适的症状开始缓解了，这是因为胎宝宝慢慢入盆。
- 孕妈妈在这几周都会很紧张，这是正常现象。要尽量放松，注意休息，密切注意自己身体的变化，随时做好临产准备。

胎宝宝

长成了漂亮的小人儿

- 头发：已有 3～4 厘米长了。
- 视觉：第 37 周时，会自动转向光源，这是“向光反应”。
- 感觉器官和神经系统：可对母体内外的各种刺激做出反应，能感知母亲的心情、情绪以及对自己的态度。
- 呼吸系统：肺是最后一个成熟的器官，在宝宝出生后几小时内才能建立起正常的呼吸模式。

孕晚期的饮食、运动总方案

生理特点

孕晚期是妊娠第三阶段，医学鉴定是从 29 ~ 40 周。这一阶段尤其是临近预产期的孕妈妈，身体重心逐渐前移，行动更加不便，不断增大的子宫使腹直肌分离、核心力量减弱而造成腰背部肌肉紧张、压力增大、骨盆前倾明显。饮食方面，需要注意控制体重，减少分娩困难，避免巨大儿的出生。这一阶段的运动幅度不宜过大，坚持练习拉梅兹呼吸法，将有助于之后的分娩。

营养原则

孕晚期要增加蛋白质的摄入，每日总量要达到 85 克（一般掌心大小的一片牛肉含 20 克蛋白质），尤其要增加优质蛋白质。

孕晚期要比孕中期增加热量摄入，每日比孕前增加 450 千卡（大约 50 克大米 +200 克牛奶 +100 克草鱼 +150 克绿叶菜）。

限制脂肪和糖类食物，以免摄入热量过多，胎儿长得过大，影响分娩。

全面而均衡地摄入矿物质和维生素，尤其是钙、铁、锌、铜、B 族维生素、维生素 C 的摄入要充足。

重点关注

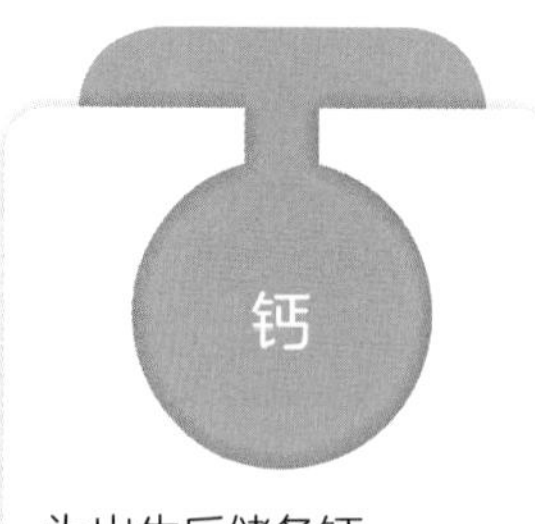

为出生后储备钙（见第 87～89 页）

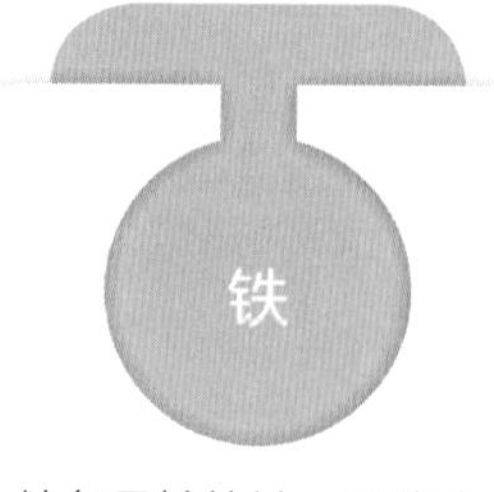

储备足够的铁，预防分娩出血过多而引起贫血（见第 54～56 页）

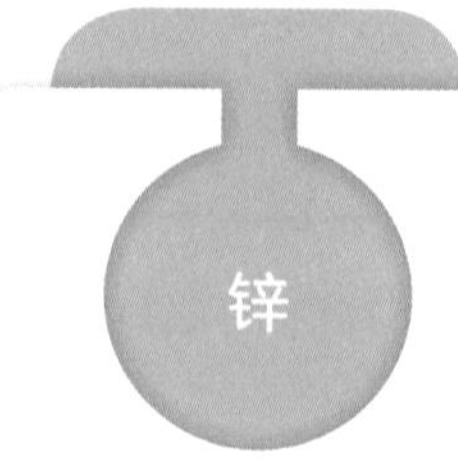

如缺乏，会延长产程（见第 53 页）

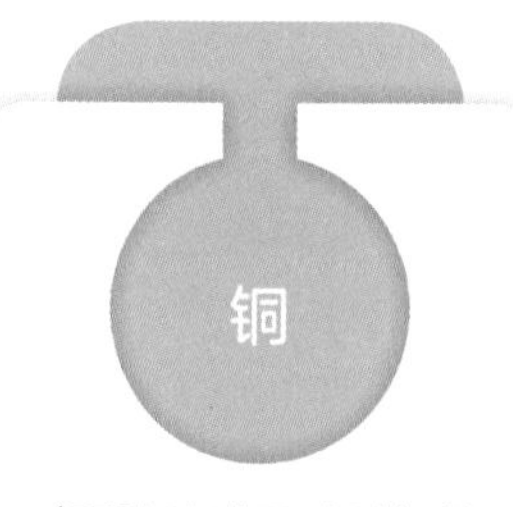

对预防胎膜早破引起的早产有一定作用（见第 120 页）

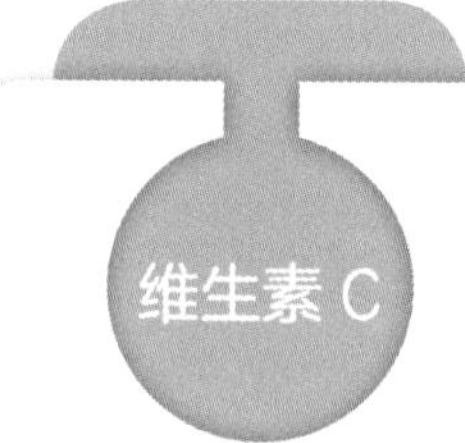

促进铁吸收，降低分娩风险（见第 118 页）

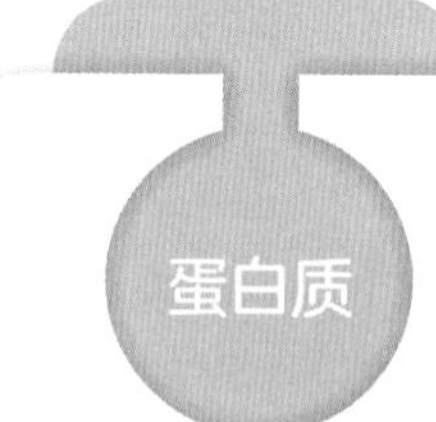

胎儿生长加速期，需要更多的供给（见第 52 页）

运动指南

1 避免以仰卧姿势为主的练习，不宜从事过重的劳动和下蹲活动，应选择一些舒缓的运动。孕晚期孕妈妈子宫增大，如果长时间采取仰卧位，增大的子宫会压迫下腔静脉致血液回流受阻，回心血量减少，从而引起血压下降、心搏出量随之减少，可能会出现休克等情形。

2 这一阶段是为顺产蓄积体力的关键阶段，应减少运动量，以休息为主，以免活动不当引发早产。

3 选择轻缓的伸展练习，能有效缓解腰背酸痛，增强肌肉张力，灵活髋关节，为顺产做准备。

4 这段时间同时也是孕妈妈最疲惫的阶段，每周 2～3 次、每次 15～20 分钟的运动就很理想了。如果孕妈妈在孕中期就有很好的运动习惯，此时频率缓慢下降，以感觉不吃力为原则，深呼吸、分娩球的练习就很不错。

饮食：理智进食，合理增重

动物肉首选深海鱼和瘦畜肉

孕晚期是胎儿的最后冲刺阶段，孕妈妈也在为顺利分娩做准备，这些都需要充足的蛋白质的供给。肉类是优质蛋白质的主要来源，应首选深海鱼（带鱼、三文鱼、金枪鱼等）和瘦畜肉。深海鱼低热、高蛋白、高 DHA，瘦畜肉高蛋白、高铁、高锌，适合孕妈妈适量食用。

编辑手札

对待怀孕的正确态度

对于怀孕这件事，对待它的正确态度是“战略上要重视，战术上要藐视”。也就是说，要把自己按孕妇的标准打造，以前的不良习惯该改就改；但同时自己是“正常孕妇”，不是“熊猫孕妇”，心态要摆正，对一些非原则的“细节”大而化之。

孕晚期一天饮食这样吃

孕晚期每天需要比孕前增加蛋白质 30 克、钙 200 克、热量 450 千卡，应在孕前平衡膳食的基础上，每天增加 200 克奶，再增加鱼、禽、蛋、瘦肉共计约 125 克。

孕晚期一天食物建议量：谷薯类 300 ～ 350 克，全谷物和杂豆不少于 1/3；蔬菜类 300 ～ 500 克，其中有色蔬菜占 2/3 以上；水果类 200 ～ 400 克；鱼、禽、蛋、肉类（含动物内脏）每天总量 200 ～ 250 克；牛奶 300 ～ 500 克；大豆 20 克，坚果 10 克；烹调油 25 克，食盐不超过 6 克。

孕晚期胃口大开，掌握这些技巧不让体重疯长

扫一扫，听音频

孕晚期是孕妈妈体重增长较快的阶段，一不小心就容易发展成胖妈妈，胎宝宝也容易长得太快太大。临近分娩，储存足够营养的同时，一定要防止体重疯长。

把分量变小点，让种类变多些

孕妈妈的饮食要多样化，就是在总热量不变的情况下，食物的种类越多越好，这样不会导致热量超标，又能从多种食物中摄取到全面营养，有利于胎宝宝的生长发育。

巧搭配、常换样

不同的食物营养各有特点，吃得多种多样才能得到全面的营养，这也是平衡膳食的基本要求。也就是说，食材要巧搭配、常换样。一天下来，要尽量达到荤素搭配、多种颜色搭配、粗细搭配。

再好的食物也不能总吃一种。比如，去皮鸡肉虽富含优质蛋白质、脂肪含量低、热量低，但是铁元素含量相对其他肉类不高，所以要和鱼肉、瘦畜肉等交替来吃。再比如，菠菜属于高膳食纤维、高叶绿素食物，但也不能天天都吃，要搭配其他蔬菜，如芹菜、白菜、白萝卜、油菜、芦笋等。

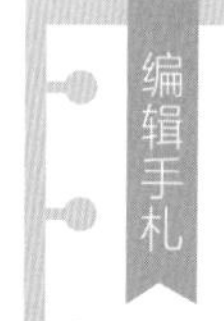

关于吃的小理念

对于吃，怎么吃比吃什么重要，吃多少比吃什么重要。同是土豆，蒸着吃肯定比炸着吃健康，一次吃 100 克肯定比一次吃 400 克更容易实现“多种搭配”，也更容易实现体重管理。

细嚼慢咽

细嚼慢咽可在食物进入胃之前进行初步的消化，有利于保护胃黏膜。进食过快不仅会加重胃肠道的消化负担，容易导致胃溃疡和胃炎，还容易进食过多，引发肥胖，并且容易引起血糖上升过快，对于糖尿病等的控制是非常不利的。

进餐顺序改一改

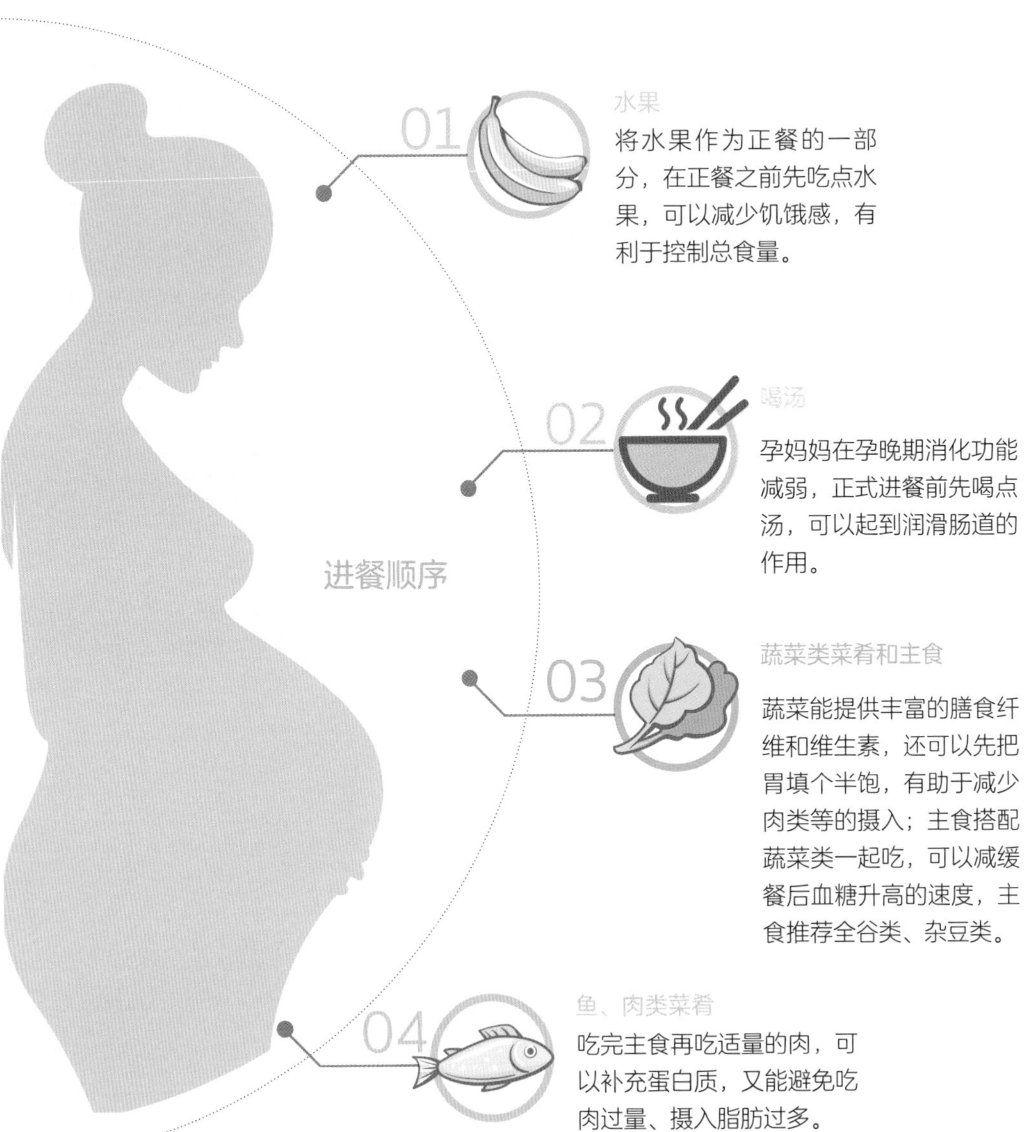

补充维生素 C，促进铁吸收，预防产后失血

维生素 C 的每日需求量

孕 1～3 月	100 毫克
孕 4～7 月	115 毫克
孕 8～10 月	115 毫克

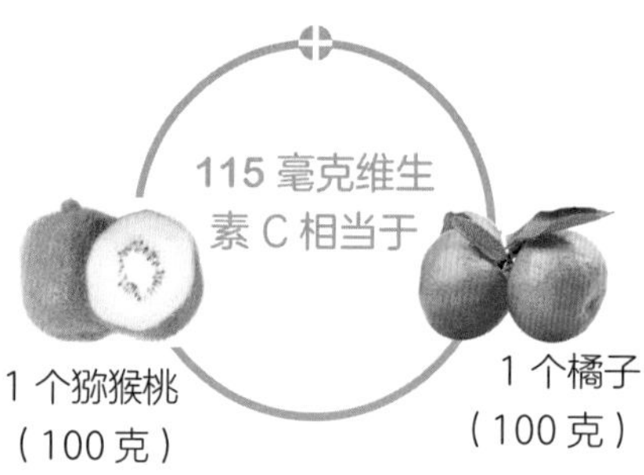

维生素 C 是一种强抗氧化剂，可以促进孕妈妈对铁、钙的吸收，帮助改善缺铁性贫血。而且它还能够预防坏血病，可促进胶原组织形成，维持牙齿和骨骼的发育，对增加孕妈妈的抗病能力也有一定益处。对于胎宝宝来说，它可以预防胎儿发育不良，还可使胎儿皮肤细腻。有研究指出，孕妈妈缺乏维生素 C，有可能增加胎膜早破的风险。因此，孕晚期应补充足够的维生素 C。

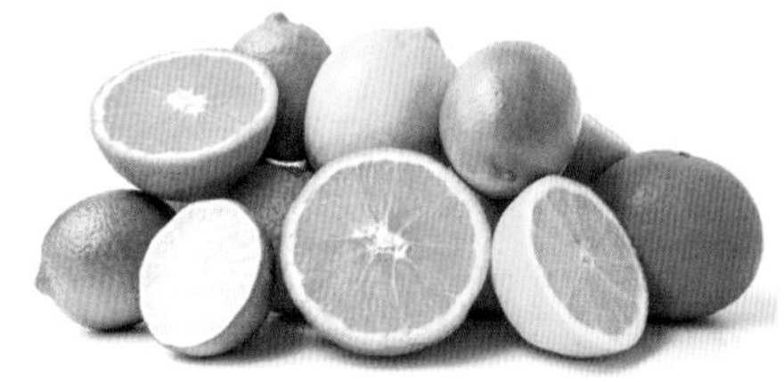

富含维生素 C 的食物

维生素 C 主要存在于新鲜蔬果中，含量比较丰富的有鲜枣、柑橘类、草莓、猕猴桃、青椒、番茄、菠菜、菜花等。

常见食物中的维生素 C 含量（每 100 克可食部）

食物	含量
鲜枣	243 毫克
芥蓝	76 毫克
彩椒	72 毫克
猕猴桃	62 毫克
菜花	61 毫克
草莓	47 毫克
芦笋	45 毫克
圆白菜	40 毫克
番茄	19 毫克

维生素 C 的 3 大天敌

水 对策 → 蔬菜最好洗完再切；焯烫时焯完再切。

高温 对策 → 蔬菜最好大火快炒，减少加热时间。

光和氧气 对策 → 随吃随买，食用新鲜蔬果；冰箱冷藏也别太久。

补充维生素 B_1，对减少分娩痛有益

维生素 B_1 的每日需求量

孕 1 ~ 3 月	1.2 毫克
孕 4 ~ 7 月	1.4 毫克
孕 8 ~ 10 月	1.5 毫克

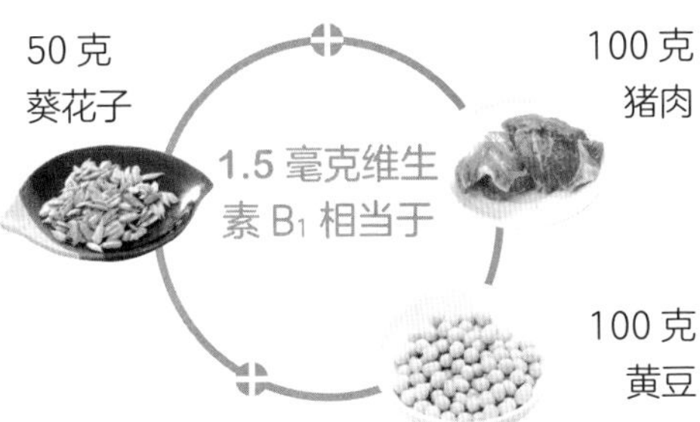

维生素 B_1 也称硫胺素或抗神经炎维生素，不但可维持神经系统的正常功能，还参与糖代谢，对维持胃肠道的正常蠕动、消化腺的分泌、心脏及肌肉等的正常功能起重要作用。胎宝宝需要维生素 B_1 来帮助生长发育，维持正常的代谢。孕晚期更要注意补充足够的维生素 B_1，能减少分娩痛。

维生素 B_1 的主要食物来源有哪些

维生素 B_1 的食物来源主要为粗粮谷类，但谷类加工程度越高，维生素 B_1 的含量就越少；瘦肉和动物内脏中维生素 B_1 含量也较丰富；豆类、坚果种子类和蛋类也是维生素 B_1 的良好来源。

常见食物中的维生素 B_1 含量
（每 100 克可食部）

食物	含量
葵花子	1.89 毫克
花生	0.72 毫克
榛子	0.62 毫克
猪肉	0.47 毫克
黄豆	0.41 毫克
小米	0.33 毫克
豆腐皮	0.31 毫克
荞麦面	0.28 毫克
猪肝	0.21 毫克
羊肉（瘦）	0.15 毫克

怎样提高维生素 B_1 的摄取量

1 维生素 B_1 在酸性环境中稳定，而在高温碱性溶液中非常容易被破坏，所以熬粥时不要放碱面，发面不宜加碱，应使用鲜酵母发面，以免破坏维生素 B_1。

2 维生素 B_1 是水溶性维生素，煮面条时，大约有 50% 的维生素 B_1 会流失到面汤中，所以，如果吃面条要喝些汤，可充分摄取面汤中的营养素。

补铜，预防贫血和胎膜早破

铜的每日需求量

孕1~10月 0.9毫克

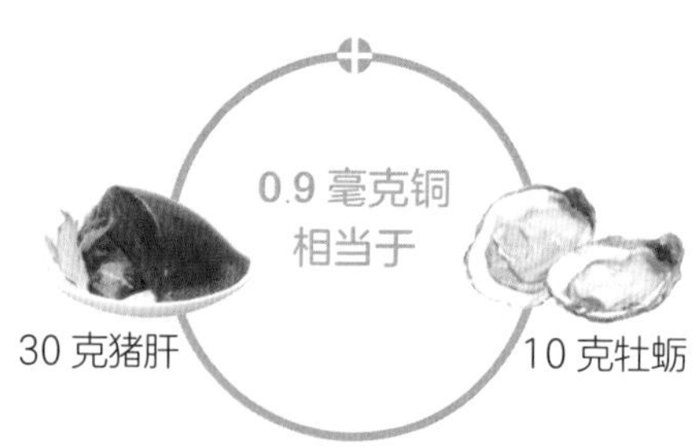

铜元素是无法在人体内储存的，所以必须每天摄取。如果摄入不足，就会影响胎儿神经系统的正常发育。孕晚期如果缺铜，则会使胎膜的弹性降低，容易造成胎膜早破而早产。

铜也是促进造血的营养素，如果孕晚期铜摄入不足，则有可能引起贫血，影响孕妈妈和胎儿的健康。

铜的常见食物来源有哪些

含铜丰富的食物有口蘑、海米、榛子、松子、花生、芝麻酱、核桃、猪肝、牡蛎、草虾、大豆及豆制品等。

常见食物中的铜含量
（每100克可食部）

食物	铜含量
牡蛎	8.13毫克
口蘑	5.88毫克
榛子	3.03毫克
松子	2.68毫克
海米	2.33毫克
草虾	2.04毫克
黄豆	1.35毫克
芝麻酱	0.97毫克
猪肝	0.65毫克

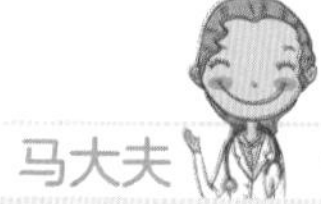

马大夫告诉你

补铜不宜过量

孕妈妈补铜不宜过量，当铜的摄入量超过正常值很多的时候，会引起胃肠紊乱等不良反应，还会导致锌缺乏、胎儿畸形等。

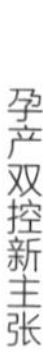

补充维生素 K，预防产后大出血

维生素 K 是一种凝固血液的脂溶性维生素，因其在人体中起抗凝剂作用，能促使肝脏制造凝血酶原，所以又叫“凝血维生素”或“抗出血维生素”，孕妈妈在孕期特别是孕晚期补充适量的维生素 K，可以预防产后大出血和新生儿出血症。

维生素 K 缺乏的症状

如果孕妈妈缺乏维生素 K，会增加流产和产后大出血的风险。即使胎宝宝侥幸活下来，会因体内凝血酶低下，导致颅内、消化道出血等。此外，维生素 K 还与一些和骨质形成的蛋白质关系密切，如果缺乏维生素 K，还可能导致孕妈妈骨质疏松等。

人体对维生素 K 的需求量较少，建议孕妈妈每天摄入 80 微克即可。

维生素 K 的良好食物来源

维生素 K 的来源主要有两方面，首先是肠道自身合成，其次是从食物中摄取。

维生素 K 广泛存在于各种食物中，富含维生素 K 的植物性食物主要有：菜花、南瓜、西蓝花、水芹、香菜、莴笋、小麦、玉米、燕麦、土豆、青豆、豇豆等。

补充维生素 K 的最佳途径就是食用菜花，调查显示，每周食用几次菜花可使毛细血管壁增厚、韧性增强，从而不容易破裂。水果中以苹果、葡萄中维生素 K 含量较高。富含维生素 K 的动物性食物则较少，主要有动物肝脏、蛋黄等。

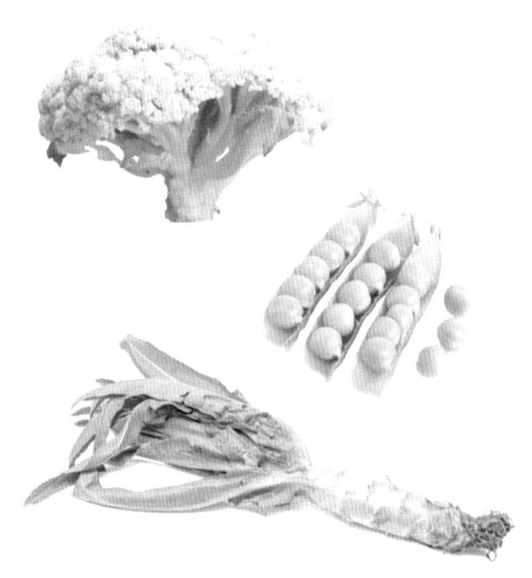

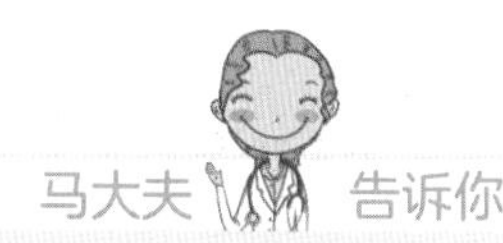

马大夫告诉你

服用维生素 K 也不能过量

怀孕期间若大量服用维生素 K，会使新生儿发生生理性黄疸，还会降低口服抗凝血药的药效，所以孕妈妈不适宜大量服用维生素 K。

让饮食助力好睡眠

怀孕期间，孕妈妈要应对各种不适。在经历恶心、呕吐、头晕、各种疼痛之后，孕晚期又出现了因缺钙而导致的腿抽筋，也因为心理压力过大等原因，孕妈妈还常常会出现失眠的现象。

如何通过饮食缓解孕期失眠呢？下面几个小妙招有可能帮到你。

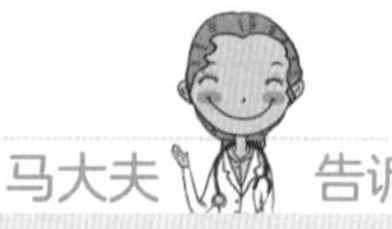

马大夫 告诉你

创造良好的睡眠氛围

选择家中安静的房间作为卧室，布置得温馨点，营造一个舒适的氛围。将灯光调得暗一些，挂上厚厚的窗帘或是利用隔音壁纸来隔绝噪声。此外，不要在卧室里放电视，或在床上看书、工作，这些都是导致入睡困难的常见原因。

温牛奶助眠

睡前喝杯温热的牛奶可改善睡眠，这是医生经常建议的做法，因为奶制品中含有色氨酸——一种有助于睡眠的物质。牛奶宜搭配富含碳水化合物的食物（如燕麦、荞麦、大米、小麦、玉米和高粱等）一起吃，这样可以增加血液中有助于睡眠的色氨酸的浓度，能让牛奶助眠的功效加倍。

经典助眠汤粥

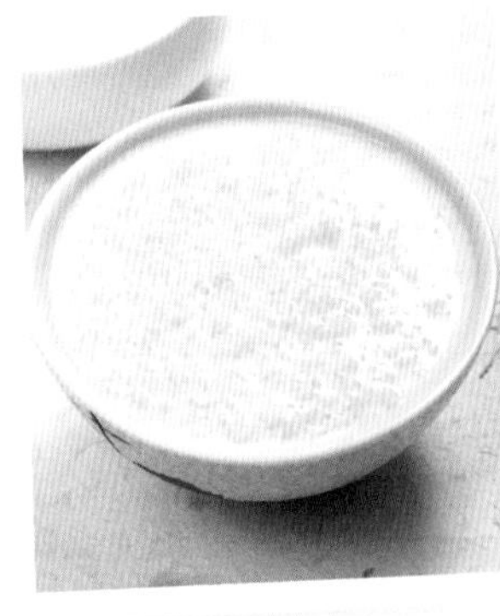

牛奶小米粥

开胃安眠

所用原料　大米、小米各50克，牛奶1袋，白糖10克。

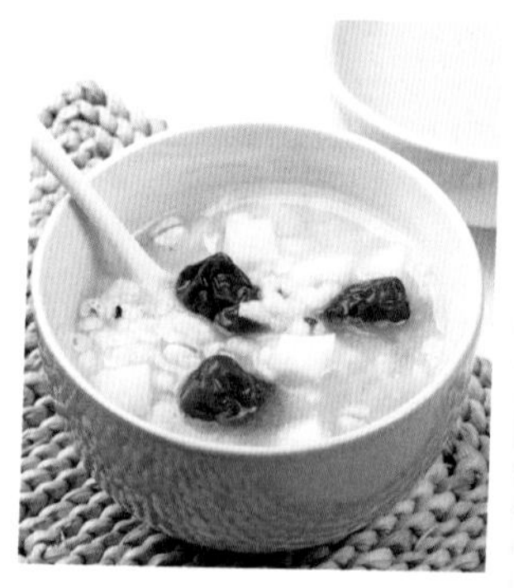

红枣山药粥

安神助眠

所用原料　山药60克，大米50克，薏米10克，红枣5颗。

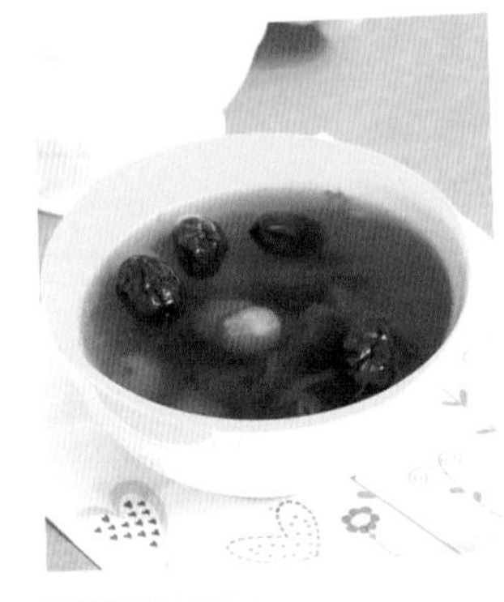

莲子桂圆汤

有益睡眠

所用原料　莲子、桂圆肉各30克，红枣6颗，冰糖适量。

产前焦虑吃些安神食物

孕妈妈本身激素分泌变化较大，容易情绪不稳，随着身体负担加重，以及各种不适困扰，加上对分娩的恐惧，特别容易心烦，可能动不动就发火。孕妈妈要注意自己的情绪问题，有意识去控制。另外，可以吃些有助于缓解紧张情绪的食物。

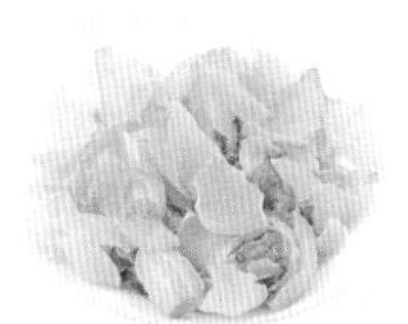

百合

功效：有清心安神、清肺润燥、滋阴清热、理脾健胃的功效。

食用方式：可以用百合煮粥或炒菜，干百合、鲜百合都可以。

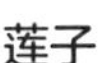

莲子

功效：有健脾养胃、镇静安神、补中益气的功效。

食用方式：煮汤喝最好，也可以煮粥或者泡水。晚餐喝最好，有助于睡眠。睡眠好了，心烦气躁的状态也会好很多。

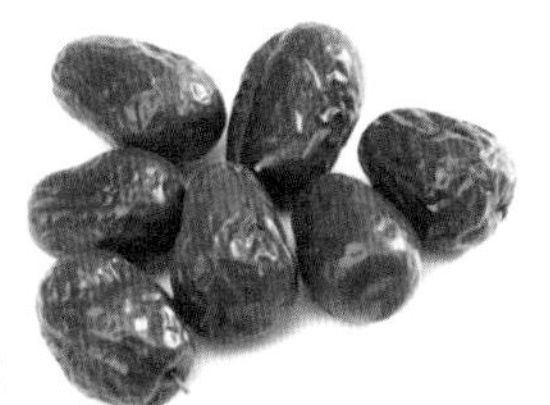

红枣

功效：有补益脾胃、养血安神的功效。

食用方式：红枣可以当零食吃，也可以煮粥、泡水等，不过红枣含糖量比较高，不要吃太多了，每天 5~6 颗足矣。

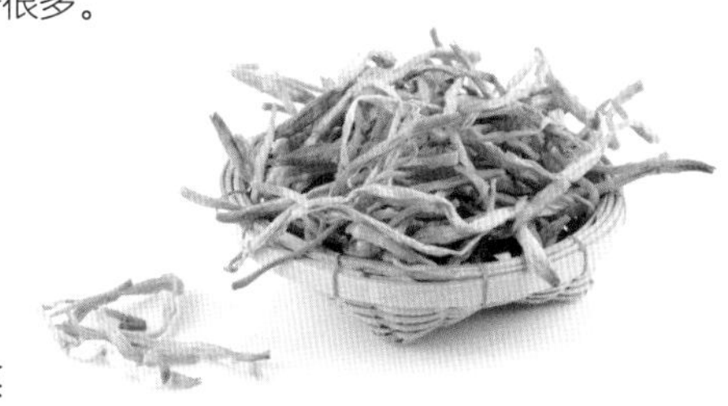

黄花菜

功效：有安神、止血、消炎、清热、利湿、消食等功效。

食用方式：可以炒着吃或炖汤喝，不过要注意不要吃鲜黄花菜（有毒）。

小米

功效：小米中 B 族维生素的含量丰富，同时小米还含有大量的色氨酸，色氨酸能促使大脑细胞分泌五羟色胺，后者能帮助孕妈妈安神助眠。

食用方法：可以单独煮粥，也可以加入红枣、莲子等煮粥或打成糊。

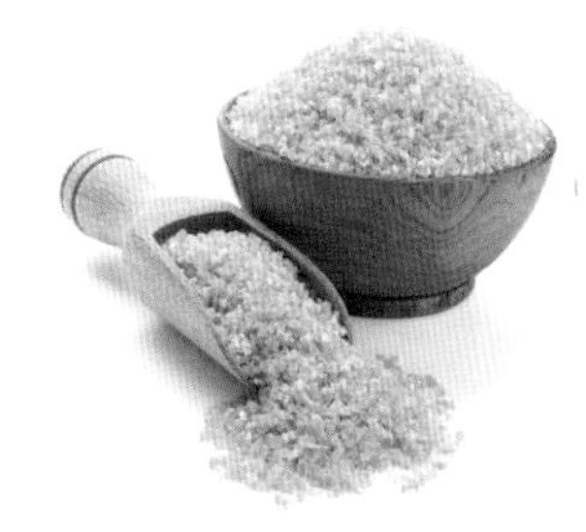

待产和三大产程期间的饮食

待产期间适当进食

待产期间孕妈妈要适当进食，以补充体力，可以多吃一些富有营养、易于消化且清淡的食物，例如挂面、馄饨、鸡汤、鱼汤等。也可以随身携带一些高热量的小零食，如巧克力等，以便随时补充分娩时消耗的体力。

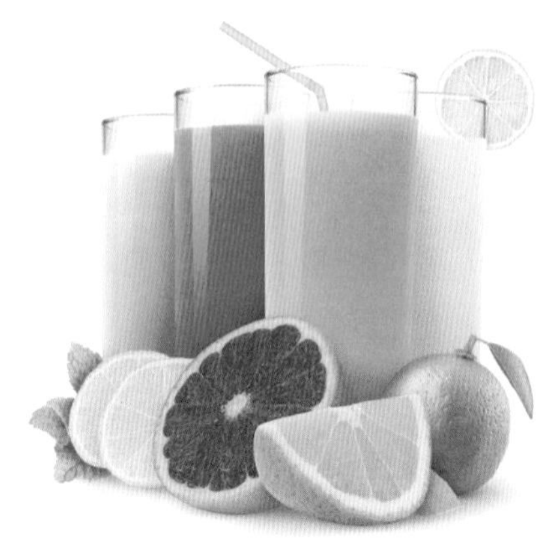

第一产程：半流质食物

第一产程并不需要产妇用力，但是耗时较长，所以孕妈妈应尽量补充热量，以备有足够的体力顺利度过第二产程。孕妈妈可以吃稀软、清淡、易消化的半流质食物，如面条、糖粥、藕粉糊等，因为这些食物多以碳水化合物为主，在胃中停留时间比蛋白质和脂肪短，易于消化，不会在宫缩紧张时引起恶心、呕吐。

第二产程：流质食物

在即将进入第二产程时，随着宫缩加强，疼痛加剧，体能消耗增加，这时候多数产妇不愿进食，可尽量在宫缩间歇适当喝点果汁或菜汤、红糖水、藕粉等流质食物，以补充体力，增加产力。

巧克力是很多营养学家和医生所力荐的“助产大力士”，孕妈妈不妨准备一些，以备分娩时增加热量，补充体力。

马大夫 告诉你

分娩能量棒和电解质补水液，提供热量

分娩能量棒质地为果冻状，入口顺滑，便于孕妈妈服用。电解质补水液为半流质液体，产妇躺着也能轻松、顺利服用，减少呛咳及罹患吸入性肺炎的风险。电解质补水液富含钠、镁、维生素 B_1、维生素 B_2、维生素 B_6，可快速补充水分，防止产妇体内电解质紊乱。

分娩能量棒和电解质补水液配合使用，可有效保证分娩过程中热量和水分的供给，为自然分娩保驾护航。

剖宫产产前饮食要注意什么

手术前 12 小时禁食

一般情况下，剖宫产手术前 12 小时内孕妈妈不要再进食了。如果进食，一方面容易引起产妇肠道充盈及胀气，影响整个手术的进程，还有可能会误伤肠道；另一方面，产妇剖宫产后，失血比自然分娩要多，身体会很虚弱，发生感染的机会更大，有些产妇还会因此延长排气时间，对产后身体恢复不利。

手术前 6 小时不宜喝水

手术前 6 小时不宜喝水，因为手术前需要麻醉，麻醉药对消化系统有影响，可能会引起孕妈妈恶心、呕吐，禁水可以减少这些反应，避免呕吐物进入气管引发危险。

禁食前的饮食宜清淡

手术前的饮食以清淡为宜，辣椒、姜、蒜等辛辣刺激性食物会增加伤口分泌物，影响伤口愈合，而肥腻食物同样不利于术后的恢复。因此，手术前孕妈妈适宜吃一些清淡的汤粥、小菜等。

剖宫产前不宜滥服滋补品

很多人认为剖宫产出血较多，在进行剖宫产手术前吃一些西洋参、人参等补品以增强体力。其实这非常不科学，参类补品中含有人参皂苷，有强心、兴奋的作用，服用后会使孕妈妈大脑兴奋，影响手术的顺利进行。

少吃易产气的食物

剖宫产的孕妈妈尽量少吃产气的食物，如黄豆、豆浆、红薯等，因为这些食物会在肠道内发酵，产生大量气体导致腹胀，不利于手术的进行。可以适当吃些馄饨、肉丝面、鱼等，但也不能多吃。

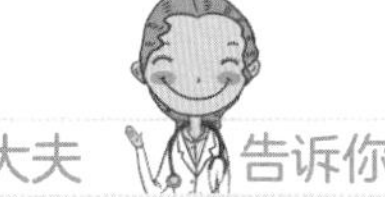

剖宫产前要做的准备工作

1. 在剖宫产手术前一天或更早需住院观察，手术前夜晚餐要清淡，晚上 10 点后不吃东西，12 点后不喝水，防止术中胃内容物反流引起吸入性肺炎或窒息。如有头晕、出冷汗、虚脱等低血糖反应要及时告诉医务人员。

2. 术前要多休息，保存体力。

3. 术后伤口不宜沾水，很长一段时间不能洗澡，所以术前最好洗个澡。

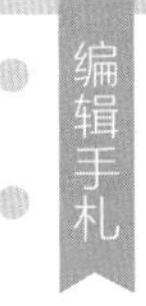

随机应对紧急情况

术前准备一定要做好，但如果遇到一些紧急情况，需要应急手术的，刚吃过饭喝过水也不要害怕，一定要如实告知医生，他们会做相应准备的。我就是在饭后 6 小时之内做的剖宫产，母子平安！

长胎不长肉的孕晚期食谱

蒸鸡肝

材料 鸡肝 150 克。

调料 盐、葱花、姜丝、香油各适量。

做法

1. 鸡肝去除表面的污物，洗净，切片，加入盐、姜丝拌匀。
2. 把鸡肝码入盘中，撒匀葱花，表面淋香油，放入蒸锅中蒸熟即可。

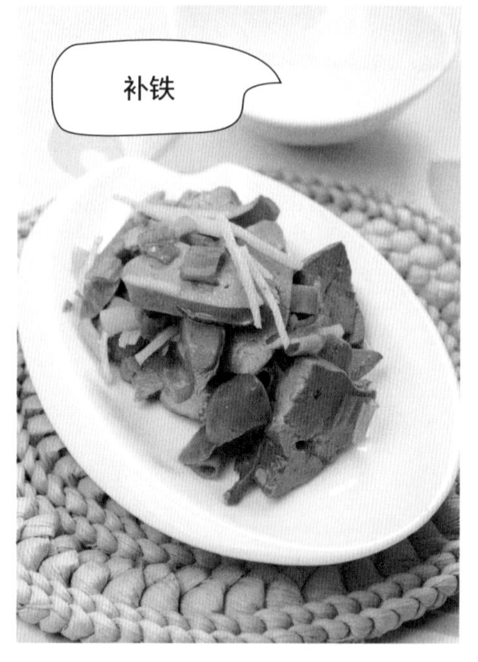

番茄口蘑汤

材料 番茄 200 克，口蘑 100 克，豆苗 30 克。

调料 盐 2 克，葱花、姜丝各 5 克。

做法

1. 番茄洗净，放入沸水锅中焯烫，捞出，去蒂、皮，切小粒；口蘑洗净，去蒂，切小粒；豆苗去根、洗净。
2. 锅内倒油烧热，爆香葱花、姜丝，放入番茄粒、口蘑粒，大火翻炒均匀，加入适量水烧沸，加豆苗，用盐调味即可。

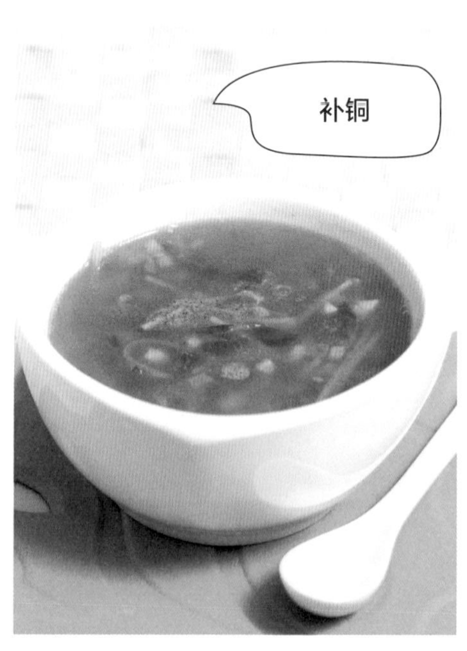

菜花炒肉

材料 菜花 250 克，猪瘦肉 50 克。

调料 盐、葱末各适量。

做法

1. 菜花洗净，掰成小朵；猪瘦肉切片，放入锅中焯熟。
2. 炒锅倒入植物油烧至七成热，倒入肉片翻炒片刻，再倒入菜花翻炒，加适量水。
3. 待菜花熟透，加盐、葱末调味即可。

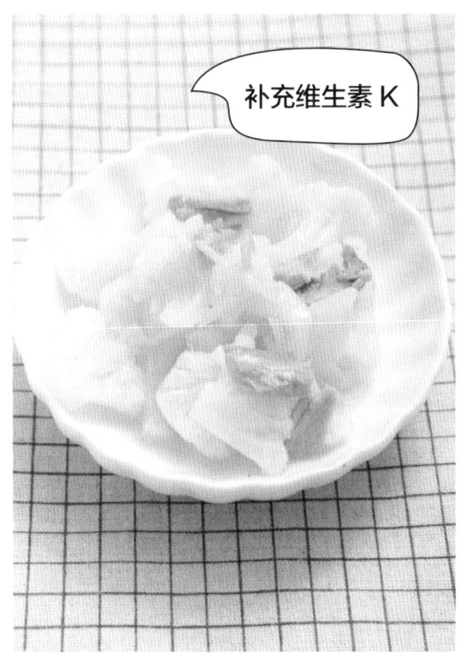

玉米炒青椒

材料 玉米粒 250 克，青椒 50 克，红椒 20 克。

调料 盐、白糖各适量。

做法

1. 玉米粒洗净；青椒、红椒洗净，切丁。
2. 锅置火上，放入油烧至八成热，放入玉米粒炒匀至玉米粒表面略微皱。
3. 放入青椒丁、红椒丁一起翻炒半分钟左右，放入盐和白糖调味即可。

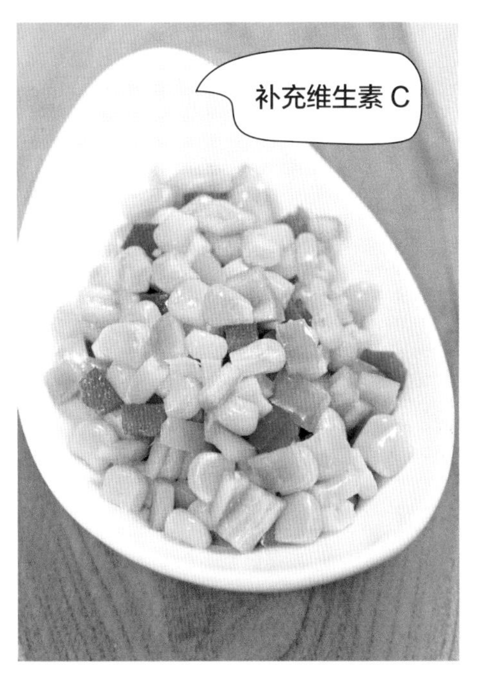

运动：进行舒适运动，为分娩做准备

不可盲目爬楼梯促顺产

有许多孕妈妈认为“爬楼梯有助于顺产”，所以，孕晚期就开始爬楼梯。

其实，人在上下楼时膝盖弯曲，承受的压力是正常行走的 3 倍，加之孕晚期体重较重，所以对膝关节不利；其次，为了保持平衡，孕妈妈上下楼梯时身体会微倾，腰椎和腹部的压力会加大，会对胎宝宝造成一定压力。因此，孕妈妈别盲目爬楼梯。

孕晚期运动突出“缓”字

孕晚期，运动突出一个“缓”字，以较缓的散步为主，频率过快或时间过长都不好，以孕妈妈是否感觉疲劳为判断标准。临近预产期，胎宝宝胎动频繁，孕妈妈要随时做好宝宝与自己见面的准备。为了迎接宝宝的到来，孕妈妈的身体要健康，情绪更要平稳，通过练习呼吸和冥想，可以帮助孕妈妈由内而外充满信心和力量。

孕晚期最好不做这些运动

孕晚期不要做扭转腰部的运动，因为腰背部在孕晚期承受的压力非常大，此时要注意让腰背部获得充分休息。散步时，手摆动的幅度要小，脚跨步的幅度也要小，以免引起子宫收缩。

猫式伸展运动：充分伸展腰背部，消除酸痛和疲劳

孕晚期，子宫明显增大，孕妈妈重心前移，为保持身体平衡，孕妈妈会形成肚子前挺、腰部和肩部向后倾的姿态，腰部和背部就承受了较多的重量。猫式伸展运动可以充分伸展背部、腰部和肩部，消除酸痛和疲劳。

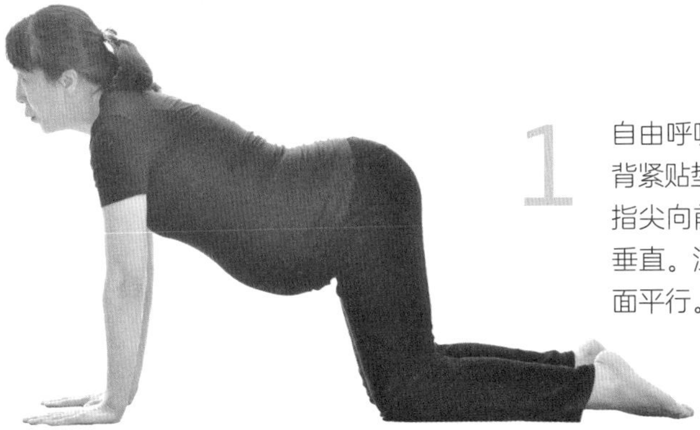

1 自由呼吸，四脚板凳式，小腿及脚背紧贴垫子，十指张开撑在垫子上，指尖向前，手臂、大腿挺直与地面垂直。注意腰背要挺直，身体与地面平行。

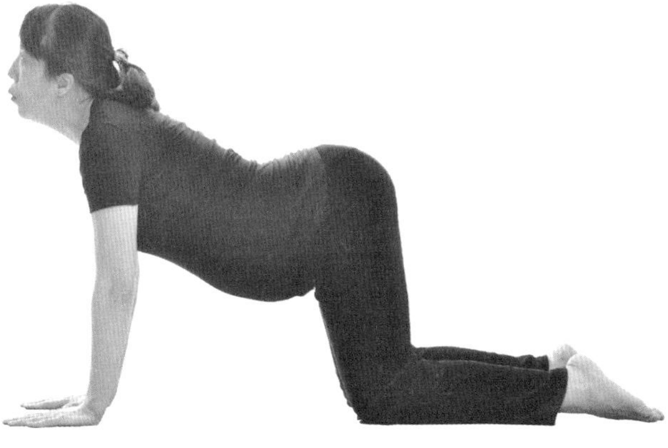

2 吸气，抬头，打开胸腔，臀部翘起，坐骨打开，感觉体前侧完全展开。

3 呼气，腹部收紧，慢慢将背部向上拱起，头下垂，注视大腿的位置，感受背部伸展，保持 3~5 次呼吸。配合呼吸，重复练习 5~8 次。

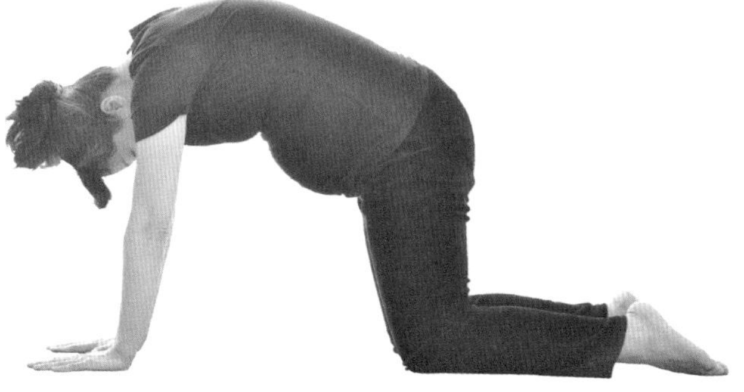

抱头扭动：改善肩、颈、背部不适

孕晚期，不少孕妈妈会出现肩颈不适，这个抱头扭动的小动作能放松肩部、颈部、背部肌肉，改善肩部肌肉酸痛、颈部不适等。

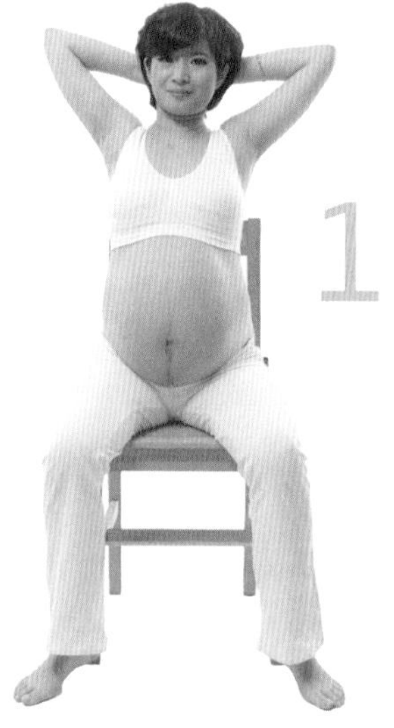

1 孕妈妈坐在椅子上，双手手指交叉置于脑后，双臂尽量张开，背靠在椅背上，双脚分开。

动作指导

孕妈妈也可以做抱头前压、后仰的动作，使颈部锻炼更全面。

2 双手抱头向左侧弯曲，向下压左肘 3 次，然后回复原状，休息 2～3 秒。

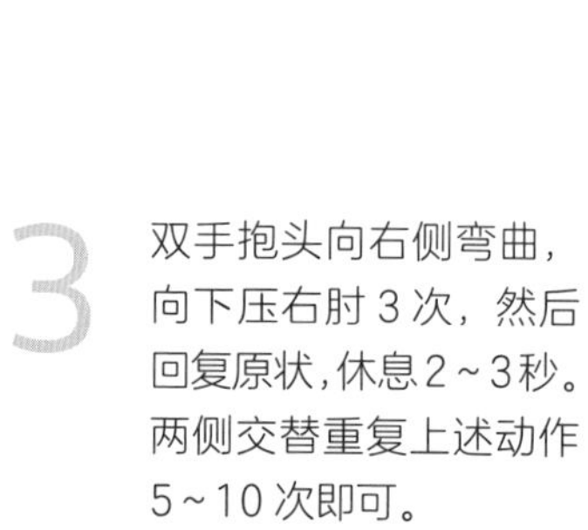

3 双手抱头向右侧弯曲，向下压右肘 3 次，然后回复原状，休息 2～3秒。两侧交替重复上述动作 5～10 次即可。

平衡移动：减轻手臂和肩部关节压力

手臂和肩膀总是处于下垂或弯曲状态，伸展手臂，可使其关节得以放松，减轻孕妈妈手臂、肩膀等关节部位的压力。

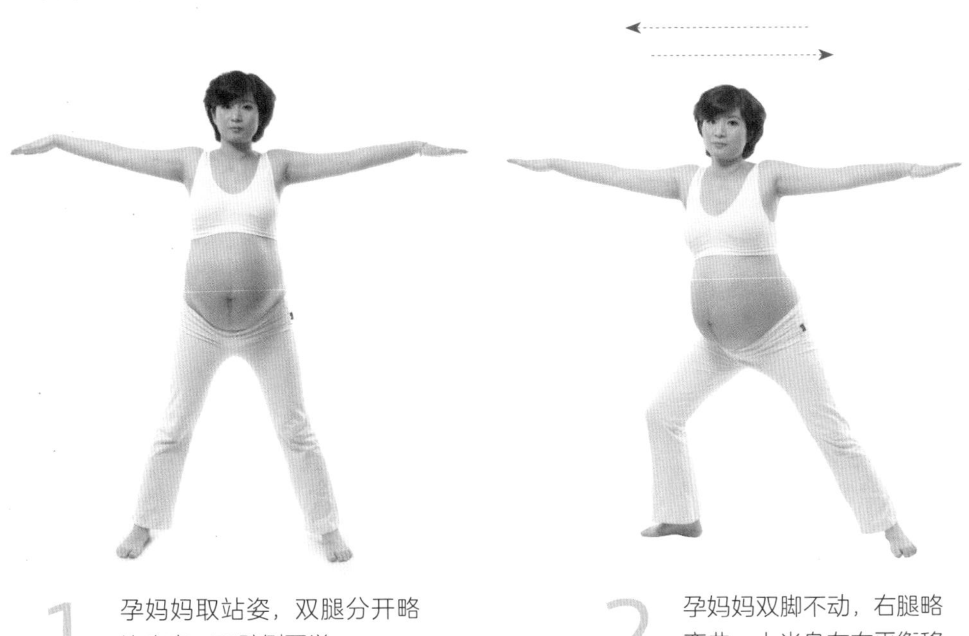

1 孕妈妈取站姿，双腿分开略比肩宽，双臂侧平举。

2 孕妈妈双脚不动，右腿略弯曲，上半身左右平衡移动 2~3 次。

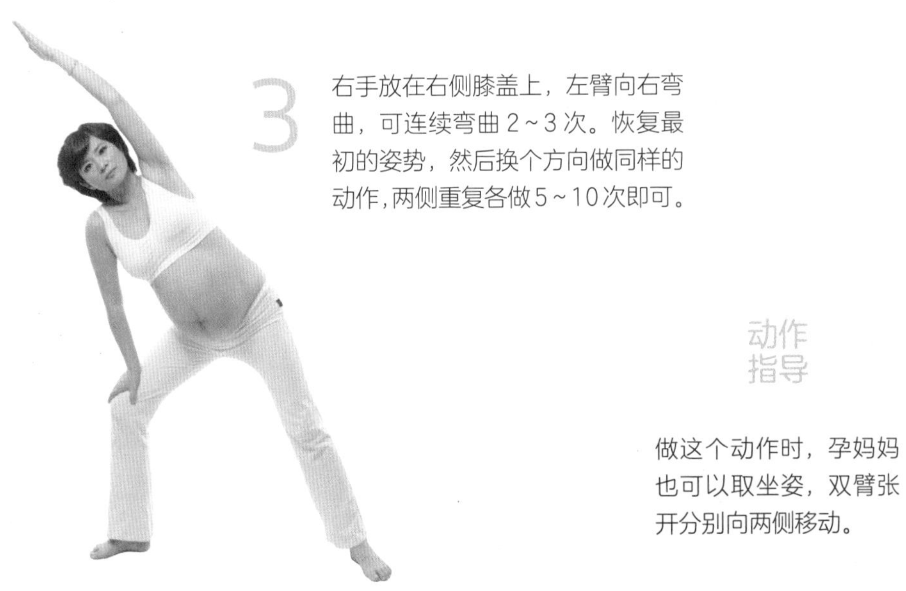

3 右手放在右侧膝盖上，左臂向右弯曲，可连续弯曲 2~3 次。恢复最初的姿势，然后换个方向做同样的动作，两侧重复各做 5~10 次即可。

动作指导

做这个动作时，孕妈妈也可以取坐姿，双臂张开分别向两侧移动。

挽臂背背坐：开骨盆，助顺产

准爸爸和孕妈妈一起运动，能让孕妈妈感觉受到被重视与疼爱，孕妈妈心情好，胎宝宝也能感受到愉快的心情，有助于培养胎宝宝的快乐性格。这个动作有助于打开骨盆，帮助顺产。

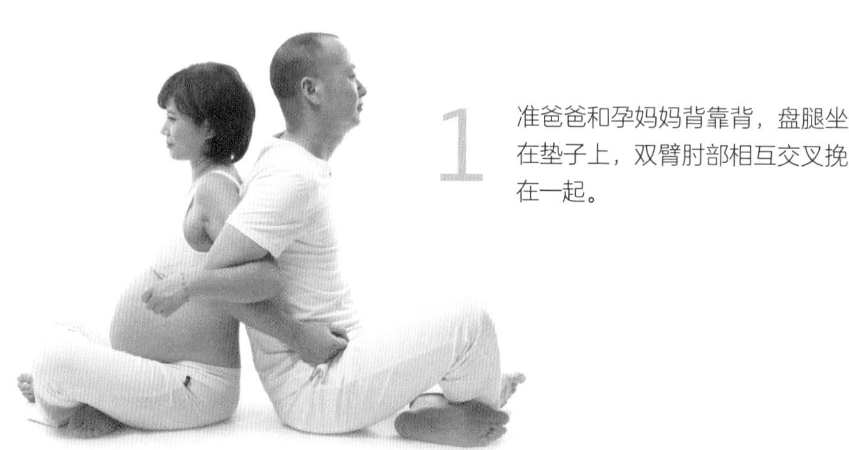

1 准爸爸和孕妈妈背靠背，盘腿坐在垫子上，双臂肘部相互交叉挽在一起。

2 准爸爸上身和头部前倾，孕妈妈头部和上身随着准爸爸的动作后仰，可完全放松地靠在准爸爸背上。

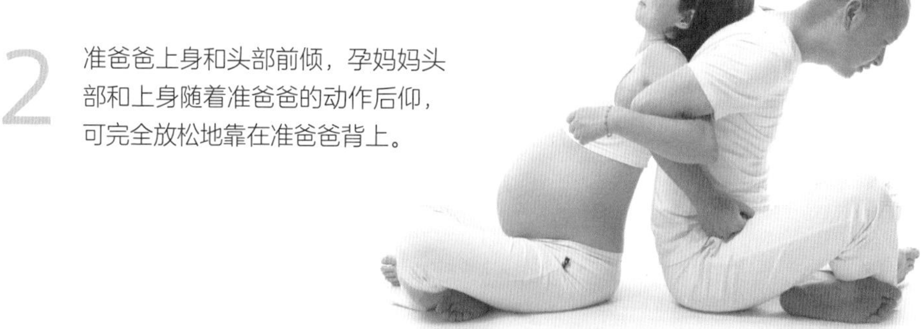

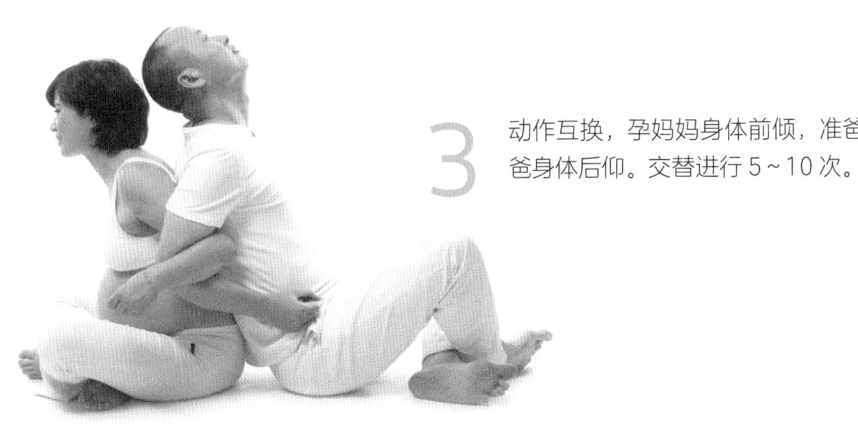

3 动作互换，孕妈妈身体前倾，准爸爸身体后仰。交替进行 5~10 次。

4 恢复到步骤 1 姿势，准爸爸和孕妈妈一起左右摇摆，重复 5~10 次即可。

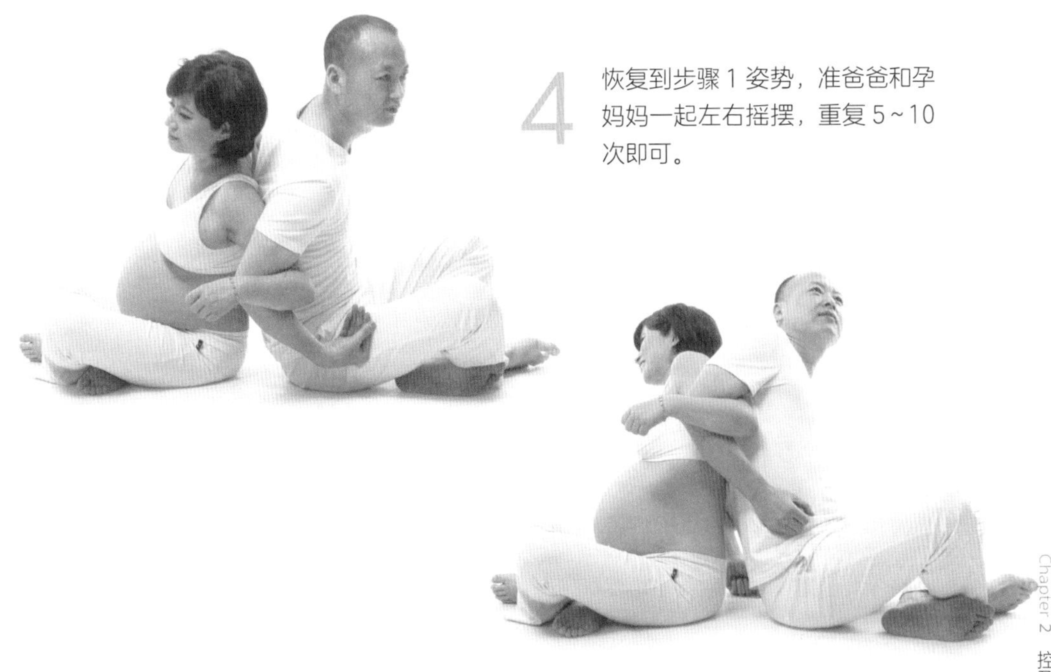

动作指导

做步骤 3 时，准爸爸的动作幅度宜轻一些、小一些，以减少带给孕妈妈的压力。

蹲式：开骨盆，促进胎头下降

进入孕晚期，分娩的日子越来越近了，孕妈妈的身体不如孕中期灵便，做运动时不要勉强。蹲式运动适合孕晚期，可以帮助打开骨盆，还能促进胎头下降。

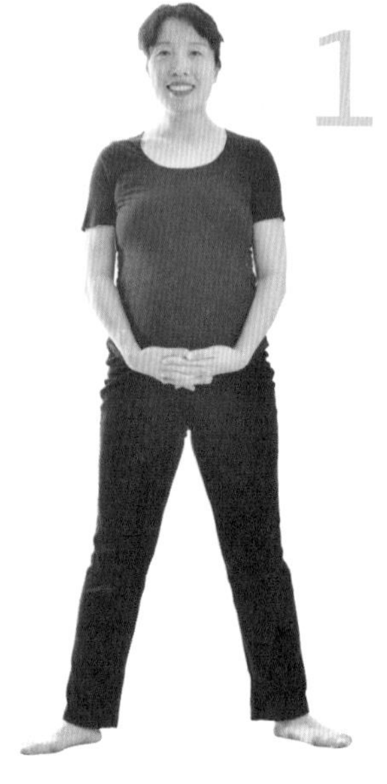

1 站立，双脚分开大约 1.5 个肩宽，呈外八字，双手体前十指交叉，双臂轻松下垂。

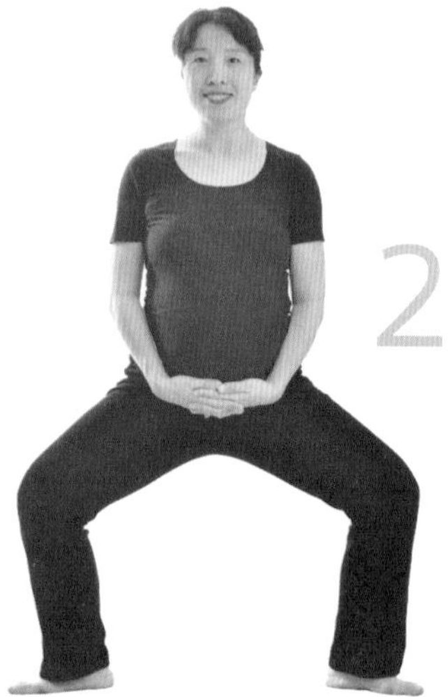

2 呼气，双脚转为脚尖朝外，弯曲双膝，慢慢将身体下降 30 厘米，保持 3 个呼吸。

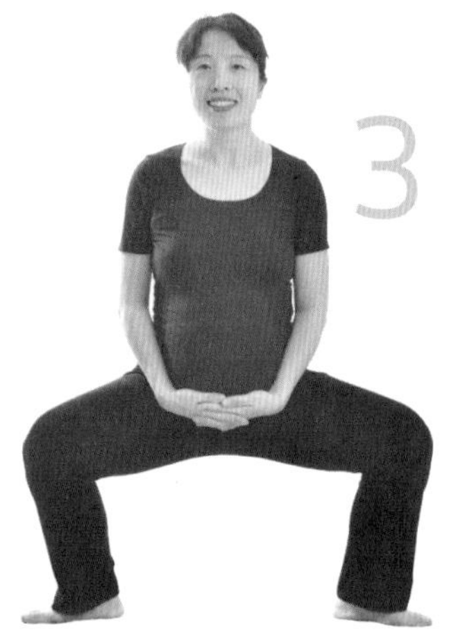

3 吸气，慢慢伸直双膝，呼气，再次弯曲双膝，这次将身体下降得更低一些，争取让大腿与地面平行（如果做不到，不要勉强）。保持 3 个呼吸。

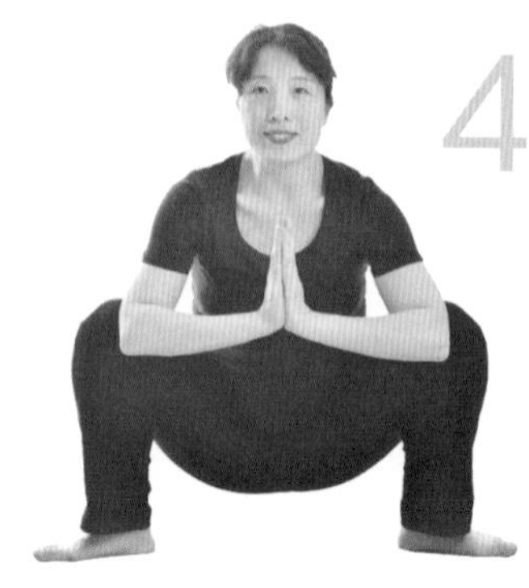

4 吸气，慢慢伸直双膝；呼气，双手在胸前合十，身体慢慢蹲下（下蹲的幅度要依个人情况而定，不要勉强），左右小臂尽量保持在同一水平线。吸气，缓慢向上伸直双膝；呼气，全身放松，恢复到初始姿势。

站立抬腿：改善腿部水肿

孕晚期，孕妈妈的肚子更大了，对下肢的压力增大，有的孕妈妈会出现水肿的情况。增加腿部锻炼，可以促进下半身的血液循环，改善水肿。

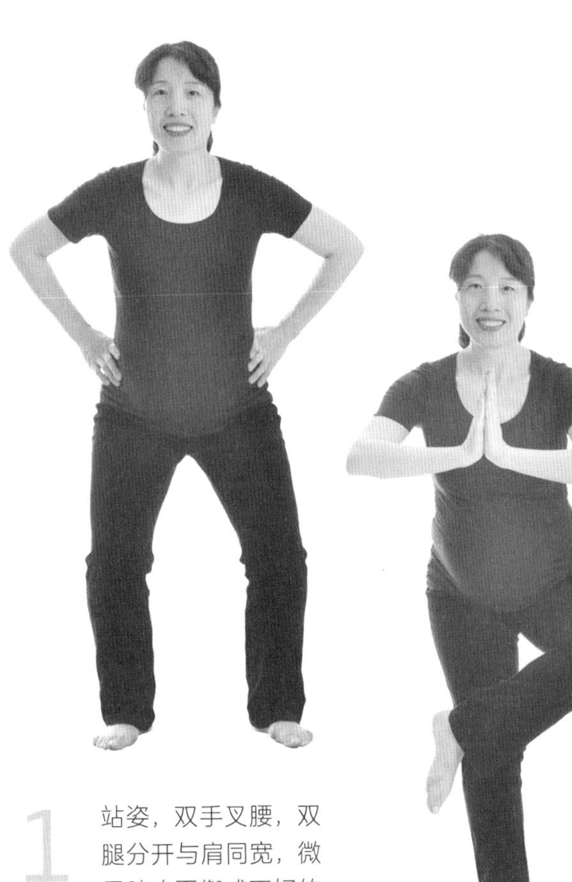

1 站姿，双手叉腰，双腿分开与肩同宽，微屈膝（平衡感不好的可以一手扶墙）。

2 吸气，抬左腿，脚踝放在右侧膝盖上方，双手于胸前合十；呼气，臀部微往下坐，身体重心稍微向前，保持 3 个呼吸。

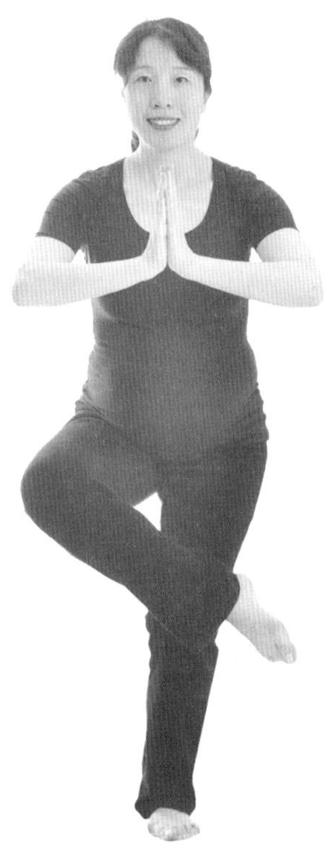

3 还原，换对侧练习。

凯格尔运动：缩短产程，促进顺产

凯格尔运动主要是锻炼盆底肌，以便更好地控制尿道、膀胱和子宫。研究表明，加强盆底肌锻炼可改善直肠和阴道区域的血液循环，有助于产后会阴撕裂的愈合及预防产后痔疮。甚至有研究表明，强有力的盆底肌可有效缩短产程。

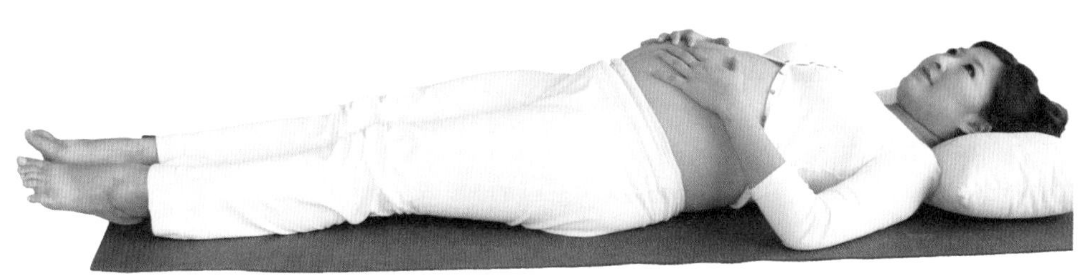

平躺，吸气，同时慢慢地尽量用力紧缩阴道周围的肌肉，就像努力憋尿一样。保持收紧状态，从 1 数到 4，注意不要把力量分散到其他部位。然后呼气放松，如此重复 10 次，每天坚持做 3 次。

动作指导

进行凯格尔运动前，请排空小便，确保膀胱空虚。否则在运动时，会感到疼痛或者尿液漏出。

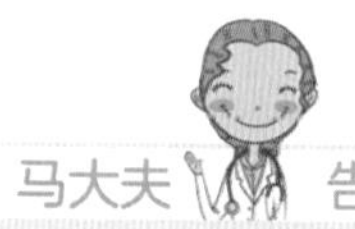

马大夫告诉你

随时随地做凯格尔运动

凯格尔运动不是一定躺着才能做，孕妈妈可以随时随地做这个练习，比如上网时、看电视时，甚至在超市排队时都可以做。

产道肌肉收缩运动：减少生产时产道撕裂的风险

孕妈妈从中晚期开始，可以做一些有助于产道肌肉收缩的运动，为顺利生产打下基础。这个动作既能增加腹肌、腰背肌和盆底肌的收缩力，还能改善盆腔充血，减轻产道的阻力，有助于顺利分娩。

第 1 组

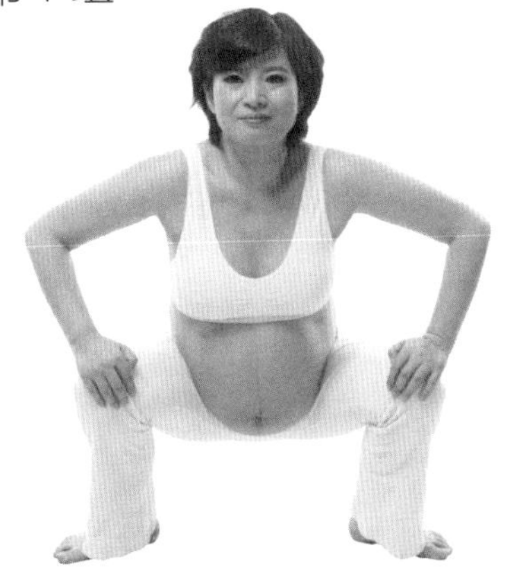

1 双腿分开呈下蹲状，双手放在膝盖上。

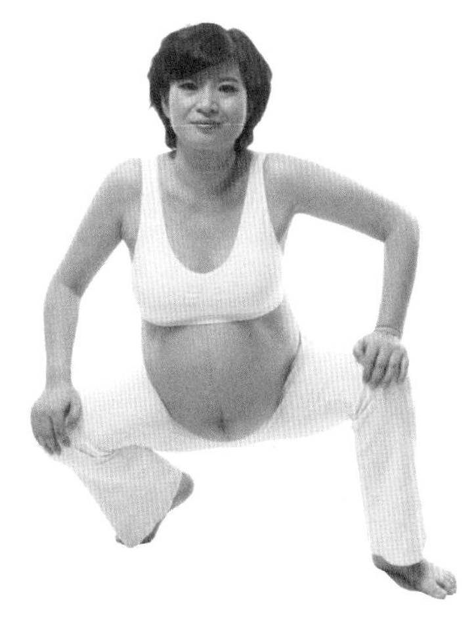

2 保持下蹲姿势，双手不动，然后抬起左脚向前迈一小步，右脚抬起脚后跟，注意身体重心的变化，以保持身体平衡。

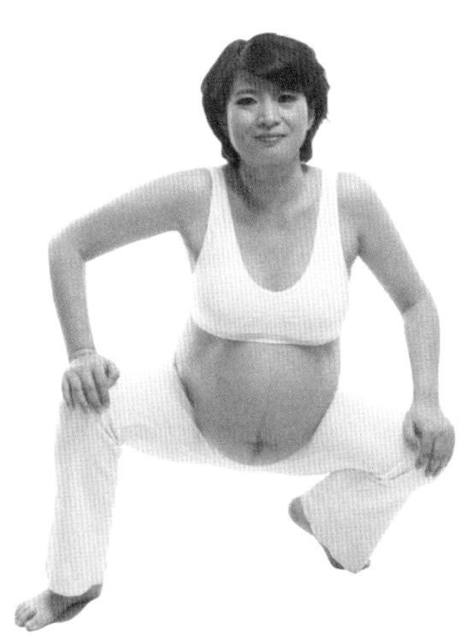

3 保持上述姿势 2～3 秒后，收回左脚，恢复原状，然后换右脚做同样的动作。交替重复上述动作 5～10 次即可。

动作指导

双腿分开到舒适的宽度，扶住椅子或一个把手，尽量向下深蹲并保持 1 分钟，也有助于锻炼大腿及髋部肌肉，促进胎头入盆，从而帮助缩短产程。

第 2 组

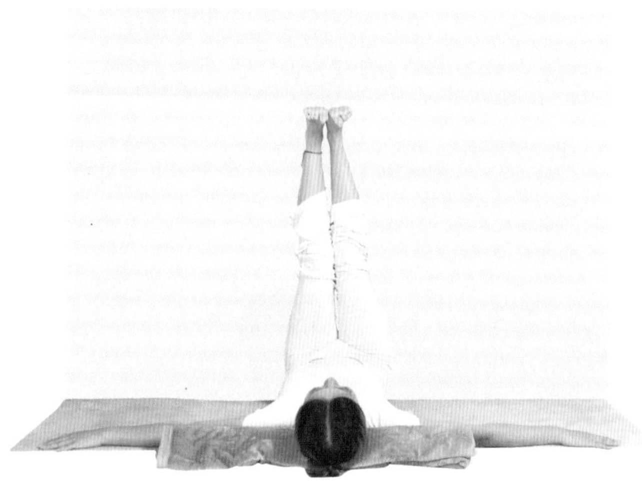

1 孕妈妈仰卧，双腿高抬，双脚抵住墙。

2 双腿用力向两边打开下压。注意保持重心，做到力所能及即可。

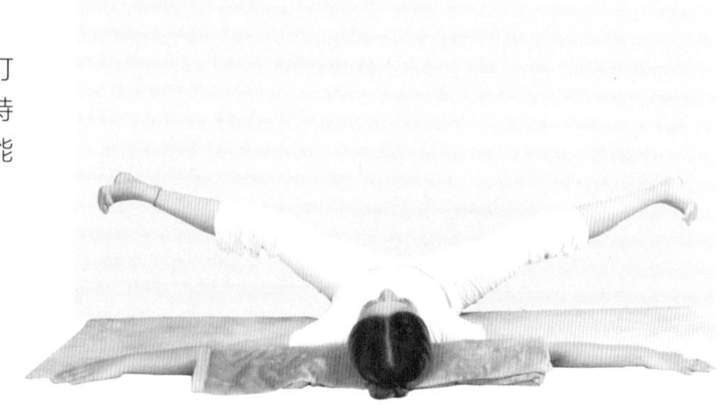

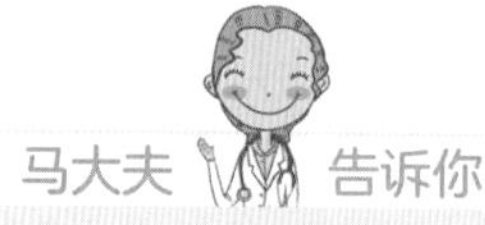

锻炼产道肌肉的其他方法

孕妈妈平时常做一做提肛或会阴部收缩运动，也可以起到锻炼产道肌肉的作用。此外，孕妈妈睡眠时，采取侧卧姿势，在大腿中间夹一个枕头，也有助于增强会阴部肌肉的弹性。

拉梅兹呼吸法：减轻疼痛，加速产程

拉梅兹呼吸法，可以通过呼吸技巧帮助孕妈妈适度放松肌肉，有效地让孕妈妈在分娩时转移疼痛，从而达到加速产程并让胎宝宝顺利娩出的目的。

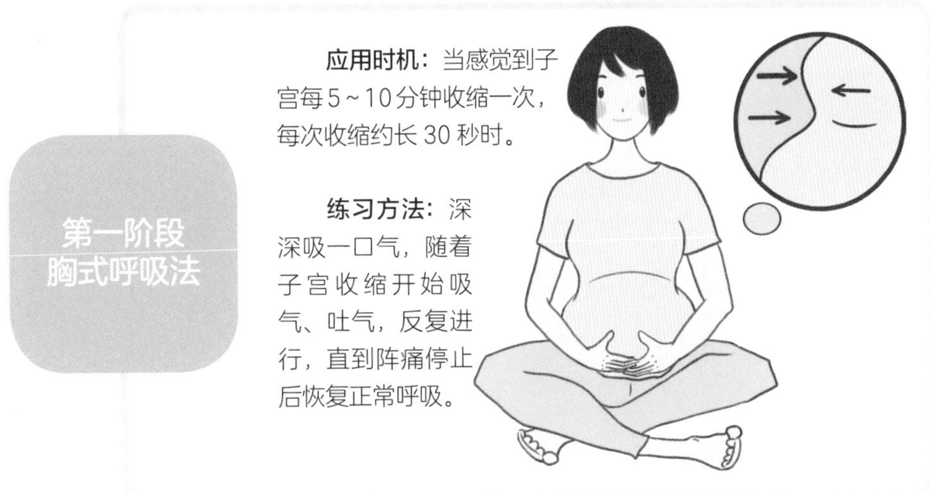

第一阶段 胸式呼吸法

应用时机： 当感觉到子宫每 5 ~ 10 分钟收缩一次，每次收缩约长 30 秒时。

练习方法： 深深吸一口气，随着子宫收缩开始吸气、吐气，反复进行，直到阵痛停止后恢复正常呼吸。

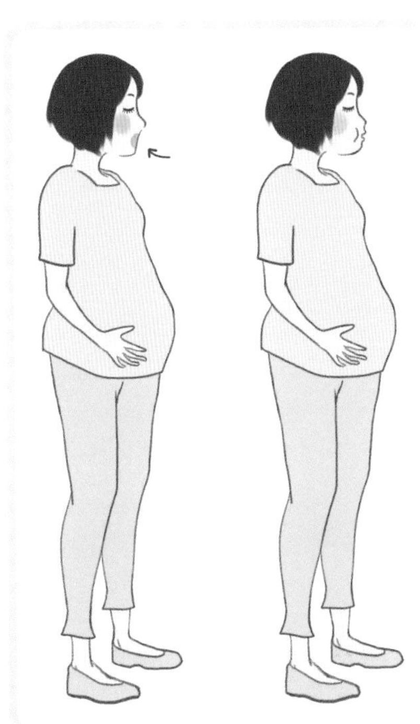

第二阶段 “嘶嘶”轻浅呼吸法

应用时机： 此时宫颈开至 3 ~ 7 厘米，子宫的收缩变得更加频繁，每 3 ~ 5 分钟就会宫缩一次，每次持续 30 ~ 60 秒。

练习方法： 让自己的身体完全放松，眼睛注视同一点。保持轻浅呼吸，用“鼻吸嘴呼”的方式让吸入及吐出的气量相等，保持呼吸高位在喉咙，就像发出“嘶嘶”的声音。

第三阶段 胸部呼吸法

应用时机：当子宫开至7～10厘米时，感觉到子宫每45～60秒就会收缩一次，这已经到了最激烈、最难控制的阶段了。

练习方法：先将空气吐出后，深吸一口气，接着快速做4～6次短呼气，感觉就像在吹气球，比“嘶嘶”轻浅式呼吸还要浅，可以根据子宫收缩的程度调节速度。

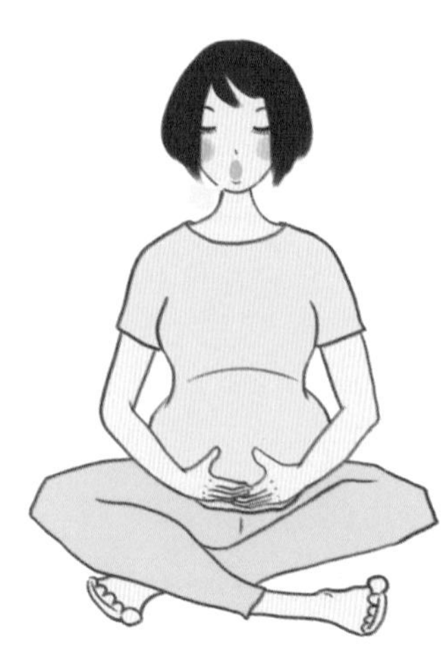

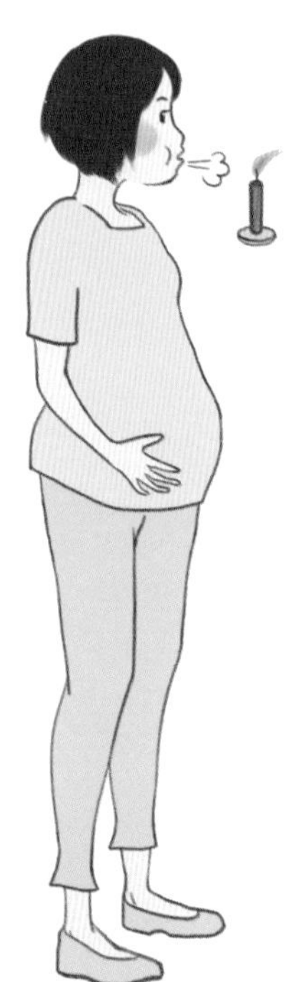

第四阶段 “嘻嘻”轻浅呼吸法

应用时机：进入第二产程的最后阶段，此时想用力将胎儿从产道送出，但是医护人员要求不要用力，以免发生会阴部撕裂，要等待宝宝自己挤出来。

练习方法：阵痛开始，先深吸一口气，接着短而有力地哈气，如浅吐1、2、3、4，接着大大地吐出所有的“气”，就像在吹蜡烛。

应用时机：此时宫颈口全开了，助产士会要求产妇在即将看到宝宝头部时，用力将其娩出。

练习方法：产妇下巴前缩，略抬头，用力使肺部的空气压向下腹部，完全放松骨盆肌。需要换气时，保持原有姿势，马上把气呼出，同时马上吸满一口气，继续憋气和用力，直到宝宝娩出。当胎头已娩出产道时，可使用短促的呼吸来减缓疼痛。

第五阶段 用力推

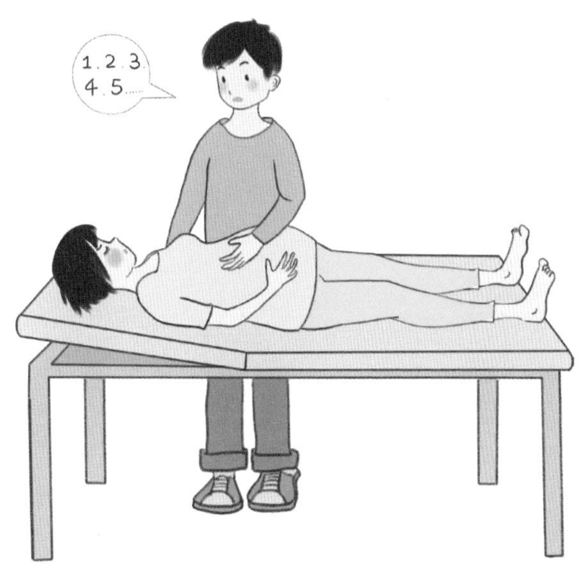

编辑手札

拉梅兹呼吸法能帮助减轻疼痛，但并不是完全不痛

有的准妈妈快要生产了，特别害怕，听说了拉梅兹呼吸法，就咨询是不是可以让生孩子时一点也不痛。实际上，如果在分娩时正确地使用拉梅兹呼吸法，的确能在一定程度上减轻疼痛，但不可能完全不痛。正确的拉梅兹呼吸法，是利用呼吸来放松和分散注意力，从而帮助产妇减轻分娩时的疼痛感。

当宫缩到来，拉梅兹呼吸法要求产妇保持放松，慢慢地、均匀地深呼吸，数着节奏用鼻子缓缓吸气，再用嘴巴缓缓呼气。除了练习呼吸法，产妇还可以参加心理调适、环境配合、产前瑜伽操等孕期相关课程，帮助自己迎接自然分娩。

在临产真正到来时，你可能大脑一片空白，什么技巧也想不起来。别怕，只要认真按助产士说的做，尽量放松，顺产也是水到渠成的事！

专题 孕晚期贴心安排

孕晚期体重增长规律：增长迅速

1

胎宝宝的情况

32～35 周是胎宝宝成长最快的时期，孕妈妈的体重也会随之增长。经过 10 个月的成长，胎宝宝的身长约 50 厘米，体重约达 3000 克。

2

孕妈妈的情况

这段时间，孕妈妈即使没吃什么东西，体重也会猛增，胸部及腹部急速增大，并出现水肿。有些孕妈妈会出现胃灼痛、消化不良、腿抽筋等情况，这些都属于正常情况，不用太担心。

3

如何控制体重

60% 的多余体重都是孕晚期猛增的结果。此时，胎宝宝的身体基本长成，孕妈妈在饮食上要讲究“少而精”。称体重是每天必做的功课，最好在饭前称，这可以有效提醒孕妈妈好好控制体重。这一阶段，孕妈妈的体重增长应控制在每周 500 克内。

孕晚期产检须知

产检时间	重点产检项目	备注
29～32 周：第五次正式产检	妊娠期高血压疾病筛查	排除妊娠期高血压的可能，血常规筛查贫血
33～34 周：第六次正式产检	B 超估胎重、胎心监护	超声波评估胎宝宝多大，检测胎宝宝状态
35～36 周：第七次正式产检	阴拭子、内检、B 超	决定胎宝宝分娩方式
37 周：第八次正式产检	胎心监护、测胎心率、测量骨盆	检测胎宝宝状态
38～42 周：第九次正式产检	临产检查，超声估计胎宝宝大小和羊水量	评估宫颈条件，随时准备生产；41 周以后，考虑催产

孕晚期生活保健须知

1. 孕 8～9 月，产检为每 2 周 1 次；孕 10 月，产检为 1 周 1 次

定期到医院去做产前检查，测量血压，查小便。平时，孕妈妈要密切注意是否出现水肿、头痛、腹痛等。

2. 腹胀时要注意休息，动作要轻缓

进入妊娠晚期，稍不留神就会出现腹胀，这有可能是宫缩，需要尽快坐下来休息。但如果出现剧烈疼痛，要马上去医院检查。

3. 准备并检查分娩用品和新生儿用品

住院所带用品是否都准备妥当了？新生儿用品的准备也要做最后的检查。根据自身实际情况购买必需品即可，不用贪多。

4. 多散步，为分娩做准备

一般散步每小时耗能 200 千卡左右，能帮助预防肥胖，还可帮助顺利分娩。

5. 保证睡眠

睡眠是孕妈妈的天然补药。一般来说，孕妈妈每天至少应保证 8 小时的睡眠，包括 1 小时左右的午睡。晚间要注意提高睡眠质量。

6. 不要错过分娩信号

破水、宫缩、见红是分娩即将开始的征兆。当出现分娩信号时，一定要做到心中有数。留心观察自己的身体变化，尽快通知家人，及时赶往医院。

7. 健康状况不佳的孕妈妈提前入院观察

最好在医院度过怀孕的最后一周，这样便于医生及时检查，并采取应急措施。

孕晚期小结

新主张回顾

- 孕晚期是胎儿的最后冲刺阶段，需要充足的蛋白质的供给，肉类是蛋白质的主要来源。吃动物肉时，应首选深海鱼和瘦畜肉。
- 孕晚期运动，突出“缓”字，以散步为主，尽量避开频率较快或时间过长的运动。
- 爬楼梯不一定能促顺产，孕妈妈别盲目爬楼梯。

重点提醒

- 自然分娩是我们提倡的分娩方式，对母婴健康都有益。但准妈妈因为某些不可控因素选择剖宫产，也别太介意，因为作为母亲，你对宝宝的爱没有改变。
- 怀孕期间出现胎位不正，孕 30~32 周可尝试纠正，可以用膝胸卧位法和侧卧位法。
- 不少孕妈妈会对分娩产生恐惧，多了解分娩信息，知道得越多，越有利于缓解焦虑情绪。此外，应该让那些能坦然面对分娩的亲友进产房鼓励你。
- 大约有 1/3 的胎儿会发生脐带绕颈。一般情况下，脐带绕颈不影响分娩方式，除非缠绕非常紧或分娩过程出现异常，则有可能改成剖宫产。

自己要特别注意的

Chapter

3

控产后

抓住产后 6 个月，重塑身材

产后第 1 周

哺乳妈妈不需要大吃大喝

传统观念里，产后必然要大补，这样才能有充足的乳汁。但哺乳妈妈进补不可一概而论。现代人平常的饮食已经很丰富了，产后妈妈的饮食比日常饮食稍增加些营养即可，不需要大吃大喝，否则可能会导致“虚不受补”的现象。

坐月子能吃盐，但不能吃太咸

过去有一种说法，产妇在坐月子期间不能吃盐，吃了对妈妈和宝宝都不好，这是不科学的。但是盐吃多了也不好，如果产后妈妈每天的盐量摄入过多，就会加重肾脏的负担，会使血压升高，同时也不利于新生儿的肾脏健康。但是也不能一点都不吃，盐中含有钠，如果钠缺乏，会影响体内电解质平衡，弄得妈妈食欲缺乏，没有力气，影响泌乳。所以，妈妈产后可以吃盐，但是不要口味过重，以饭菜中有点咸味为度。

不管是顺产还是剖宫产，都建议尽量早下床活动

刚生完宝宝的妈妈身体虚弱，所以需要坐月子来充分调理身体，帮助身体复原。但是，月子期间一味地卧床休息对妈妈也不利。

不管是顺产还是剖宫产，都建议尽量早下床活动。顺产的新妈妈一般在产后 6~12 小时就可以尝试下床了，剖宫产妈妈可以在产后 2~3 天，在家人或护工的陪同下下床活动下，以促进身体恢复。

向身边的人坦诚你的需求

分娩后，新妈妈的情绪会发生巨大的变化，前一秒还觉得无比喜悦，和宝宝在一起的时候充满了当妈的快乐；下一刻就因疲惫来袭而焦虑不安，悲从中来。激素的变化也影响着新妈妈的情绪，新妈妈可能会因为孕肚的消失而感到空虚无助。

在这个身体和情绪突变的处境中，还需要肩负照顾宝宝的重任，新妈妈更应该向家人或身边的亲朋好友坦诚你的需求。最重要的帮助来自于你的伴侣，他是在你恢复的最初几天应该掌舵的人，并给予你所需的全部精神和身体支持。家人和朋友也会给一定支持，无论是帮忙做饭还是帮忙照看宝宝，这些真实而宝贵的贡献都会减轻新妈妈的负担，缓解焦虑和疲惫。

编辑手札

坐月子要做好物质、思想和知识上的多重准备

物质准备：将妈妈和宝宝需要用到的东西都准备好，想用时伸手就有，会很省心。现在网购很方便，母婴店的东西也很齐全，随时补充需要的东西也很方便。

思想准备：坐月子不是“苦熬的一个月”，而是用知识、思想、饮食、保健、医生指导来保养身心的过程。如果身体以前存在着某些小毛病，那么此时是最佳的调理时机。

知识准备：坐月子时，婆婆、妈妈齐上阵，各种意见、分歧往往令新妈妈手足无措。多储备坐月子知识、了解过来人的遗憾、勤与医生沟通，有助于新妈妈科学而果断地做出判断。

蔬菜水果可以吃

很多老人认为新妈妈月子期不能吃蔬菜水果，其实尽早给产妇供应煮烂的青菜叶、煮软的薯类和蒸熟的水果很有好处，因为蔬菜水果富含维生素 C 和膳食纤维，有利于促进伤口愈合、润肠通便。因此，在给新妈妈准备的饭菜中，可以像孕前那样添加蔬菜和水果，只是以温软为宜。

饮食：以清淡、易消化的食物为主

顺产新妈妈分娩后就能吃东西了

顺产的新妈妈生完宝宝后就可以吃东西了。此时，新妈妈身体虚弱，没啥食欲，家人可以为新妈妈准备点红糖小米粥，让新妈妈养血补血，恢复元气。

产后应避免立即进食高脂、高蛋白食物，初乳过于浓稠反而会引起排乳不畅。分娩后 1 周内应多吃低脂流质或半流质食物，逐渐增加鲫鱼、瘦肉等高营养食物。

剖宫产新妈妈排气后再进食

剖宫产后 6 小时内应严格禁食，这是因为麻醉药药效还没有完全消除，全身反应低下，如果进食，可能会引起呛咳、呕吐等。如果实在口渴，可间隔一定时间喂少量水。

如果分娩后 6 小时还未排气，新妈妈可以吃些排气的食物，如萝卜汤、鸽子汤等，增强肠胃蠕动，促进排气，减少腹胀，预防肠粘连。通常排气后 1～2 天内，可进食半流食，如蒸蛋羹、稀粥、软烂面条等，此后可逐渐过渡到正常的月子饮食。

没下奶之前，千万不要喝下奶汤

产后要让宝宝尽早吸吮乳房，以使乳腺管畅通，而乳腺管畅通了就容易下奶了。有些妈妈经过宝宝吸吮就会下奶，有些妈妈则会出现乳房肿胀、发热等，这时就要通乳了，一定要遵医嘱。

如果在妈妈乳腺管还没有彻底通畅、没有下奶之前就喝下奶汤，会导致乳汁一下子出来堵塞乳腺管，出现乳房胀痛现象。所以没下奶之前，千万不要喝下奶汤。

编辑手札

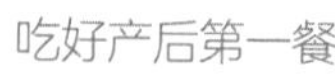

新妈妈分娩后，体内激素水平大大降低，身体过度耗气失血，很虚弱，这种情况下很容易受到疾病侵袭。因此，产后第一餐的饮食调养非常重要，应选择营养好、易消化的流质食物。需要注意的是，新妈妈如果实在吃不下，也要强迫自己慢慢吃点东西，至少喝点稀粥、红枣汤，否则可能会脱水。此外，别着急喝鸡汤等大补之品，否则虚不受补，难以消化，甚至影响乳汁分泌。

顺产和剖宫产新妈妈月子餐饮食原则

扫一扫，听音频

原则 1
数量要精

产后吃过量的食物会让妈妈更加肥胖，对产后恢复也没益处，如果妈妈产后需要哺乳，可以适当增加食量。

原则 2
种类要杂

吃多种多样的食物，荤素搭配着吃，这样营养才能更全面均衡，无论荤素，食物的种类越多越好。

原则 3
食物要稀

大多数妈妈产后要母乳喂养，会分泌大量乳汁，所以一定要增加水分的摄入，流质食物是很好的选择，如汤、粥等。

原则 4
烹煮要软

烹煮食物以细软为主，米饭也可以软烂一些，少吃油腻的食物。一部分妈妈产后体力透支会有牙齿松动的情况，应避免食用过硬的带壳的食物。

原则 5
少食多餐

坐月子期间，新妈妈肠胃虚弱，进食时不宜一次量太多，但又容易饿，因此除了正常的一日三餐外，应在两餐之间适当加餐，以促进肠胃功能的恢复。

原则 6
补充蛋白质和铁

新妈妈饮食中应增加蛋白质的摄入，因为蛋白质可以提高乳汁的质量。一般来说，哺乳的新妈妈每日应摄入蛋白质 80 克，选择动物蛋白和植物蛋白搭配的方式。富含优质蛋白质的食物主要有瘦肉、鱼虾、鸡蛋、牛奶、大豆及豆制品等。

不少产妇在分娩过程中，都存在失血过多的情况，因此产后需要补铁补血。在产褥期饮食中，需要适当进食牛肉、猪瘦肉、猪血等含铁丰富的食物。

产后第 1 周美味食谱

糖水煮荷包蛋

材料 鸡蛋 1 个，红糖 20 克，红枣 2 枚。

做法

1. 红枣洗净，去核。
2. 锅置火上，放入红糖、红枣和适量清水，打入鸡蛋，煮约 10 分钟即可。

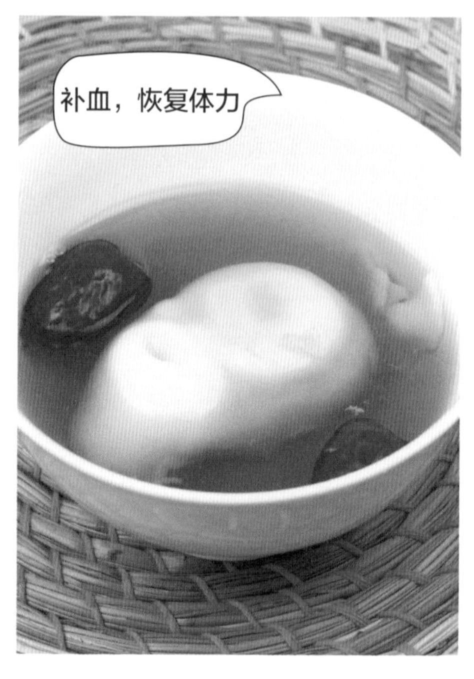

小米粥

材料 小米 60 克。

做法

1. 将小米淘洗干净。
2. 锅置火上，倒入适量清水烧开，放小米大火煮沸，再转小火，煮至小米开花即可。

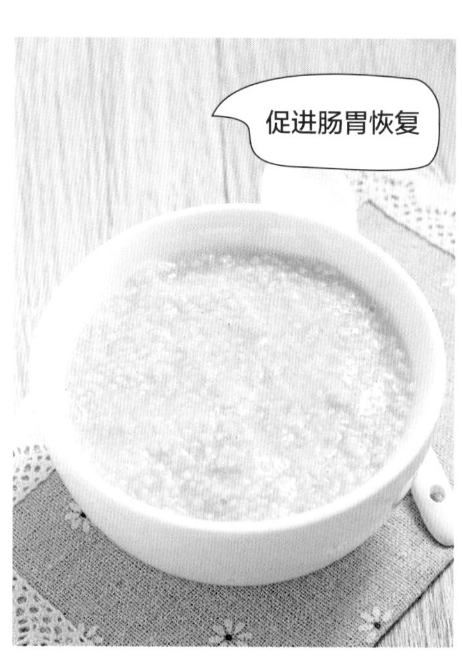

运动：根据身体恢复情况及早下床

顺产妈妈产后第 1 天就应适当运动

顺产的新妈妈，在产后第 1 天就可以活动，有助于产后早日恢复，比如，在床上做一些翻身、抬腿、缩肛运动。尤其是缩肛运动对产后盆底肌恢复非常有益。顺产妈妈产后 6～12 小时就能下床做轻微活动。

剖宫产妈妈产后 24 小时鼓励下床

从剖宫产术后恢复知觉起，新妈妈应进行肢体活动。产后 24 小时要练习翻身、坐起，并下床慢慢活动，这样能增强胃肠蠕动，尽早排气，还可预防肠粘连及血栓形成而引起其他部位的栓塞。

开始下床行走时可能会疼，但对恢复消化功能很有好处。术后 24 小时，新妈妈可以在家人帮助下，忍住刀口的疼痛，在地上站立一会儿或慢走几步，每天坚持 3～4 次。实在不能站立，也要在床上坐一会儿，这样有利于防止内脏器官的粘连。

下床活动要防止眩晕

妈妈分娩时可能会因失血过多和用力过度而伤元气，导致脑部供血不足，出现眩晕的情况。经过一天的恢复，这种情况已经有所缓解，但妈妈下床时仍要有家人陪同，避免眩晕摔倒的发生。

1

妈妈下床前应先在床头坐 5 分钟，确认没有不舒服再起身。

2

下床排便前要先吃点东西恢复体力，避免晕倒在厕所内。此外，上厕所的时间不要太久，蹲下、站起动作要慢。

3

一旦出现头晕现象，妈妈要立刻坐下来，在原地休息，并喝点热水，等不适感觉消失后再回到床上。

适合剖宫产妈妈的活动方式

帮助剖宫产妈妈捏捏全身肌肉，可避免肌肉僵硬

剖宫产手术后，在麻醉药效还没有完全消退时，妈妈会感到下肢麻麻的，这时家人要帮助妈妈捏捏下肢，避免妈妈肌肉僵硬，为妈妈尽早排便和下床行走做准备。

剖宫产后第二天可起身坐一坐

剖宫产妈妈不能像顺产妈妈一样产后第一天就可以下床活动，但是可以在第二天起身坐一坐，这有助于排恶露、避免肠粘连，有利于子宫切口的愈合。

剖宫产妈妈可以在床上做做深呼吸运动

妈妈在产后做适当的运动，对于体力恢复和器官复位有很好的促进作用。在床上休息时做做深呼吸运动，配合呼吸活动一下四肢。

产后第 1 ～ 2 天躺式呼吸运动： 剖宫产妈妈身上有伤口，产后当天还需要卧床休息，可以在床上做一套呼吸运动。平躺在床上，双手轻轻放在腹部，慢慢地做深吸气，感觉腹部鼓起，然后慢慢呼气，在呼气的同时收紧腹部肌肉。稍停片刻，再重复上述动作 4 次。

剖宫产后要待伤口愈合后再开始瘦身运动

很多人觉得剖宫产后要静卧不动，等待体力恢复，这是不对的。只要体力允许，要尽早下床活动并逐渐增加活动量。但是要跟顺产妈妈的瘦身运动方案有所区别，一是因为刀口愈合需要时间；二是剖宫产后妈妈腰腹部比较脆弱，强行锻炼会对身体造成损伤。建议剖宫产后 4 周左右等刀口愈合后，再进行瘦身运动。

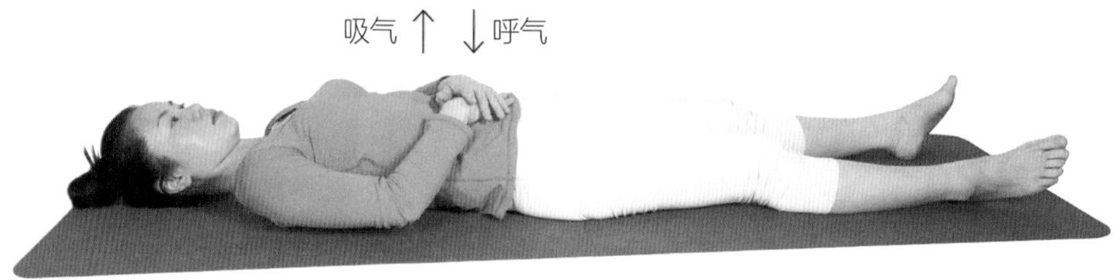

产后第 2 周

坚持通过母乳喂养来消耗热量

母乳中含有多种宝宝成长所必需的营养成分，如蛋白质、乳糖、脂肪、维生素、矿物质，以及有益健康的免疫物质等，这些都是妈妈体内额外的热量变成的。妈妈每天泌乳，相当于在不停地消耗热量，这也是母乳喂养能够瘦身的原因。

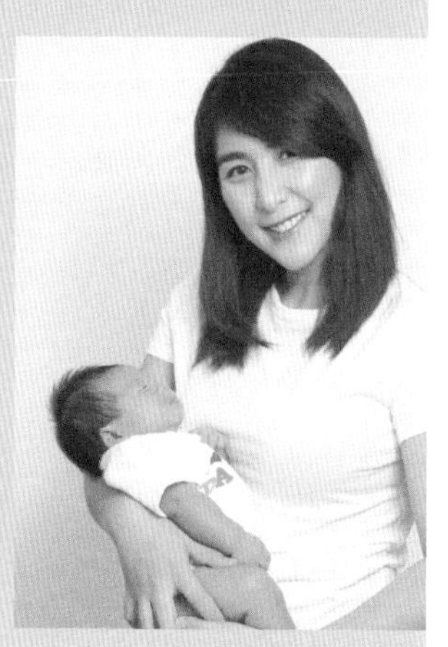

新生宝宝每次吃奶 30～50 毫升，按 3 小时吃 1 次计算，新妈妈每天需要泌乳 300 毫升左右，这需要消耗新妈妈大约 180 千卡热量，相当于有氧运动 30 分钟。随着宝宝长大，需要的乳汁量越来越多，哺乳妈妈每天消耗的热量也越来越多，这是多么好的瘦身方式。

妈妈和宝宝都需要补充维生素 D

维生素 D 很难进入乳汁中，所以妈妈补维生素 D 很难提高它在乳汁中的含量。正因为乳汁中的维生素 D 不足以满足宝宝的需求，所以宝宝需要额外补充维生素 D。美国儿科学会建议，从出生后，就要给母乳喂养的宝宝每天提供 400IU 的维生素 D 补充剂。对于人工或混合喂养的宝宝，父母可以参考配方奶上的营养标签，根据宝宝每天喝的奶粉量，计算每天摄入的维生素 D 是否达到 400IU。如果没达到，就要额外补充差额的量。

而维生素 D 对于母亲保证膳食中钙的利用率是至关重要的。月子里的女性较少出门接触日光，即便是月子后，除了夏季，因为衣物遮蔽，皮肤也难以充分接触日光。所以，从日照方式来获得的维生素 D 通常是不足的。

食物中富含维生素 D 的品种很少，只有动物内脏、香菇、蛋黄和脂肪高的海鱼等，所以，为了自己和宝宝的健康，哺乳妈妈最好额外补充维生素 D 制剂。

饮食：胃口变好，但也不宜大补

注意饮食也要合理控制体重

进入产后第 2 周，妈妈的身体有所恢复，这个时候可以进行轻微的活动。同时要注意饮食营养，保证乳汁分泌，但是也要合理控制体重。

产后妈妈更应该建立体重管理的概念，适量补充营养就好，不要暴饮暴食，也不宜补充过多的特殊补品。合理控制体重不仅对身体恢复有利，还能避免一些慢性病的困扰。

每天摄入 50 克粗粮，减肥不减营养

主食的摄入中，适量增加粗粮杂豆，如小米、高粱、玉米、荞麦、燕麦、薏米、红豆、绿豆等，其膳食纤维含量较高，可有效增加饱腹感，减少糖分和脂肪的吸收，进而减少热量的摄入，有助于减肥。同时，谷豆搭配能大大提高蛋白质的营养价值。

别太怕脂肪，供热不超过总热量的 1/3 即可

脂肪是人体器官和组织的重要组成部分，在体内起着不可替代的作用，为了减肥完全不摄取脂肪类食物是不科学的。但是，脂肪也是一个让人纠结的东西——既能满足身体对热量的需求，又很容易摄取过量造成肥胖。因此，脂肪的均衡摄入是非常重要的。成人每日的脂肪摄入量应占总热量的 20%～25%。

建议多摄入富含优质脂肪的食物如鱼类，有助于泌乳、促进宝宝大脑发育。最好少吃含饱和脂肪酸和反式脂肪酸的食物，如肥猪肉、炸鸡、人造奶油等。

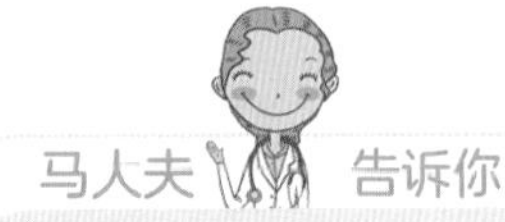

马大夫 告诉你

不宜用营养补充剂来代替食物

有些妈妈过分依赖营养补充剂，这是不科学的。妈妈应该遵循“药补不如食补”的原则，饭菜才是营养的主要来源。注意食物多样化，这样才有利于乳汁的分泌和身体的恢复。

产后第 2 周美味食谱

鸡肉山药粥

材料 大米 100 克，去皮鸡肉 50 克，山药 80 克。

调料 盐 1 克，葱末 5 克，料酒 10 克。

做法

1. 山药去皮洗净，切菱形片；鸡肉洗净，切小丁，入沸水锅中焯烫一下，捞出，沥干。
2. 锅内倒油烧热，爆香葱末，放入鸡丁翻炒，然后加入料酒，翻炒均匀后盛出备用。
3. 大米洗净，放入砂锅中，加适量水，大火烧开，加入鸡丁和山药片熬煮至粥熟，加盐调味即可。

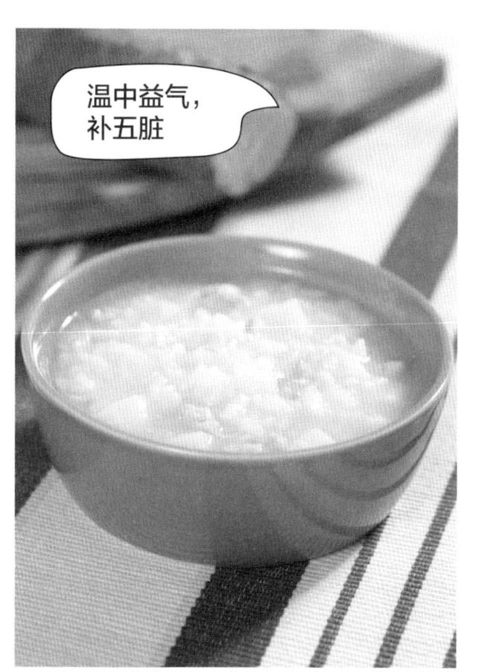

鲜虾蒸蛋

材料 鸡蛋 1 个，鲜虾 2 只。

调料 盐 1 克，葱末 5 克。

做法

1. 把鲜虾处理干净，取虾仁；鸡蛋打散，加入盐和温水，搅拌均匀。
2. 先在容器的内壁均匀地抹上一层油，然后把蛋液倒入容器，加入虾仁、葱末一起隔水蒸熟即可。

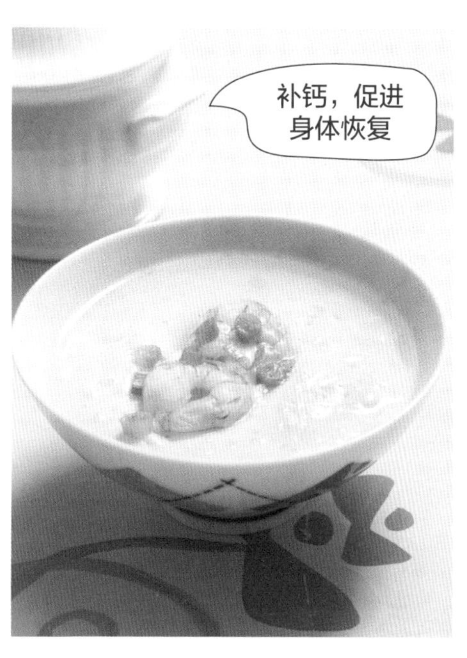

运动：可以练习产褥操

产褥操帮助子宫恢复和恶露排出

顺产妈妈在产后第 2 周可以开始练习产褥操，帮助子宫恢复，促进恶露排出和膀胱功能的恢复，增强胃肠功能，还可以促进盆底肌和韧带的恢复。

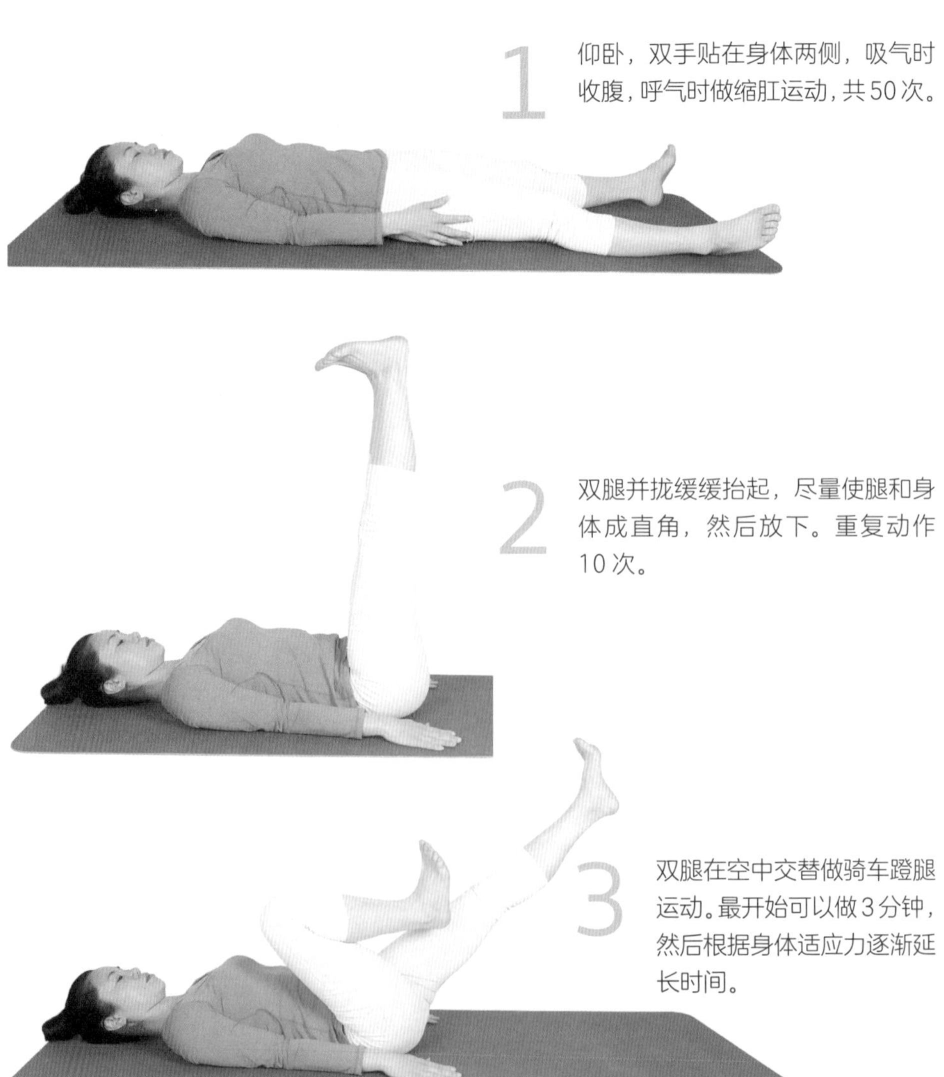

1 仰卧，双手贴在身体两侧，吸气时收腹，呼气时做缩肛运动，共 50 次。

2 双腿并拢缓缓抬起，尽量使腿和身体成直角，然后放下。重复动作 10 次。

3 双腿在空中交替做骑车蹬腿运动。最开始可以做 3 分钟，然后根据身体适应力逐渐延长时间。

产后第 3 周

不要让乳房总处于胀满的状态

新妈妈在母乳喂养的时候，一定不要让乳房总处于胀满的状态，一旦感觉奶胀，就要让宝宝吸吮，或者用吸奶器吸奶，否则奶会慢慢胀回去的。

吸出来的母乳可以用消过毒的容器装起来冷藏或冷冻，以备不时之需。

奶是越吸越有，攒奶只会影响乳汁分泌

催乳最有效的方法是让宝宝多吸。没有这个大前提，喝再多的汤汤水水，吃再多下奶的中药都是白搭。

奶水减少时就全天跟宝宝在一起，白天一起小睡，只要宝宝不抗拒，随时抄起来就嘬两口，不在乎他一顿吃多少，哪怕只是吃几口，新妈妈要时刻记住，吸吮的频率是最重要的。不要着急，频繁哺乳两三天，一天至少哺乳 10 次以上，很快就会有效果。

任何下奶汤都没有宝宝的小嘴巴管用，喝再多的汤，不让宝宝多吸也是枉然。新妈妈切记：奶是宝宝吸出来的，不是攒出来的，宝宝越吃，奶水才会越多。

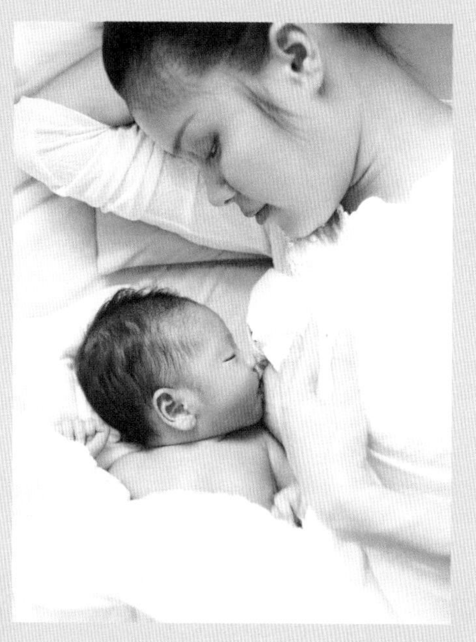

饮食：温补气血，提高乳汁质量

产后应进食滋阴补血的食物

妈妈在产后一定要注意合理膳食，均衡摄入营养，尤其是蛋白质、维生素 C、铁。动物肝脏、动物血和瘦肉是补铁的最佳选择。

新鲜蔬果中富含的维生素 C 可提高植物性食物中铁的吸收率。

大豆及豆制品、牛奶及奶制品、鱼虾、瘦畜肉、去皮禽肉都是优质蛋白质的良好来源，有助于促进机体恢复和泌乳。

催乳提上日程，多喝汤汤水水

从本周开始，催乳就要被正式提上日程了，乳汁分泌不好的妈妈应该想办法催乳了。比如，可以喝催乳汤，还可以吃些利水消肿的食物，如乌鸡、鱼、蛋、红豆、芝麻、银耳、核桃、玉米等。常用食谱有：花生牛奶、核桃枸杞紫米粥、黑芝麻花生粥、鱼头豆腐汤、酒酿蛋汤、花生猪脚汤、海带豆腐汤等。

另外，对于母乳喂养的妈妈来说，在饮食方面要注意远离下面这些可能导致回奶的食物。

马大夫
告诉你

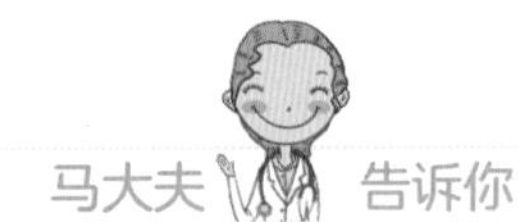

开始分泌成熟乳，及时喂给宝宝

宝宝出生 14 天后，妈妈的乳汁分泌逐渐稳定，这时候的乳汁不仅含有丰富的营养物质，还会根据宝宝的生长变化自行调整其中营养物质的含量，被称为成熟乳，要及时喂给宝宝，以促进宝宝健康发育。

导致回奶的食物
炒麦芽
韭菜
花椒
螃蟹
茶叶
香椿
醋
豆豉

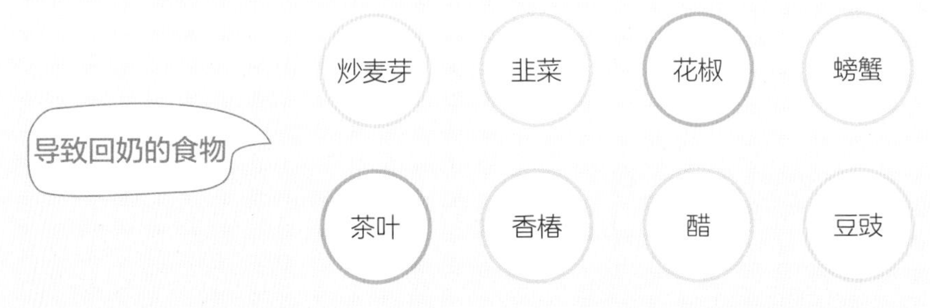

产后第 3 周美味食谱

花生牛奶

材料 花生米 35 克，牛奶 250 克。

做法

1. 花生米煮熟备用。
2. 将花生米和牛奶放入豆浆机中，按下"豆浆"键，煮熟倒出即可。

营养有道：花生富含蛋白质和油脂，搭配牛奶，有催乳、补气的功效，还可提高乳汁质量。

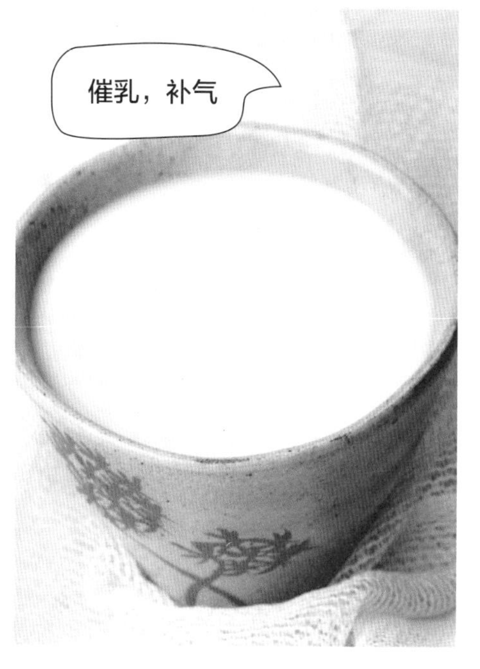

鱼头豆腐汤

材料 鱼头 500 克，嫩豆腐 300 克。

调料 盐、葱段、姜片、料酒、胡椒粉各适量。

做法

1. 鱼头洗净，从中间切开，用纸巾蘸干鱼头表面的水；嫩豆腐洗净，切成大块。
2. 锅中倒入植物油，待油七成热时放入鱼头，煎至两面金黄，盛出；锅留底油，放入葱段、姜片爆香，放入鱼头，加入料酒，倒入适量开水没过鱼头，大火煮开后转中火煮 15 分钟，放入豆腐，调入盐和胡椒粉，继续煮 5 分钟即可。

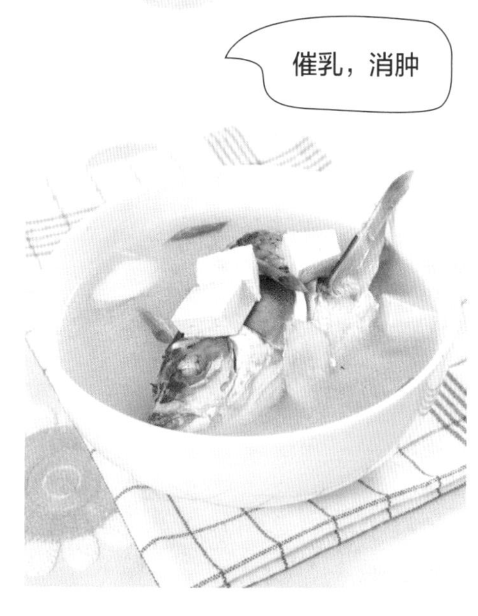

运动：丰胸动作不可少

古今传承的丰胸招式

五禽戏是一种通过模仿虎、鹿、熊、猿、鸟（鹤）五种动物的动作，以保健强身的健身方法。其中熊戏的熊运部分，有助于丰乳。

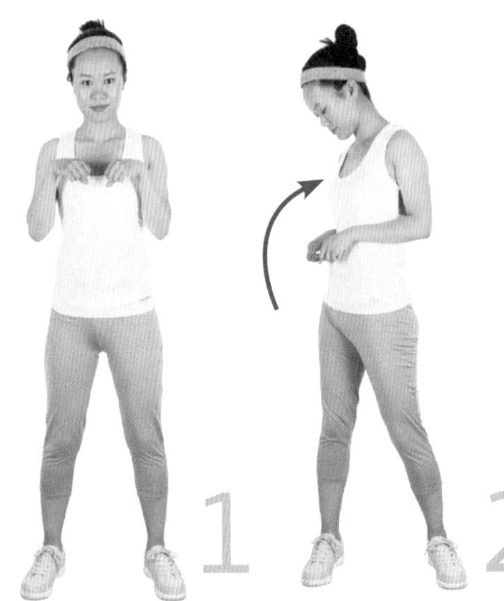

动作一：两掌握空拳成“熊掌”，拳眼相对，垂手放于胸部；目视两拳（图1）。

动作二：以腰腹为轴，上身做顺时针摇晃；同时，两拳随之沿右肋部、上腹部、左肋部、下腹部画圆；目随上身摇晃环视（图2～4）。

动作三、四：同动作一、二。

动作五至动作八：同动作一至动作四，但是左右相反，上身做逆时针摇晃，两拳随之画圆。

结束：做完最后动作，两拳变掌下落，自然垂于体侧；目视前方（图5）。

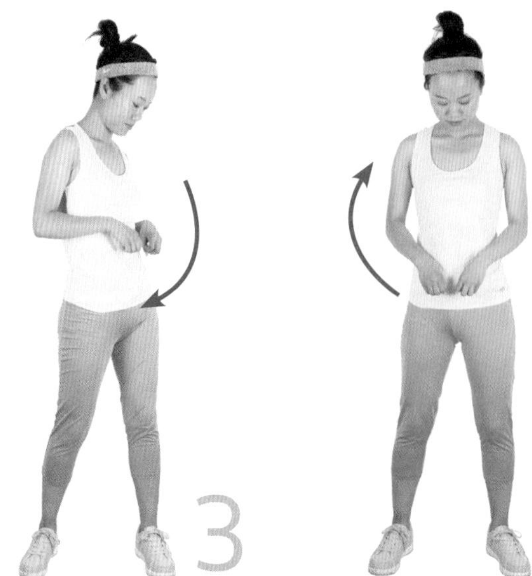

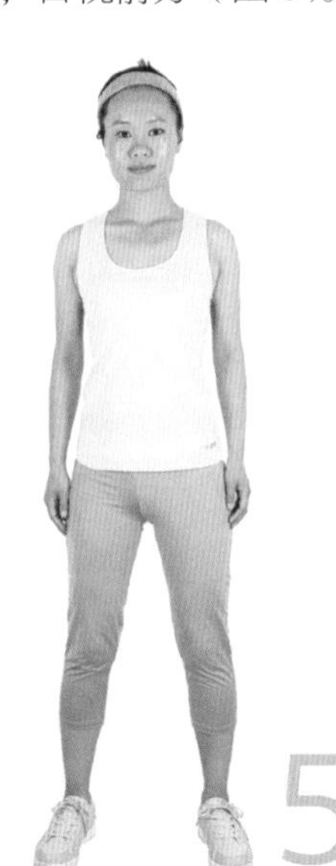

按压法刺激胸部

这个动作能刺激胸部组织，促进乳房发育。

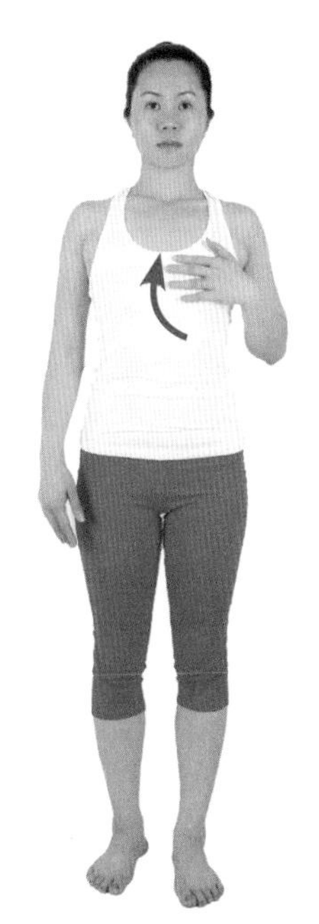

用手包住整个乳房，轻轻按压胸部周围的组织，每次按压停留 3 秒。然后分别在乳沟的位置从下向上按压，一直按压到乳房外侧。换另一侧重复动作。重复按摩 6 次，每次持续按摩 30 秒。

螺旋按摩法，让胸部挺起来

这个按摩法能紧实胸部肌肉，加强支撑力，让胸部越来越挺。

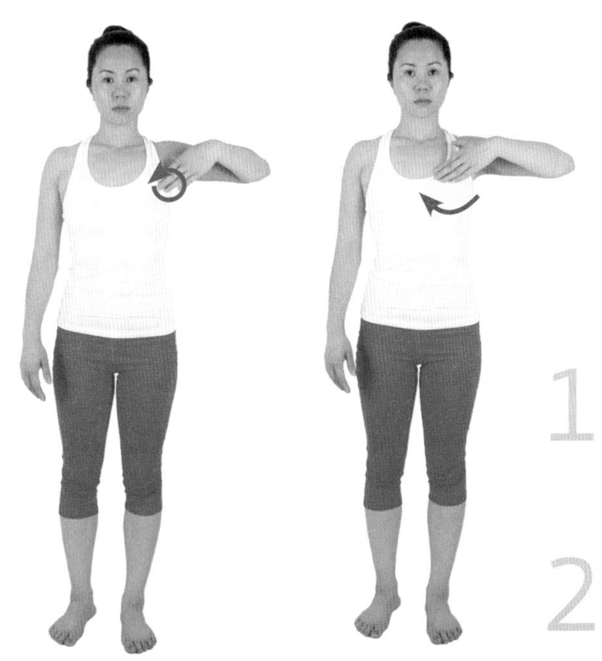

1 一只手放在腋下，沿着乳房外围做圆形按摩。

2 从乳房下面往上提拉按摩，直到锁骨的位置。换另一侧重复动作。每个动作重复 8～10 次。

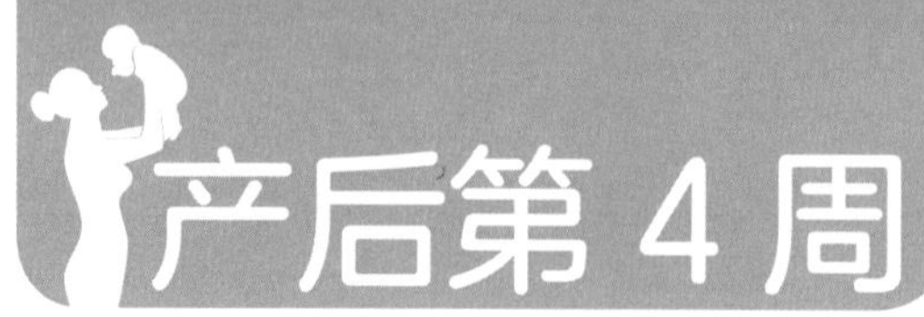

哺乳妈妈喝牛奶别选低脂的

每 100 克母乳中大约含 3.5 克脂肪，乳汁中的脂肪可让宝宝吃奶后保持长时间不饿并促进宝宝体重增长，所以新妈妈的饮食中不能缺脂肪，每天摄入 50 ~ 65 克。哺乳妈妈喝的牛奶不要选低脂、脱脂类型的，以促进泌乳和脂肪供给。

混合喂养的妈妈要小心发胖

母乳喂养的妈妈虽然吃得多一些，但泌乳消耗多，孕期中储备的那些脂肪慢慢就被消耗掉了；人工喂养的妈妈不喂奶，饮食也刻意少吃，身体也会逐渐瘦下来。而混合喂养的妈妈实际上泌乳量比较少，消耗不了很多热量，但妈妈自己和家庭成员都认为，要喂奶，所以不能少吃东西。妈妈总会因为要哺乳而吃超出自身消耗的食物，不敢减少食量使得体重滞留比较多。

建议混合喂养的妈妈衡量一下宝宝的食量，看看宝宝吃奶粉的比例，然后对照纯母乳妈妈的热量和营养供给，再决定自己需要吃多少食物。如，妈妈的哺乳量大概占宝宝奶量的一半，那么每天增加的热量是纯母乳妈妈一半的量，也就是 250 千卡热量即可。

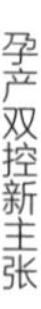

饮食：增强体质，补充体力

补充碳水化合物要多选粗粮和低糖水果

碳水化合物可以为人体补充活动所需的热量，对于产后新妈妈的体力恢复极有好处。新妈妈可以通过吃多种多样的谷类、水果和根类蔬菜来补充碳水化合物，比如全麦面、糙米、荞麦面、苹果、香蕉、土豆等都是很好的选择，少吃奶油蛋糕、饼干、油炸食品及甜饮料等。粗粮、全谷类各种营养素含量更高；低糖水果相对低热量，有助于控制体重和血糖。

补充维生素 A，防止宝宝生长迟缓

维生素 A 和细胞的完整性有关，能够帮助细胞对抗氧化，增强免疫细胞的活力。哺乳妈妈如果乳汁中缺乏维生素 A，就会使宝宝生长缓慢，并对宝宝眼部、呼吸道、泌尿系统的健康发育有不利影响。

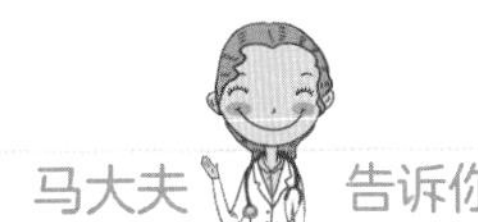

继续补充增强体质的食物

在产后的几个月内，新妈妈需要恢复身体、提高抵抗力，同时还要将营养加以转化，通过乳汁输送给宝宝。因此必须加强饮食调养，补充足够的营养素，可以吃些能有效增强体质的食物，比如牛肉、鸡肉、水产品、牛奶、鸡蛋、胡萝卜、南瓜、蘑菇、海带、大米、红豆、土豆等。

胡萝卜、南瓜、芒果、木瓜

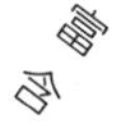

β－胡萝卜素

在体内转化成

维生素 A

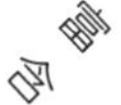

动物肝脏（猪肝、鸡肝等）、蛋黄、奶类

产后第 4 周美味食谱

红豆粥

材料 大米 50 克，红豆 30 克。

做法

1. 红豆洗净，清水浸泡 1 小时；大米洗净。
2. 锅置火上，加入适量清水煮沸，将红豆放入锅中煮至七成熟，加入大米煮至黏稠即可。

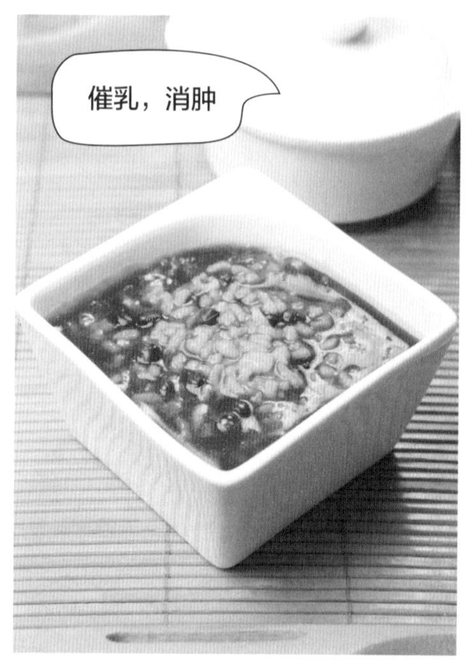

土豆烧牛肉

材料 牛肉 300 克，土豆 250 克。

调料 葱丝、姜片各 5 克，香菜段 3 克，料酒、盐、白糖、酱油各适量。

做法

1. 牛肉洗净，切块，焯烫；土豆去皮，洗净，切块。
2. 锅内倒油烧热，爆香葱丝、姜片，放牛肉块、料酒、白糖、酱油炖熟，加土豆块继续炖至熟软，加入盐，撒香菜段即可。

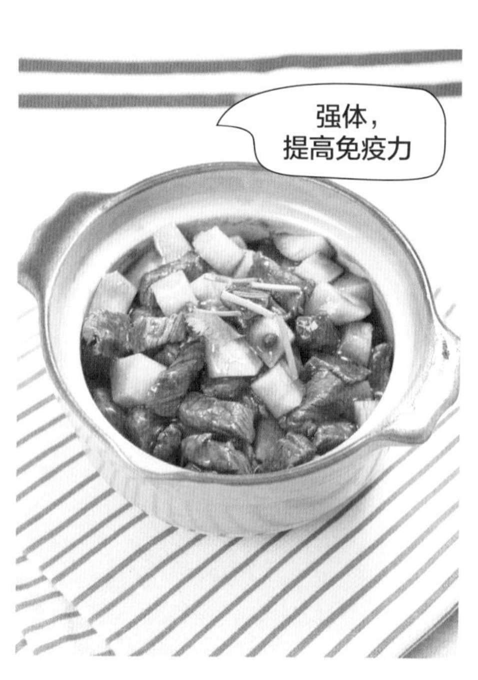

运动：可适当增加运动量

脊椎伸展，塑造背部曲线

坐在椅子或沙发上的时候，双手用力撑住身体，做出要站起来的样子，每10个一组，每天做3组，长期坚持下去，有助于消除肩臂多余脂肪。此时，再配合脊椎伸展运动，可以帮助打造完美的背部曲线。

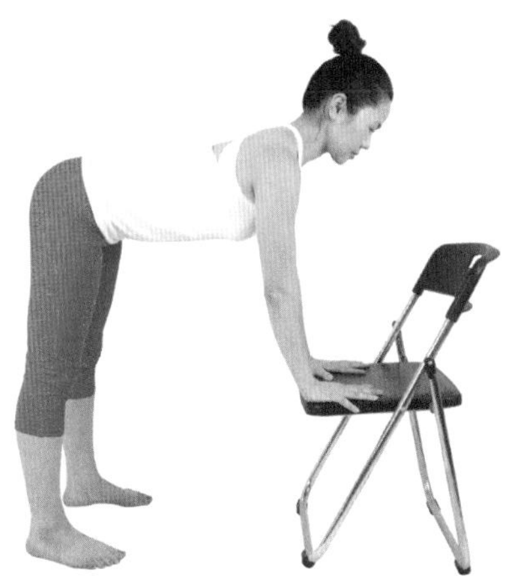

1 选一把折叠椅，靠墙固定放好，避免晃动。双脚分开站立，与肩同宽，双手支撑在椅面上，感受背部的伸展。

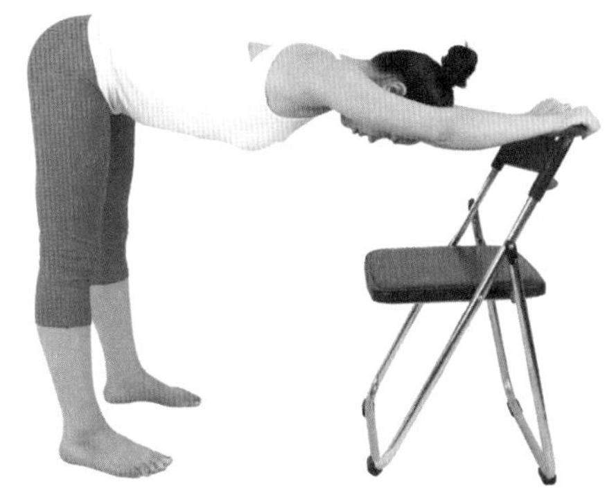

2 继续保持背部伸展，双手慢慢上移抓住椅背，强化伸展效果。

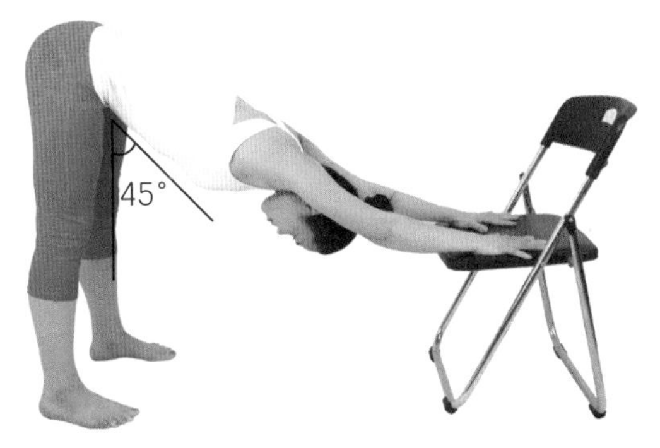

3 双手再回到椅面，手指并拢用力，双脚向后移动，背部下压呈45度，继续伸展。

做做颈部运动，缓解哺乳引起的颈部酸痛

妈妈生产时体内会分泌松弛素，导致全身关节部位的肌肉松弛，关节的保护作用减弱。哺乳期妈妈由于需要长时间低头喂宝宝吃奶，更容易出现颈部酸痛。颈部运动可以帮助锻炼颈部肌肉，缓解酸痛。

仰卧在瑜伽垫上，双肩着地，双手平枕在脑后，颈部向右转，然后再向左转，根据自己的身体情况重复动作。做此运动时要选在地板上或者较硬的床上进行，以达到锻炼效果。

转肩运动，预防肩肘疼痛

产后妈妈抱宝宝的时间比较长，容易造成双臂和肩膀的疲劳，导致疼痛。多做做转肩运动，有助于促进血液循环，缓解疲劳。

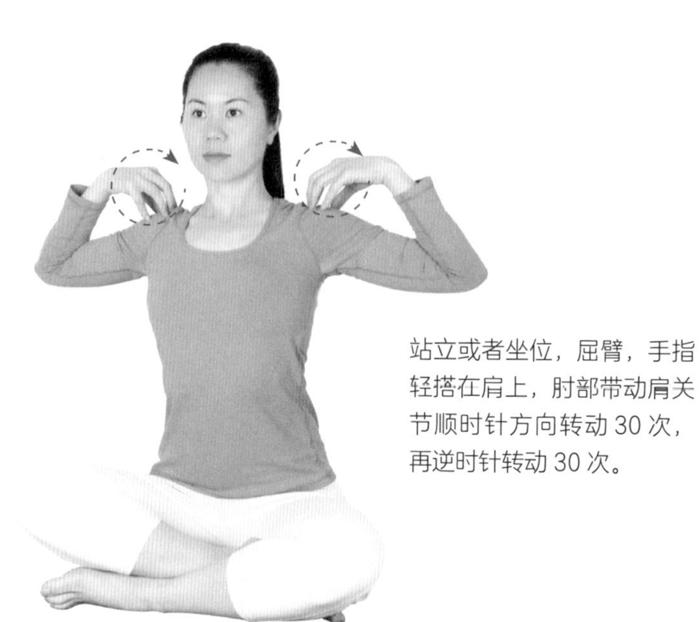

站立或者坐位，屈臂，手指轻搭在肩上，肘部带动肩关节顺时针方向转动 30 次，再逆时针转动 30 次。

随时都可以做的健身小动作

瘦身运动不一定非要抽出专门的时间，有的动作日常生活中随时都可以做：如坐的时间长了站一会儿做做提肛运动；也可以用脚尖站立，绷紧腿部和臀部肌肉；或者在屋里走几圈。上下电梯时，可以将头、背、臀、脚跟紧贴电梯壁站直，别小看乘电梯的这几分钟，养成习惯会让身体挺拔、优美。

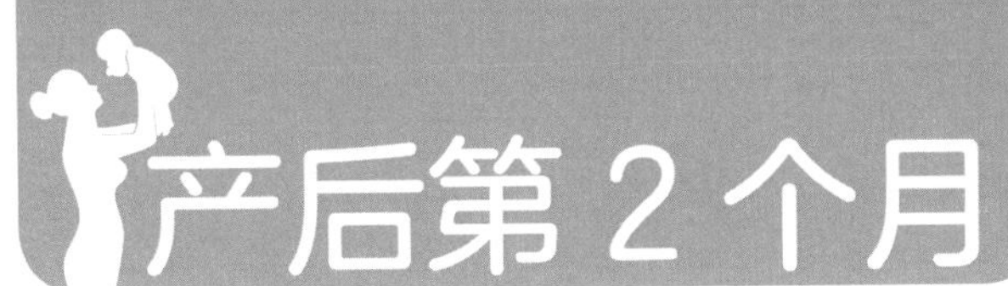

产后第 2 个月

新主张

哺乳妈妈也需要补叶酸

如果新妈妈不哺乳，叶酸需要量恢复孕前水平，可以不继续补充叶酸。不过，如果是哺乳妈妈，那么每天要摄入 0.55 毫克叶酸，比孕前增加 0.15 毫克。由于多种营养素的需要量都同时上升，推荐新妈妈直接补充复合维生素片，而不是单独补充叶酸片。此外，要多吃绿叶蔬菜，其中叶酸含量丰富，还不会担心过量。

继续补充 DHA

婴儿需要 DHA 来帮助大脑神经系统的发育。哺乳期妈妈和孕妈妈的 DHA 供给标准一样，所以只需要参照孕期的做法， 每周吃 2~3 次鱼就足够了，不一定要服用 DHA 产品。如果一定要吃，注意 DHA 的含量，选择 EPA 比较低而 DHA 比较高的产品。当然，如果服用之后胃肠感觉不舒服，就随时停下。

运动后的乳酸并不会影响乳汁质量

哺乳妈妈每天多走路、多做家务，也可以参加跳操、垫上体操、瑜伽等健身活动。很多人听说，运动之后乳汁会变酸，宝宝不喜欢。其实，如果运动强度不那么大，身体根本不可能产生那么多乳酸。另外，乳酸也不是有毒物质，并不会影响乳汁质量，降低其营养价值，乳酸还有利于矿物质的吸收，只是会使乳汁味道发生改变。

饮食：无须刻意节食，也能跟赘肉说再见

选择看得见原貌的食物

懂得吃，就会瘦。建议挑选真正营养、新鲜的食物，把握一个简单的规则：看得见食物天然原貌。

也就是说，选择吃新鲜牛肉片、牛排，而不吃加工过的牛肉干，因为牛肉经过加工，会加入许多添加剂，已经不是食物的原貌、原味了。同理，吃活鱼而不是市售鱼丸，吃水果而不是吃水果干或市售果汁。食物越天然越好。

增加膳食纤维的摄入

膳食纤维被称为人体不可缺少的“第七营养素”，能促进肠道蠕动，加快排便速度，防止便秘，增加饱腹感，减少热量囤积，有助于体重控制。新妈妈每天膳食纤维摄入量在 25～30 克，将有助于改善各种不适，如便秘、疲劳、食欲不佳等。

蔬菜、水果、海藻、薯类、豆类食物中富含膳食纤维。每天的膳食纤维补充方案见第 92 页。

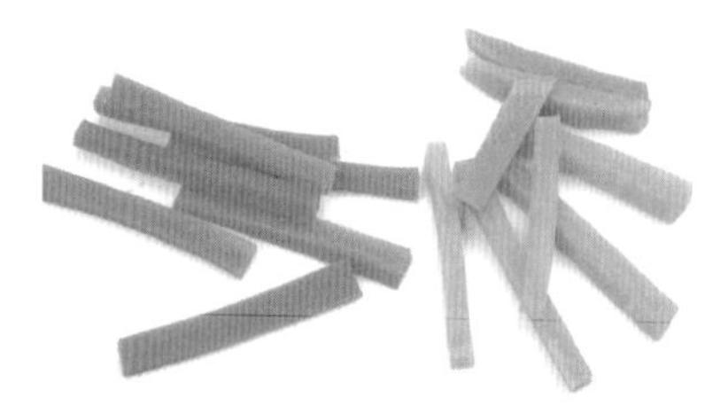

选择健康零食

零食是新妈妈营养的补充，应尽可能与加餐相结合，以不影响正餐为宜。零食选择应注意：选择新鲜、天然、易消化的食物，如奶制品、水果、坚果等；少选油炸食品和膨化食品；零食安排在两餐之间，量不宜多，睡前 30 分钟不要吃。

推荐和限制的零食

推荐	限制
新鲜水果、蔬菜	果脯、果汁、果干、水果罐头
乳制品（液态奶、酸奶、奶酪等）	乳饮料、冷冻甜品类食物（冰激凌、雪糕等）、奶油、含糖饮料（碳酸饮料、果味饮料等）
全麦馒头、面包	膨化食品（薯片、爆米花、虾条等）、油炸食品（油条、麻花、炸薯条等）、奶油点心
鲜肉鱼制品	咸鱼、香肠、腊肉、鱼肉罐头等
鸡蛋（煮鸡蛋、蒸蛋羹）	煎鸡蛋
豆制品（豆腐干、豆浆）	油豆皮、豆泡
原味坚果类	高盐坚果、糖渍坚果

产后第 2 个月美味食谱

干贝香菇鸡蛋汤

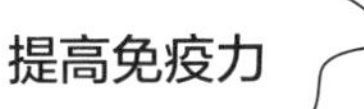

材料 干贝 50 克，枸杞子、干香菇各 10 克，鸡蛋 1 个，干百合、菊花各少许。

调料 盐 2 克，高汤适量，酱油 5 克。

做法

1. 干贝洗净，泡 5 小时，取出沥干；鸡蛋打成蛋液；干香菇泡发，洗净沥干，去蒂，切丝；干百合和枸杞子浸泡至变软，沥干；菊花洗净。
2. 锅内加适量水和高汤，煮沸后加干贝、香菇、百合、枸杞子煮熟，将蛋液慢慢倒入锅中打成蛋花，烧煮后放酱油和盐调味，撒上菊花即可。

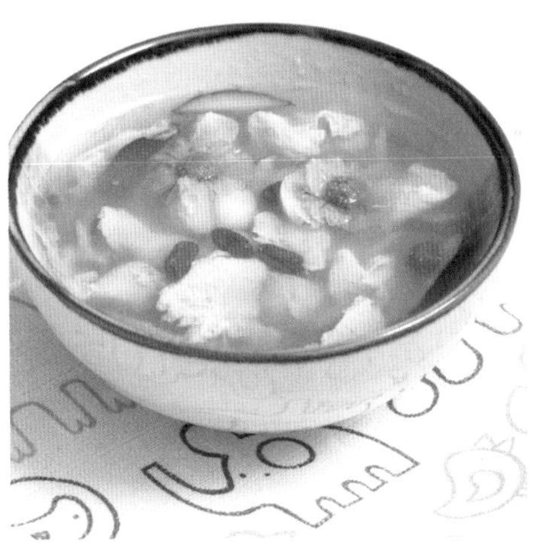

鲫鱼苦瓜汤

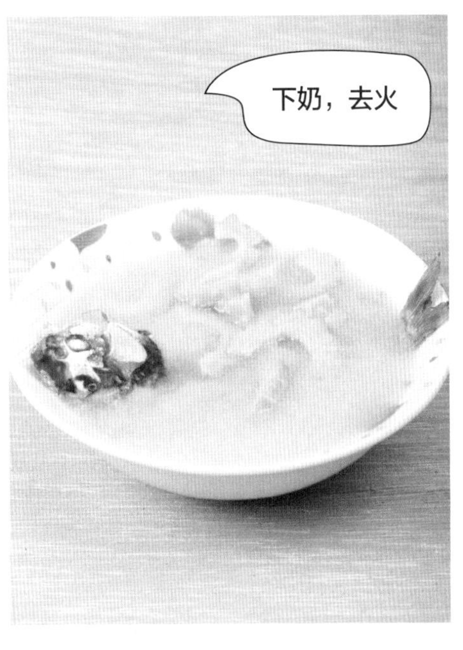

材料 鲫鱼 1 条，苦瓜 200 克。

调料 盐 2 克，白糖 5 克，醋 4 克。

做法

1. 鲫鱼处理干净，入锅略煎，盛出；苦瓜洗净，去子，切片。
2. 锅置火上，倒入适量清水，放入鲫鱼煮沸，放入苦瓜片大火煮沸，加盐、白糖、醋调味，改小火煮至鱼肉熟即可。

运动：产后瑜伽好处多

半脊椎扭转，强腰瘦腰

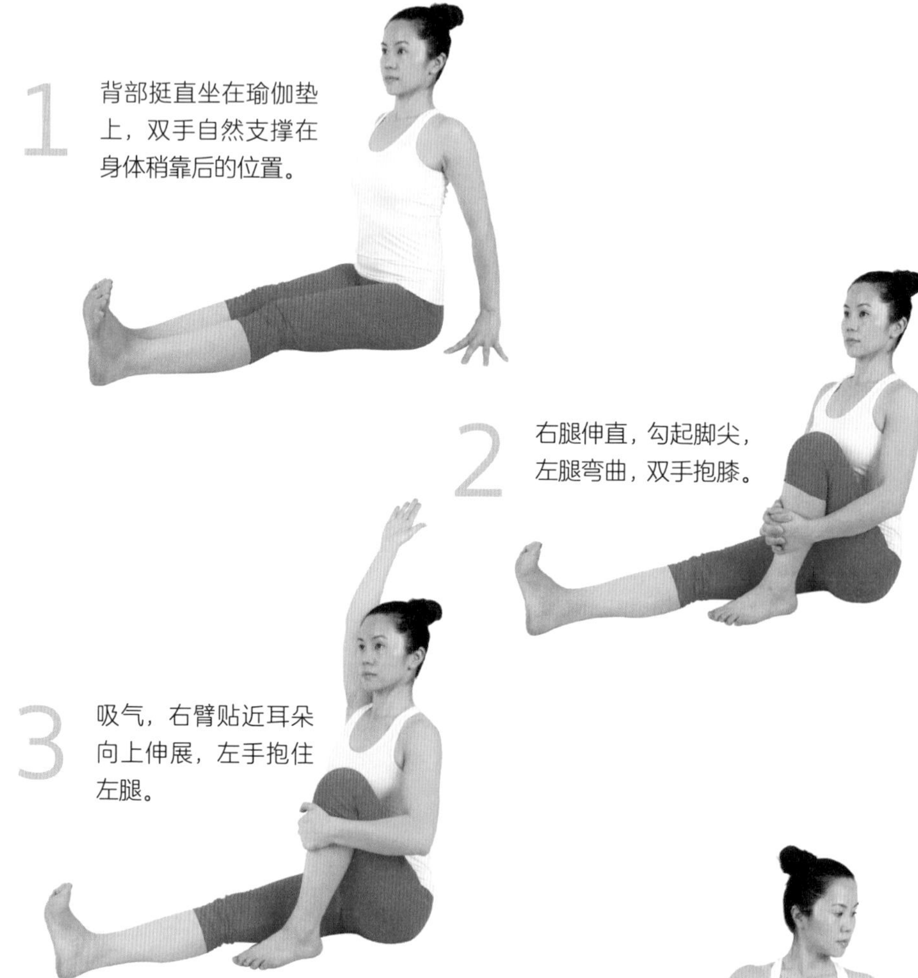

1 背部挺直坐在瑜伽垫上，双手自然支撑在身体稍靠后的位置。

2 右腿伸直，勾起脚尖，左腿弯曲，双手抱膝。

3 吸气，右臂贴近耳朵向上伸展，左手抱住左腿。

4 右手放在左膝上，左手放在身后，呼气，从胸椎开始向后方扭转，均匀呼吸，保持 15 秒。然后吸气，回到步骤 1，反方向重复动作。

虎式瑜伽，让臀部翘起来

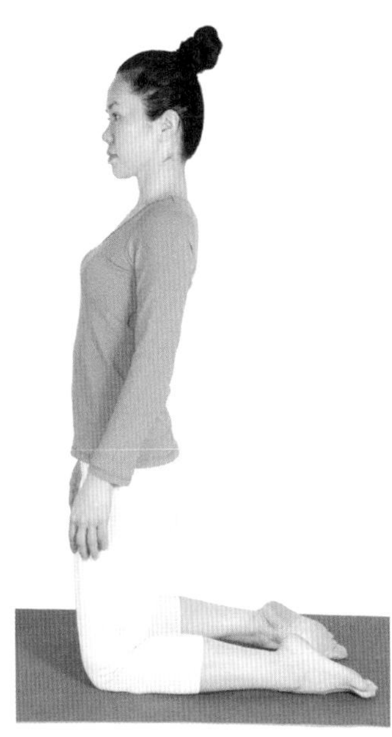

1 双膝跪地，打开与肩同宽，让小腿和脚面尽量贴近地面。上身直立，大腿与小腿成 90 度。

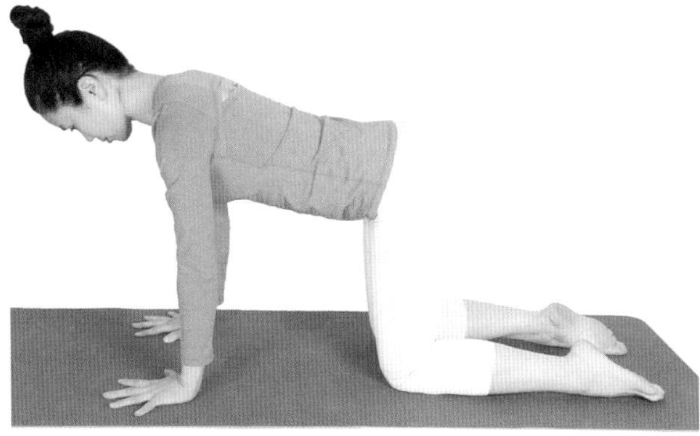

2 缓缓俯身向前，手掌着地，手臂垂直地面，脊椎与地面平行。

3 吸气，背部下沉成弧形。

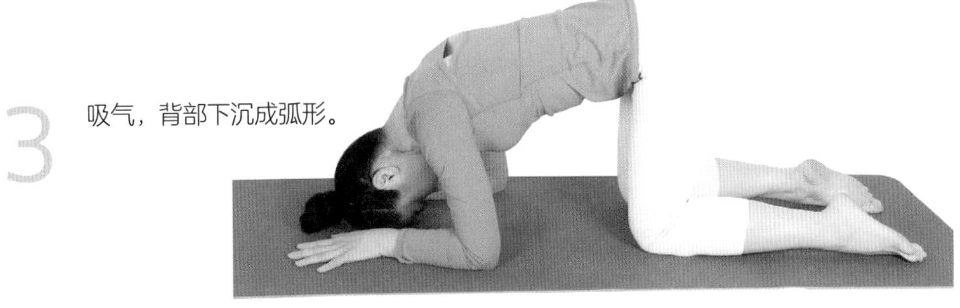

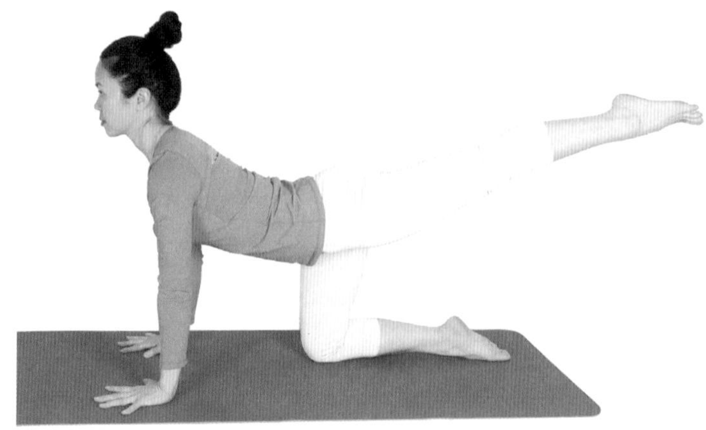

4 抬腿向后伸展，同时抬头、抬高下颌，伸展颈部。

5 呼气，低头，屈膝尽量靠近头部，脊椎成拱形。

6 收腿，头触地，收下颌尽量靠近膝盖，双臂自然向后伸展。

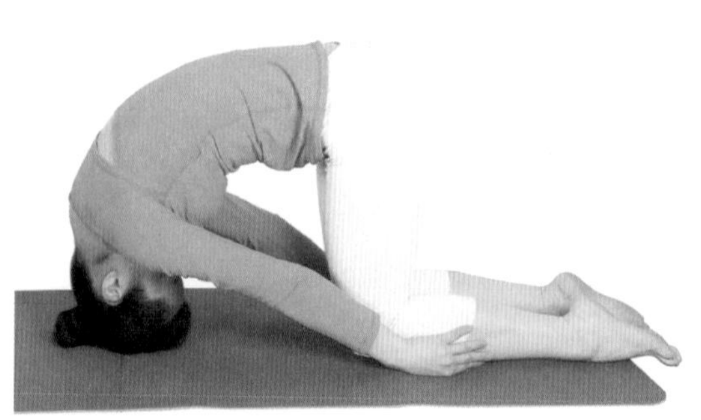

产后第 3 个月

骨盆修复从产后 42 天开始

在分娩结束后，盆底肌并不会立刻恢复到孕前的状态。一般来说，盆底肌、子宫等恢复到孕前状态要到产后 42 天左右，但要恢复到能拎重物的程度则要在产后 8～12 周。

所以，产后骨盆修复的最佳时间是在产后 42 天时开始，产后一年内效果最佳。需要注意的是，一旦妈妈出现身体状况不佳、进行伸展运动时感到疼痛，以及睡眠不足或空腹时，要谨慎进行骨盆修复运动。

剖宫产也要进行骨盆修复

有些妈妈认为，自然分娩才会造成骨盆松弛，而剖宫产因为没有骨盆被迫大力张开的过程，所以就不需要进行骨盆修复了。这种观念是错误的。不要以为剖宫产就可以避免盆底肌松弛，其实剖宫产同样会面临盆底肌功能减弱的问题。

十月怀胎，盆底肌在长达 10 个月的时间内一直处于超负荷状态，较高的激素水平也导致盆底肌薄弱，所以，即使是剖宫产妈妈也不可轻视骨盆修复。

修复骨盆可借助骨盆矫正带

骨盆矫正带，又称骨盆带，是一种利用物理方法矫正骨盆的方法，主要用于产后骨盆的恢复。双菱形骨盆矫正带是现今国际产科医生比较推荐的一款，对产后骨盆快速恢复、保持身材极有帮助。

使用骨盆矫正带要坚持，不要三天打鱼两天晒网。尤其是做产后运动时，最好及时佩戴骨盆带矫正骨盆。此外，妈妈要注意，每天使用骨盆矫正带的时间不宜过长，一般 8 小时左右即可，且夜间睡觉时最好不要使用。

饮食：坚持补钙，增强骨质

牛奶及奶制品是良好的钙来源

牛奶中含有丰富的钙质，每250克牛奶中，所含的钙就达300毫克，可满足妈妈产后每天1/4的钙需求量；同时，相对其他食物，牛奶中的钙质更易为人体所吸收，牛奶中还含有多种氨基酸、乳酸及维生素，对于钙的消化和吸收起着很好的促进作用。

因此，产后妈妈骨盆恢复阶段，应该适量饮用牛奶。若不喜欢饮用鲜牛奶，也可选择其他奶制品，如奶粉、酸奶、奶酪等，这些都是良好的钙质来源。

大豆及豆制品，产后妈妈补钙不可少

大豆是高蛋白食物，且吃法多样。不管是大豆本身还是豆制品，其中的含钙量都很高。每100克大豆中含钙191毫克，500毫升豆奶含钙120毫克，150克豆腐含钙高达246毫克。

此外，大豆中还含有丰富的镁。研究发现，钙与镁的比例为2：1时，最利于钙的吸收利用。所以，在补钙的同时，也不要忘了补充镁；而大豆不仅可补钙，同时也补充了镁，因此大豆及豆制品是妈妈产后非常好的补养食物。

蔬菜中也不乏补钙佳品

蔬菜中也有很多补钙的佳品，研究发现，每100克小萝卜缨中，含钙量高达238毫克，比牛奶含钙量还高。

西蓝花富含维生素C、胡萝卜素、钙等多种营养成分，每100克西蓝花中含钙约67毫克。

此外，每100克雪里蕻中含钙达230毫克；而小白菜、油菜、茴香、香菜、芹菜等每100克钙含量也在150毫克左右。经常吃这些蔬菜不仅能补钙，还可补充维生素、膳食纤维等多种营养成分。

产后第 3 个月美味食谱

香椿拌豆腐

材料 香椿 100 克，豆腐 300 克。

调料 盐 3 克，香油少许。

做法

1. 香椿择洗干净；豆腐洗净，碾碎。
2. 锅置火上，倒入清水烧沸，将香椿焯一下捞出，控净水，切碎。
3. 将豆腐碎、香椿碎和盐、香油拌匀即可。

营养有道：香椿是春季特有的一种蔬菜，可以清热、解毒；豆腐营养丰富，富含蛋白质，钙等物质。

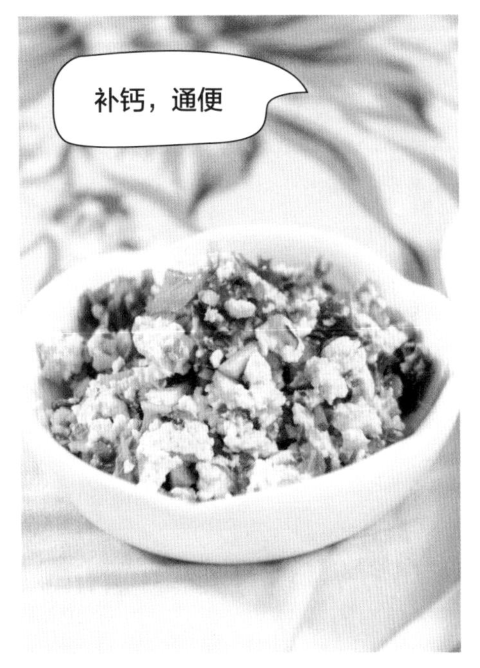

牛奶炒蛋

材料 鸡蛋 2 个，牛奶 200 克。

调料 黑胡椒粉适量。

做法

1. 鸡蛋磕入碗中，倒入牛奶，搅匀。
2. 平底锅中刷一层薄油，开小火，将蛋液倒入，静待 2 分钟，不要翻动，然后用铲子轻轻从底部推动，看到底部的蛋液已经凝固后，继续用铲子推，注意是从四周往中间堆，就像堆小山一样。
3. 待蛋液全部凝固，看不见水分后关火，撒上黑胡椒粉即可。

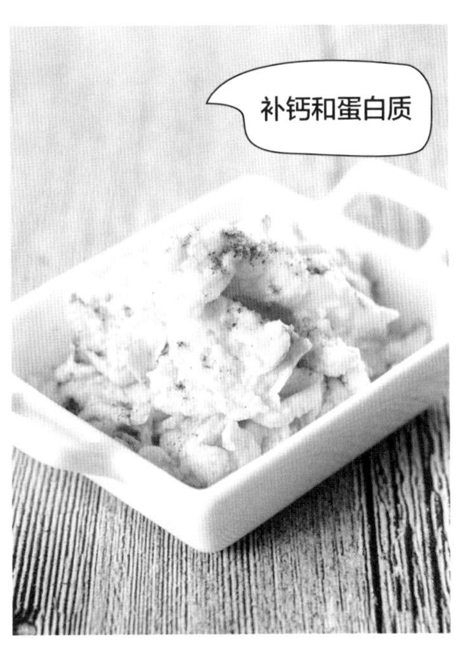

运动：矫正骨盆

坐时别跷二郎腿，并拢双腿

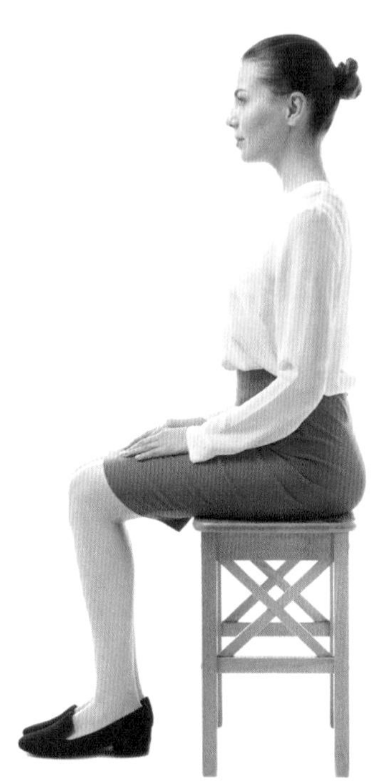

很多人坐着时喜欢跷起二郎腿，却不知，骨盆和髋关节在长期受压的情况下易有酸疼感，骨盆易歪斜，同时还可能出现骨骼病变、肌肉劳损。

对于处于骨盆恢复期的产后妈妈来说，更要注意这一点，尤其是长期坐着的白领妈妈，坐在椅子上时一定要注意保持正确的坐姿：腰部挺直，膝盖自然弯曲，保持双脚并拢着地，让身体的重心均衡地落在两腿之间，不要跷二郎腿。同时，还要注意伸展背肌，打开双肩，不仅有助于身体的恢复，同时显得更优雅。

不要单手拎重物，背包要换肩背

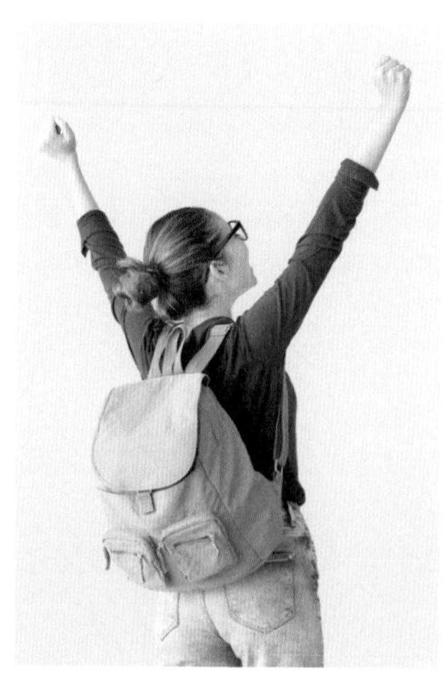

妈妈要注意，不要单手拎过重的物品，单手拎物最好不要超过 5 千克；此外，最好改变单手拎东西的习惯，可以把所买的东西或者要拿的东西分成两份，平分于双手，各拎一份。

妈妈还有一点要注意，日常背挎包尤其是背较大的挎包时，最好不要长期用某一侧的肩膀背，要养成每天换肩背包的好习惯，以免老是用一侧背包，导致背部和盆骨发生歪斜。

借助瑜伽球矫正骨盆

借助瑜伽球，能锻炼骨盆和盆底肌，促进肌肉弹性的恢复。

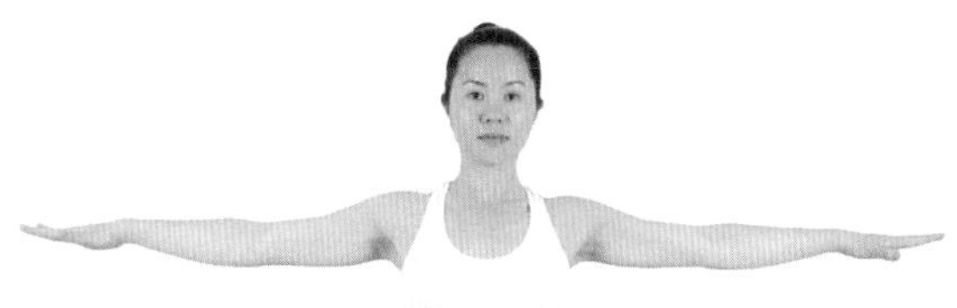
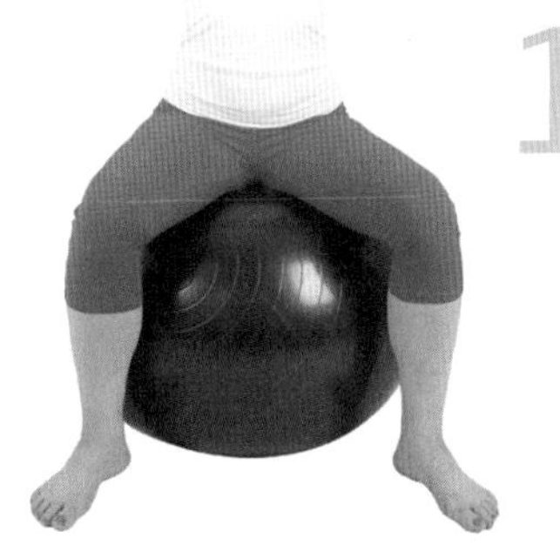

1 妈妈坐在瑜伽球上，双腿分开，双臂张开，身体轻轻用力使瑜伽球慢慢上弹下陷即可，5～10分钟。注意：妈妈一开始做时，为了安全起见，瑜伽球最好加上一个固定底座，以防瑜伽球乱跑。

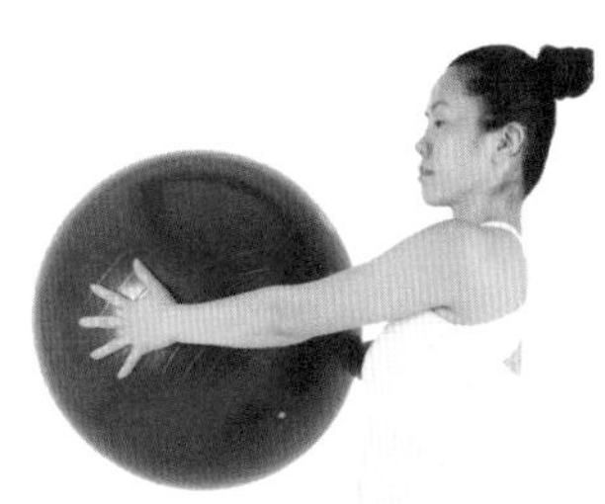
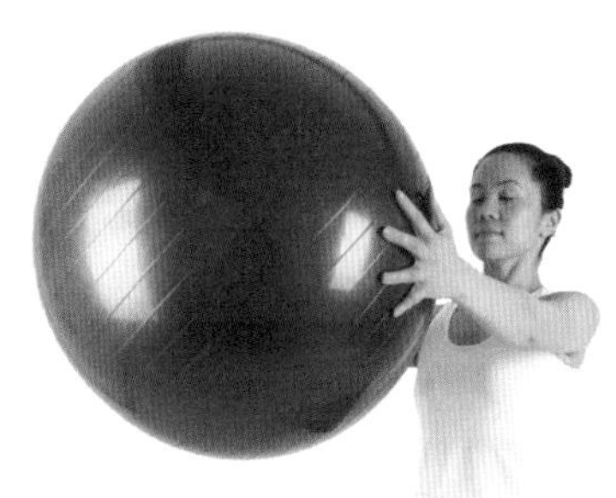
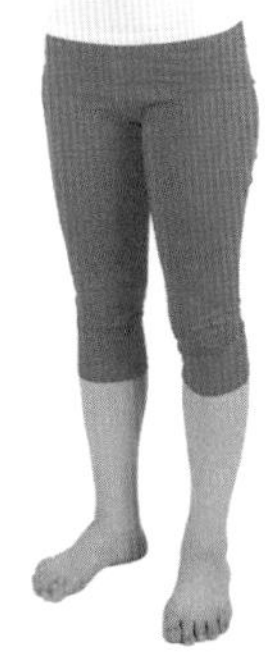
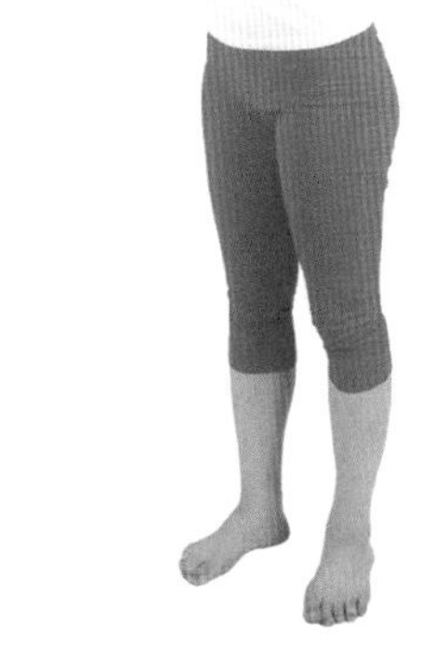

2 妈妈站在垫子上或地上，双腿分开，双手持瑜伽球平举于胸前，然后慢慢向左转，到最大限度后保持5～10秒，然后回到中间的位置。

3 休息3～5秒，慢慢向右转，到最大限度后保持5～10秒，再回到中间的位置。两侧交替各进行5～10次即可。做这一动作时，双腿可以略屈膝，同时上半身保持挺直。

钟摆式运动，轻松正骨盆

钟摆式运动能让骨盆回到中央，还能放松髋关节。

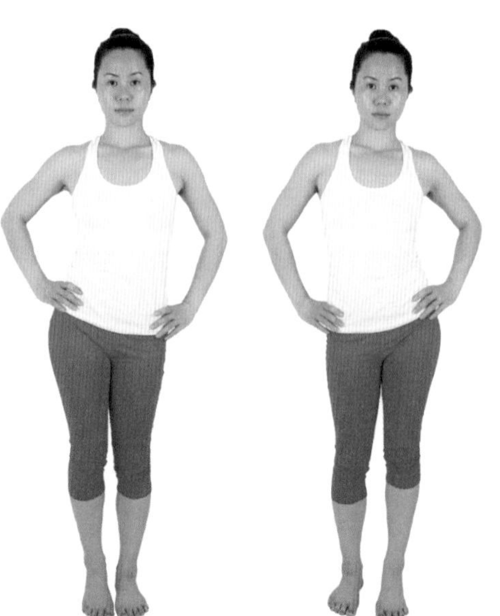

站姿，身体挺直，双手叉腰。将骨盆轮流往右侧及左侧外推，像钟摆一样左右晃动，动作缓慢进行，不要太用力，重复 5 ~ 10 次即可。

做这一动作时，要尽量保持上半身挺直不动，将注意力放在骨盆上，感觉整个骨盆确实在左右移动。

蹲起式运动，正骨盆、瘦臀腹

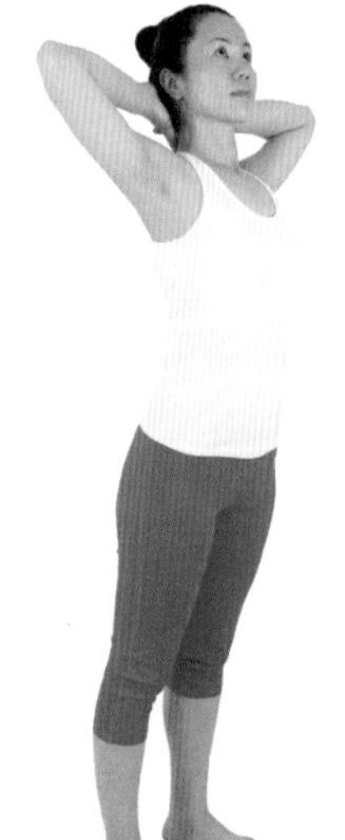

1 双脚开立与肩同宽，双手十指相交放于脑后，双腿挺直，吸气时背部向上伸展。

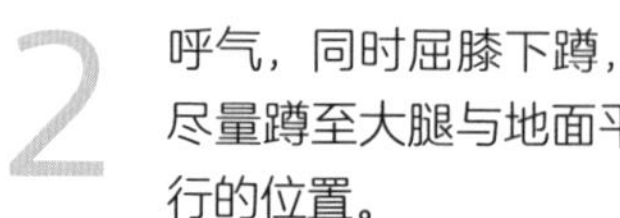

2 呼气，同时屈膝下蹲，尽量蹲至大腿与地面平行的位置。

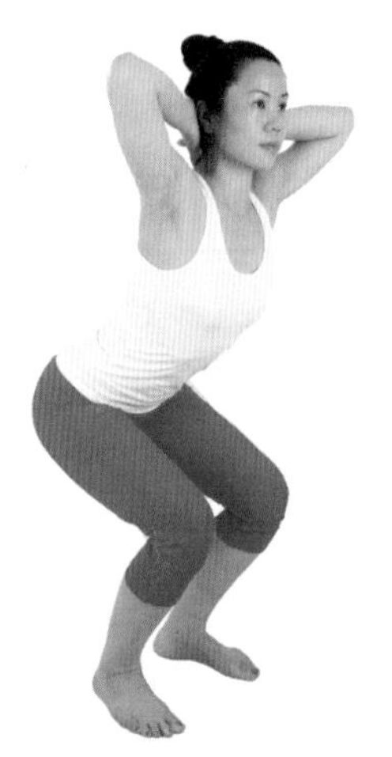

3 吸气，同时双脚蹬地向上站起来。

产后第 4~6 个月

减肥瘦身也要好好吃早餐

新妈妈需要知道，即便要恢复身材、减肥瘦身，也要好好吃早餐。不吃早餐不但不利于减肥，对身体也会造成很大伤害。由于早餐和前一天的晚餐相隔时间较长，不吃早餐，挨到中午的时候，新妈妈更容易狼吞虎咽，吃得更多。能不能减肥瘦身，得看一天总热量的摄入，和少吃某一餐没有关系，如果不吃早餐，但午餐或晚餐吃很多，或是吃很多零食，对减肥是帮倒忙。

能站就不坐，站着就能瘦

久坐不动最容易造成腹部脂肪堆积，除了适当的休息，最好让身体离开沙发、椅子。站立时可以做个简单的小动作——收紧臀部和腿部，放松、再收紧、再放松，反复数次，减肚子的同时还能紧致臀部和腿部。

同时，一条腿站定，另一条腿微微抬起转动脚踝，拉紧小腿肌肉，再换另一条腿重复动作。这样做可以改善小腿粗壮的情况。

站着是最简单、最省力的瘦身方法。

每天晚饭后靠墙站 15 分钟

产后妈妈想要塑造好身形，只要注意一些细节就可以了，每天靠墙站立也能瘦。

每天晚饭后 30 分钟，靠墙站立，将整个背部紧贴在墙壁上，使臀部、背部、腿部、腰部、肩部、头都尽量贴紧墙面，每次 15 分钟，每天 1 次。只要坚持做，不仅瘦腰，腿也会变得又细又直。这是因为人在靠墙站立时，大腿内侧、小腿肚、腹部等部位的肌肉紧张，并促进脂肪燃烧，达到瘦身减脂的目的。

根据血糖生成指数（GI）买食物

说到血糖生成指数，往往会和糖尿病患者联系在一起，但是产后减肥阶段也要考虑食物的 GI。一般情况，摄取高 GI 食物，血糖值会急剧上升；而摄取低 GI 食物，食物在肠胃中存留的时间会久一些，饱腹感相对会延长，人就不易摄入过多食物了。新鲜蔬菜就是很常见的低 GI 食物。

主食宜粗点、杂点、颜色深点

大米、小麦等本身含有丰富的 B 族维生素和矿物质，但在精加工过程中，由于谷胚和麸皮被碾磨掉了，这些营养素遭到破坏。米面加工得越精细，营养素损失越多，对产后体力恢复和健康瘦身越不利。所以，主食要多选全谷类、多吃粗粮，如全麦粉、燕麦片、玉米、小米、糙米、荞麦面等。

颜色越深的粮食，其中的营养价值往往也越高。黑紫色的主食如黑米、紫玉米，富含花青素和硒，能有效清除体内自由基。

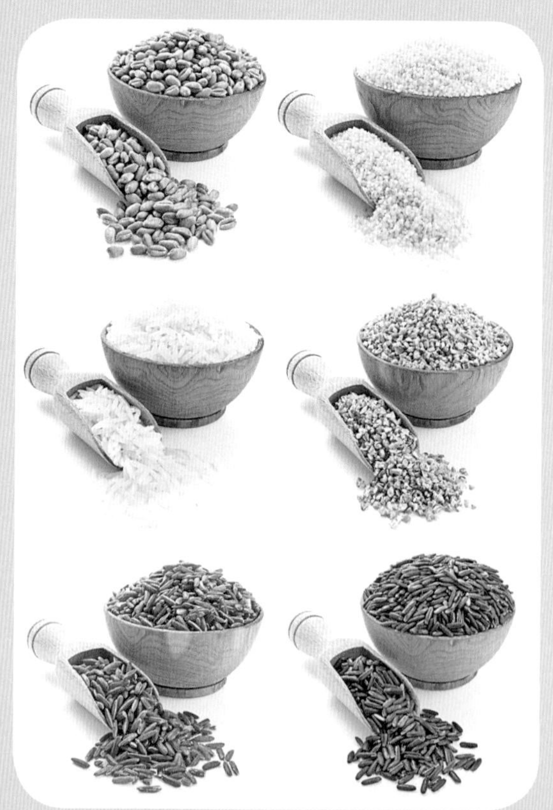

饮食：营养又不过量，吃出平坦小腹

三餐热量最好达到 3：2：1

合理安排一日三餐，最好达到早、中、晚三餐热量为3 ： 2 ： 1的比例，这样可以让全天的热量均衡。如果两餐合并为一餐，一下子摄取过高的热量不容易消耗，就会转化成脂肪囤积在体内。瘦身时一定要好好吃早餐，因为早餐是一日三餐中最不容易转化成脂肪的一餐。

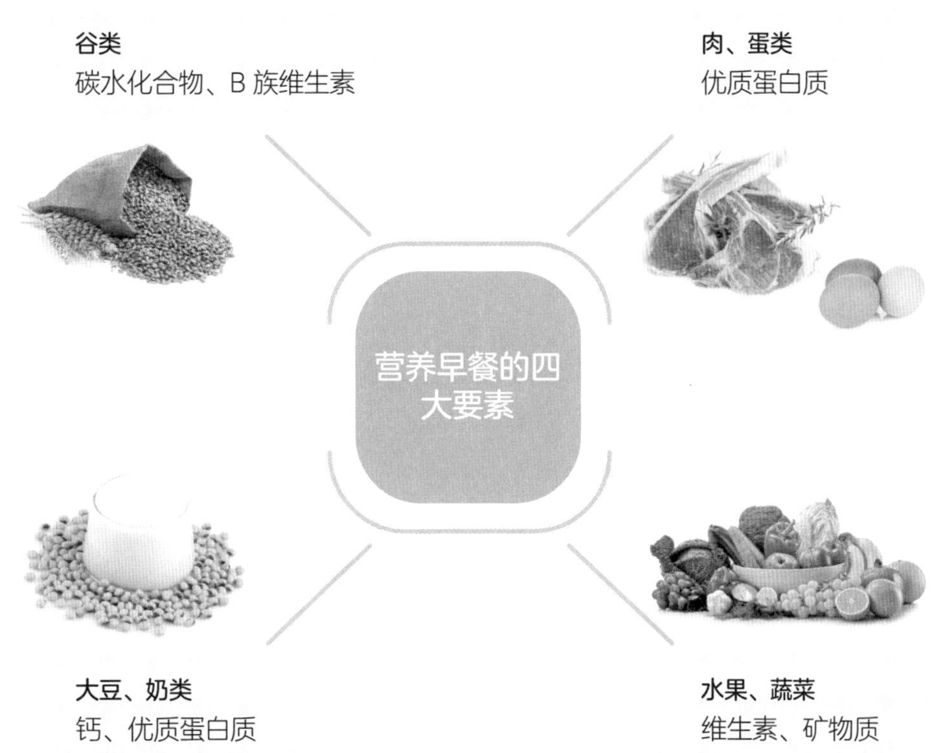

如果特别想吃高热量的食物，比如奶油蛋糕、巧克力、肉类，可以选在早上吃，这样可以保证在体力最旺盛的时段将热量消耗掉。

午餐在一天当中起着承上启下的作用。营养丰富的午餐可使人精力充沛，提高学习、工作效率。晚餐不应大快朵颐，否则摄入过多热量，不但不利于食物的消化吸收，第二天的早餐也没有了胃口，然后等到晚上再大吃一顿，如此恶性循环，机体的新陈代谢就会减慢。

7种食物吃出平坦小腹

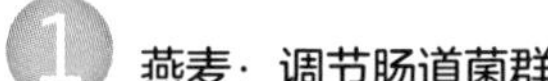

1 燕麦：调节肠道菌群

燕麦中含有β-葡聚糖，能调节肠道菌群，还可促进胃肠蠕动，防止便秘，起到很好的排毒瘦身作用。

2 山药：促进代谢

山药富含钾、黏液蛋白、水溶性膳食纤维和消化酶，能促进新陈代谢、减少脂肪吸收，是天然的瘦身佳品。

3 魔芋：超强饱腹感

魔芋中富含葡甘露聚糖，它具有强大的膨胀力，既可填充胃肠、消除饥饿感，又因其所含的热量极低，所以对于控制体重是非常理想的食物。魔芋中的葡甘露聚糖能促进胃肠蠕动，润肠通便，防止便秘和减少肠道对脂肪的吸收。

4 生菜：瘦身又美颜

生菜是常见的减肥蔬菜，含有丰富的膳食纤维和维生素C，可以产生饱腹感，控制进食量，帮助脂肪代谢，同时还能滋润肌肤。

5 猕猴桃：促进消化、利尿消肿

猕猴桃中含有丰富的维生素C、膳食纤维、钾，有促进消化、抗氧化和利尿的作用。

6 白萝卜：加快新陈代谢

白萝卜富含分解淀粉的淀粉酶，帮助消化，减少粪便在肠道内停留的时间，帮助身体排毒，促进身体新陈代谢。

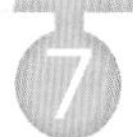

7 酸奶：促进消化

酸奶中含有多种酶，能促进胃液分泌，加强消化，避免脂肪在腹部堆积。

适合新妈妈的低 GI 食物

通常把 GI 小于 55 的食物称为低 GI 食物，GI 值在 55～70 的称为中 GI 食物，GI 值高于 70 的称为高 GI 食物。平时吃的白米饭、馒头、大米粥等，GI 值通常较高，建议减肥的人少吃。

常见食物 GI（每 100 克）

食物	GI
玉米	55
燕麦	55
荞麦	54
黄豆	18
绿豆	27
山药	51
苹果	36
柚子	25
橘子	43
樱桃	22

鱼、瘦肉、蛋类食物很“顶饿”

鱼虾、肉类和蛋类食物富含优质蛋白质和脂肪，本身含糖量很少（1%～3%），不但能防止血糖过快升高，还能提供更全面、更优质的营养。

另外，鱼虾、瘦肉和蛋类食物在胃内停留时间较长，很“顶饿”，可以间接减少主食摄入量，延缓餐后血糖升高速度。

杂豆类食物 GI 通常都很低

扁豆、四季豆、绿豆、蚕豆等杂豆类食物，其所含淀粉不易糊化，且富含膳食纤维，属于低 GI 食物，可以代替部分谷类食用。

编辑手札

并非所有低 GI 食物都适合新妈妈食用

对照 GI 表选择食物时，你会发现油炸食品和含脂肪较高的肉类等食物的 GI 值并不高，千万不要以为这些食物升血糖能力不强就可以多吃。因为这类食物中含有大量的饱和脂肪酸、反式脂肪酸等对身体非常不利的成分，且热量很高，新妈妈不宜过量食用。

夜宵，肥胖的“好帮手”

晚上副交感神经活跃，很容易储存热量，吃完夜宵不久就上床睡觉，来不及消耗的热量就会转换成脂肪储存在身体中。如果夜宵吃的是高脂肪、高热量的食物，就很容易使人体的血脂升高，会给肝脏带来负担，导致胆固醇明显增多，并且刺激肝脏制造更多的低密度脂蛋白，阻碍体内脂肪的燃烧，最终导致肥胖。

睡前饥饿可能不利于睡眠，但吃夜宵要有所选择，以下为大家推荐了常见的营养夜宵：

牛奶
富含钾、色氨酸，有镇静安眠的作用，有助于提高睡眠质量。
小米南瓜粥
富含色氨酸、膳食纤维，能增加饱腹感、促进睡眠。
香蕉
富含镁，帮助放松，预防低血糖，促进睡眠。

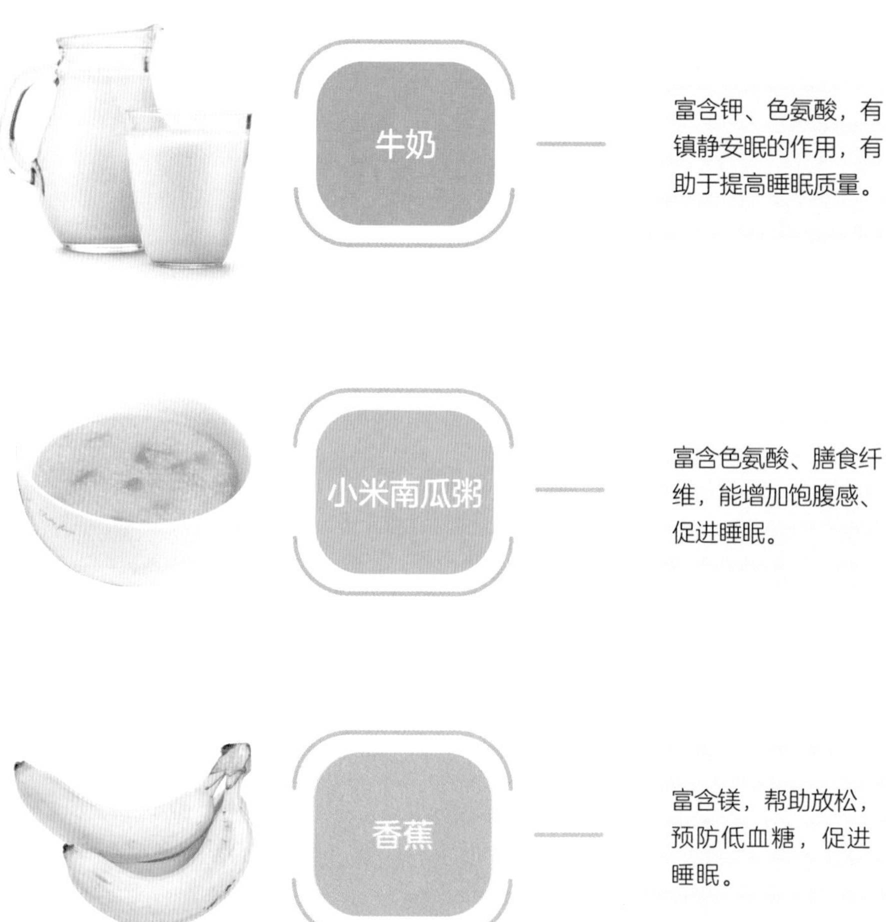

产后第 4～6 个月美味菜谱

香菇素菜包

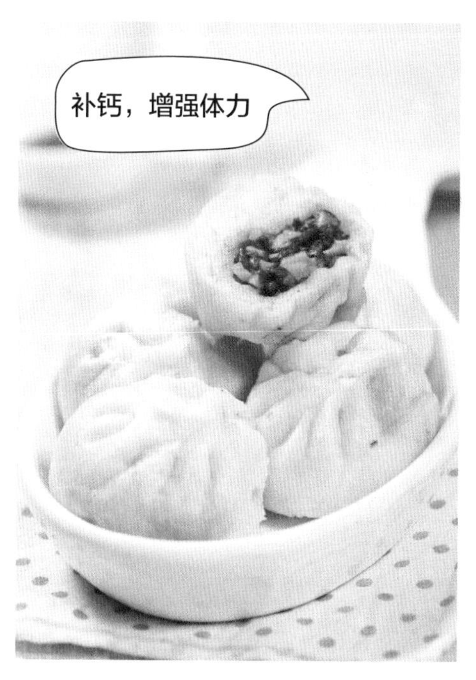

材料 面粉 500 克，酵母粉 8 克，泡打粉 15 克，油菜 100 克，水发香菇 30 克，香干 50 克。

调料 盐、白糖、香油各适量。

做法

1. 将面粉、泡打粉拌匀，加白糖、酵母粉，用温水和匀，揉成表面光滑的面团，醒发；油菜洗净，烫熟，挤干剁碎；水发香菇和香干洗净，剁碎；将油菜碎、香菇碎、香干碎加入盐、白糖、香油拌匀成馅料。
2. 将面团搓条，下剂子，擀成皮，包入馅料，捏成生坯，放入蒸笼大火蒸 15～20 分钟，转小火蒸约 10 分钟即熟。

奶香麦片粥

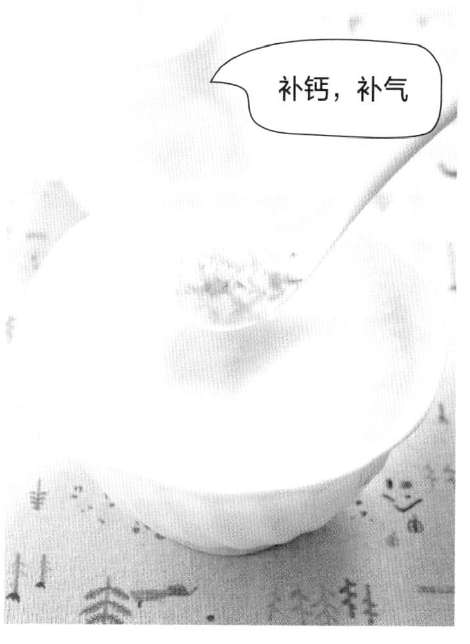

材料 牛奶 1 袋（约 250 克），燕麦片 50 克。

调料 白糖适量。

做法

1. 燕麦片放清水中洗净。
2. 锅置火上，放入适量清水大火烧开，加燕麦片煮熟，关火。再加入牛奶拌匀，最后调入白糖拌匀即可。

运动：增加运动量，锻炼核心肌群

收紧肋骨，快速瘦腰腹

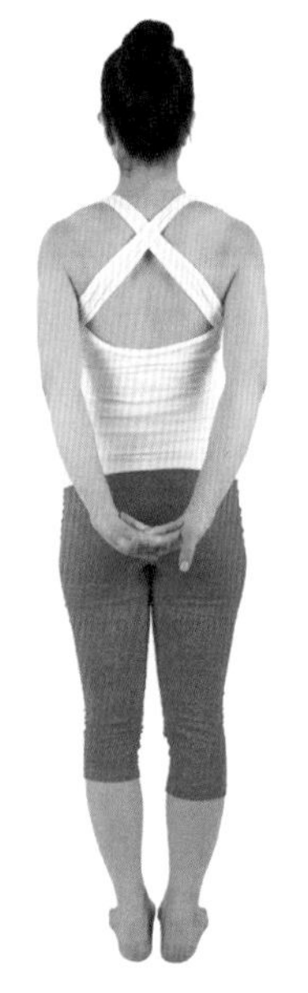

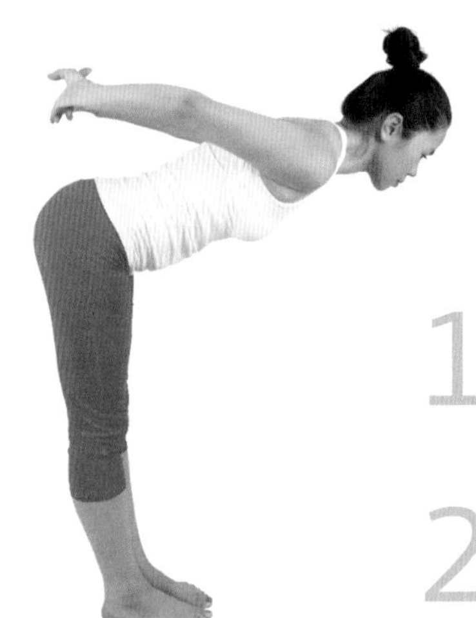

1 双腿并拢站直，双手在后背打直，十指交叉使手腕外翻，手掌撑向地板方向。

2 双臂缓缓抬起，让掌心努力朝向天花板。

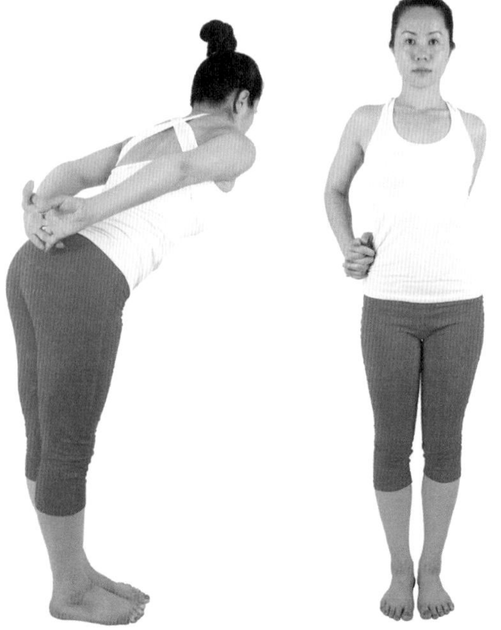

3 保持步骤 2 的姿势，上半身大幅度向左转，腰部要有用力扭转的感觉，保持姿势深呼吸 3 次。反方向重复动作。

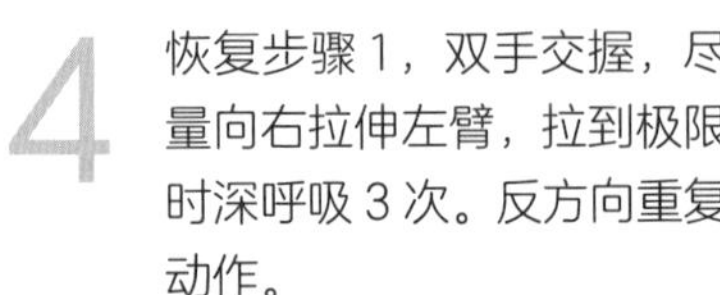

4 恢复步骤 1，双手交握，尽量向右拉伸左臂，拉到极限时深呼吸 3 次。反方向重复动作。

每天三个 5 分钟，打造小蛮腰

准备活动：选择合适的运动场地，硬板床或者将瑜伽垫铺在地板上最好。运动时注意调整呼吸，运动强度和运动频率根据自身情况调整。

第一个 5 分钟：平躺，双手伸展平放在身体两侧，双腿屈膝抬至胸前，然后运用腰腹力量左右摇摆，动作在空中稍作停留。

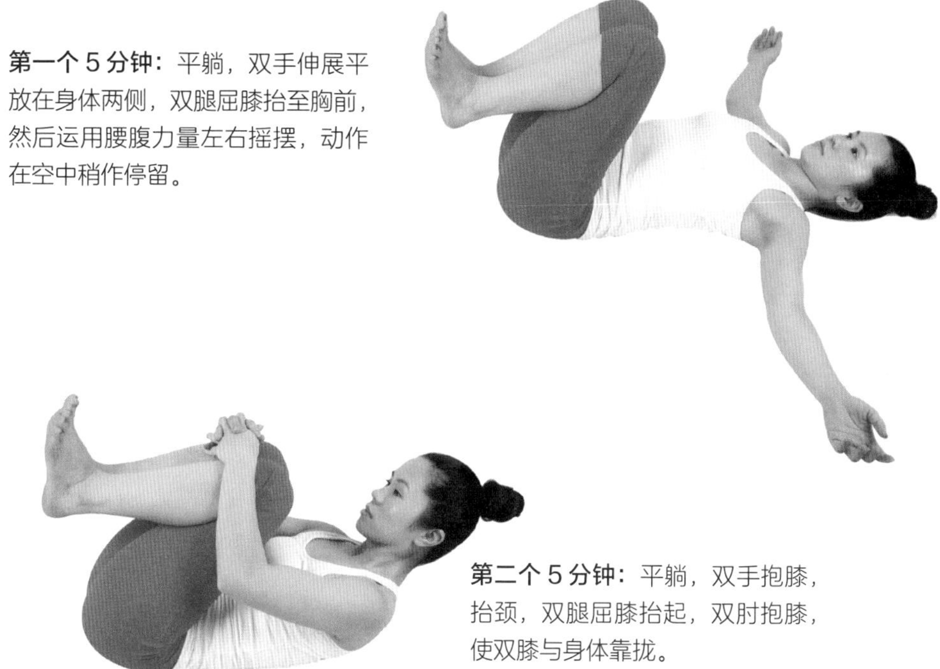

第二个 5 分钟：平躺，双手抱膝，抬颈，双腿屈膝抬起，双肘抱膝，使双膝与身体靠拢。

第三个 5 分钟：双腿绷直，用双脚和手掌支撑身体，向上挺身，保持 3 ~ 5 秒。

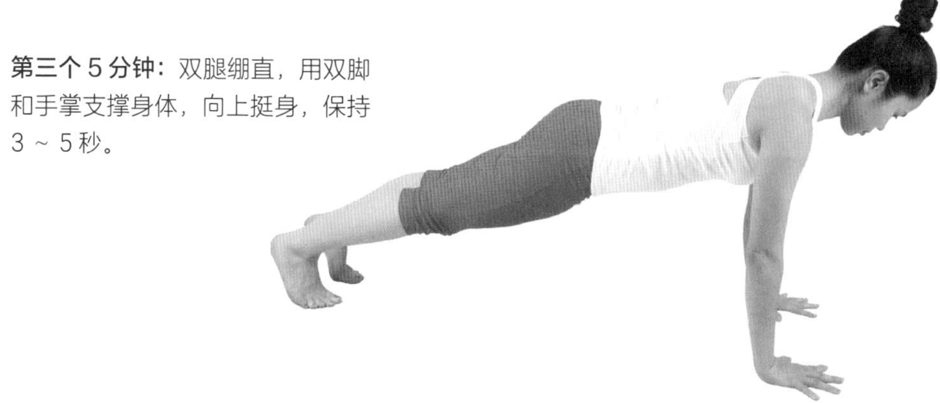

地板游泳，燃烧全身脂肪

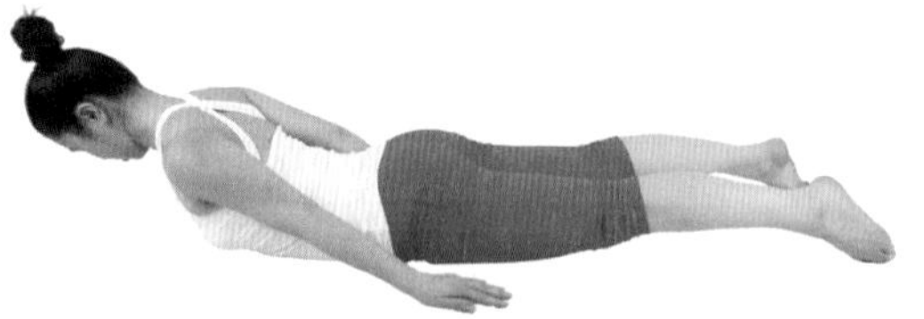

1 趴在地板上，双手自然贴放在身体两侧，运用腰部力量，让上半身尽量抬起。

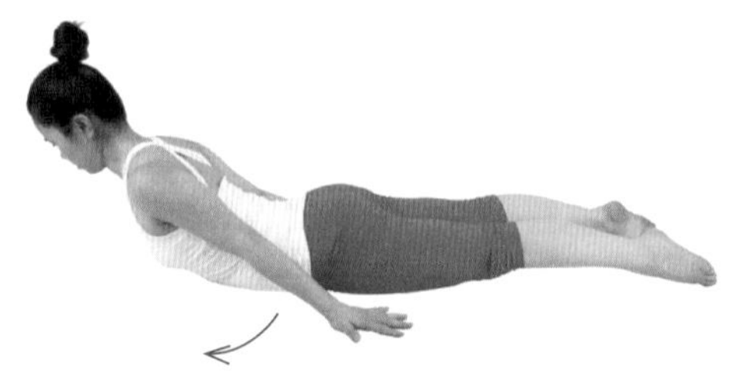

2 模仿在水中手臂的划水动作，手臂慢慢向前，准备划水。

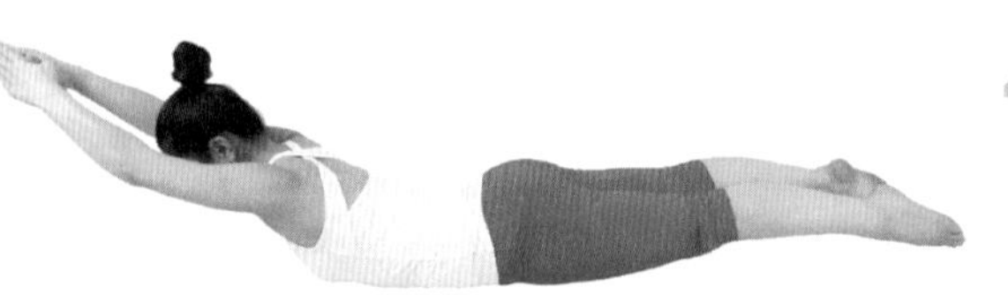

3 屈肘使双臂慢慢举向头顶，在头顶轻击手掌。

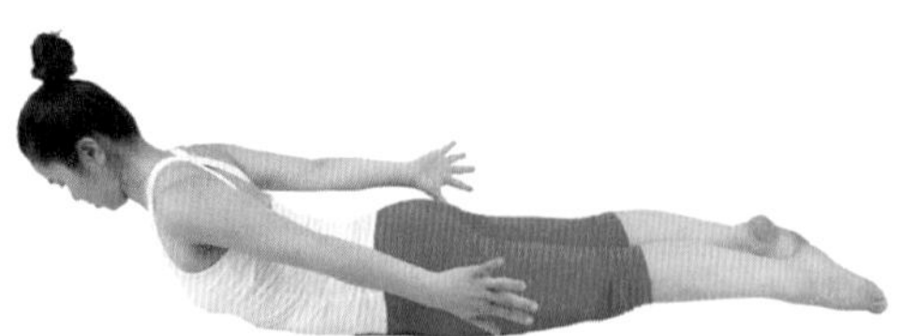

4 再展开双臂，向后划水，回到身体两侧。

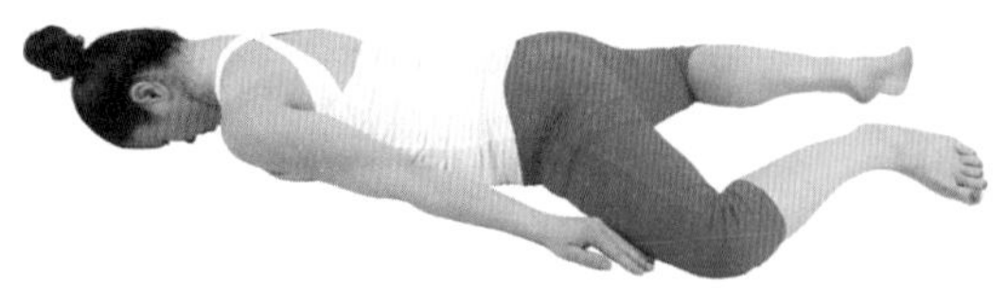

5 两脚紧贴，两膝分开向两侧弯曲，模仿踩水动作，然后打开双脚尽量往两侧伸展。再展开双臂，向后划水，双臂回到身体两侧。

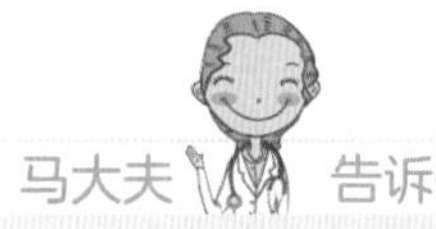

马大夫告诉你

运动应重在坚持

从每组重复动作10次开始，等身体逐渐适应运动节奏，逐步增加运动次数，每天运动时间控制在半小时内，重在坚持。

Chapter

4

控问题

解决孕产期的各种烦恼

妊娠糖尿病

干预血糖与胖瘦无关，都应从孕早期开始

有不少孕妈妈因为没有糖尿病家族史，又不胖，没太在意血糖的控制，放纵吃喝，又不爱运动，到了孕 24～28 周做糖筛试验的时候没过，从而迈入了妊娠糖尿病的行列，后悔也来不及了。

我们主张，干预血糖从孕早期开始，可以在建卡、20 周、24 周、28 周、32 周、36 周这 6 个时间节点监控血糖，督促孕妈妈控制饮食、适当运动，预防血糖升高，减少巨大儿的发生。

记录饮食日记

对于自控能力比较差的妊娠糖尿病孕妈妈，或者是血糖控制不太好的孕妈妈，需要每天写饮食日记。也就是说要把每天吃的每一口食物都记录下来，同时记录体重增加情况和血糖监测情况。

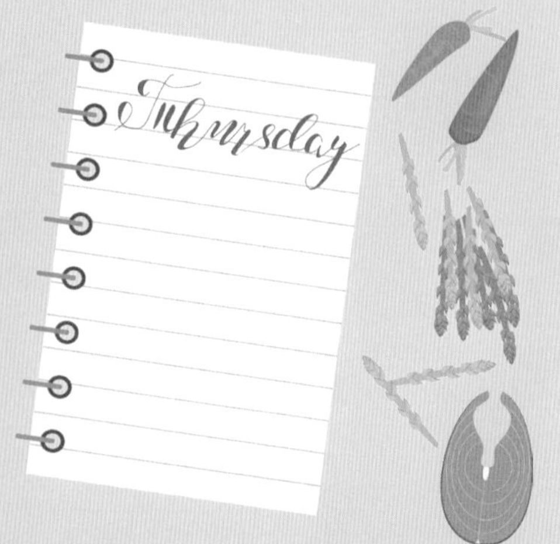

写饮食日记有两个好处：一是给自己看，你会发现你吃的往往比你自己认为的多得多，这样第二天就要把多吃的东西减掉；二是给医生看，医生会根据你的情况给予科学合理的建议，更有助于病情控制。

妊娠糖尿病的诊断标准是什么

什么是妊娠糖尿病

妊娠糖尿病是指怀孕前未患糖尿病，而在怀孕时才出现高血糖的现象，发生率为10%～15%。如果孕期血糖控制不好，容易发生流产、早产、羊水过多、巨大儿等。由于妊娠糖尿病患者对葡萄糖的利用率降低，在分娩时易出现产程延长，从而引起宫缩乏力性出血。而且，妊娠期血糖控制不理想，中老年患糖尿病的概率及子代患糖尿病的概率都明显高于正常人群。

怎样筛查

妊娠糖尿病的筛查有两个途径：一个途径是做糖筛查试验（GCT），简称糖筛；另一个途径是做葡萄糖耐量试验（OGTT），简称糖耐。其中，糖筛只喝一次糖水，只抽1次血，如果不过，需要做糖耐进行确认。糖耐需要喝一次糖水，抽3次血。

50克糖筛试验

筛查前空腹12小时（禁食禁水），医院会给50克口服葡萄糖粉，将葡萄糖粉溶于200毫升温水中，5分钟内喝完。喝第一口水开始计时，服糖后1小时抽血查血糖。

→ 如果1小时血糖 < 7.8毫摩/升，那么恭喜你通过了检查，没有妊娠糖尿病的可能。

→ 如果1小时血糖值 ≥ 7.8毫摩/升，需要进一步做75克葡萄糖耐量试验确定。

→ **75克糖耐量试验**

空腹12小时（禁食禁水），先空腹抽血，然后将75克口服葡萄糖粉溶于300毫升温水中，5分钟内喝完。喝第一口水开始计时，服糖后1小时、2小时分别抽血测血糖。

↓

诊断结果

空腹血糖 < 5.1毫摩/升、1小时血糖 < 10毫摩/升、2小时血糖 < 8.5毫摩/升为正常值，如果有1项或1项以上达到或超过正常值，就可诊断为妊娠糖尿病。

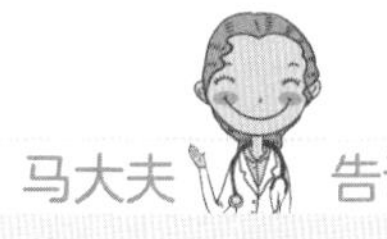

马大夫告诉你

没必要为了过糖筛“弄虚作假”

做这项检查是为了真实监测孕妈妈的身体状况，因此孕妈妈做糖筛之前，除了空腹，不需要做特别的准备，不要刻意改变平时的饮食习惯，否则检测就没有任何意义了。如果为了达标而“弄虚作假”，欺骗的不仅是医生，更是你和宝宝。

平稳血糖的饮食措施

吃够的前提下控制总热量

通过饮食摄入的总热量是影响血糖变化的重要因素，所以患有妊娠糖尿病的孕妈妈必须限制每天摄入的总热量。但作为特殊生理时期的孕妈妈，营养的输送还要保证胎儿的发育需求，所以一定是先吃够再调节，以免影响胎儿生长。控制总热量，要做到控制总进食量，同时少吃肉，多吃蔬菜，挑着吃水果。蔬菜体积大、热量低、膳食纤维含量高，只要不加过多油烹调，是控制热量摄入的绝佳食物。

分餐减负：2/3 正餐 +1/3 加餐

1900 千卡一日食谱举例

总热量：1908 千卡

餐次	食谱	重量
早餐（8：00） 22.7%	玉米面馒头 50 克	富强粉 35 克，玉米面 15 克
	煮鸡蛋 1 个	60 克
	AD 强化奶 1 袋	200 毫升
	炒油菜	油菜 50 克
	植物油	3 克
上午加餐（10：00） 8.4%	杏仁	10 克
	苏打饼干 3 片	25 克
午餐（12：00） 28.6%	二米饭 50 克	大米 35 克，小米 15 克
	清炖小排骨	排骨 100 克
	豆腐干炒芹菜	豆腐干 25 克，芹菜 150 克
	清炒油菜	油菜 150 克
	植物油	10 克
下午加餐（15：00） 8.9%	酸奶	125 克
	全麦面包	25 克
晚餐 22.9%	无糖窝头 50 克	玉米面 50 克
	清蒸鲈鱼	鲈鱼 150 克
	木耳炒圆白菜	圆白菜 150 克，干木耳 2 克
	蒜蓉西蓝花	西蓝花 150 克
	植物油	10 克
睡前加餐（21：00） 8.6%	AD 强化奶 1 袋	200 毫升
	全麦面包	25 克

注：妊娠糖尿病一日食谱举例（来源：北京大学第三医院糖尿病一日门诊）。

调整饮食结构是控制血糖最关键的因素。每日分 5~6 次进餐，2/3 正餐，1/3 加餐。少食多餐有助于稳定血糖，减少餐后高血糖及餐前低血糖。

妊娠糖尿病患者应根据推测标准体重 + 胎儿所需热量。以身高 160~165 厘米为例计算一天所需总热量，通过“食物交换份法”制订标准食谱，同类食物可以替换。

计算方法如下，但不同孕妇的饮食还需根据其单胎还是双胎、孕期活动情况、孕前胖瘦程度等进行个体化调整。所以“糖妈妈”最好是在专业人员指导下控制饮食。

标准体重（千克）= 身高（厘米）－ 105

孕妇每日所需热量 = 标准体重 ×30 千卡 +200 千卡

计算每日食物交换份份数时，通常把能够提供 90 千卡热量的各种食物重量叫作一个食物交换份。比如，谷薯杂豆类（主食）每一份的重量为 25 克左右，也就是半两。

食用血糖生成指数低的主食

精白米面血糖生成指数高，食用后极易导致血糖波动，应减少这类食物的摄入。而增加燕麦、荞麦、糙米、红豆、绿豆等粗粮杂豆类的摄入，这些食物含有大量膳食纤维，可延缓血糖升高速度。妊娠糖尿病患者的主食以杂粮饭为主。

最好不喝糊化程度高的粥

妊娠糖尿病患者是不适合喝稠粥的，因为谷类经过长时间熬煮会变得黏稠，析出的糖分多，这其实就是淀粉糊化的过程。而淀粉糊化程度越高，生糖的速度就越快，非常不利于血糖的稳定，尤其是纯白米粥，生糖指数非常高。所以对于妊娠糖尿病患者来说，喝粥这种习惯是需要改变和放弃的，如果要喝粥，建议选择原味燕麦粥，且不要久熬。燕麦富含 β－葡聚糖成分，有助于平稳血糖。

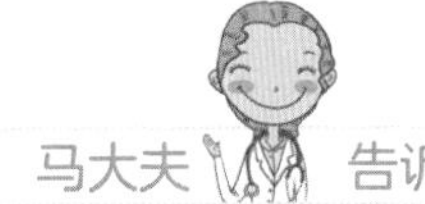

马大夫告诉你

蛋白质最好由脱脂奶、鱼、大豆及豆制品提供

蛋白质对于胎宝宝的生长发育至关重要，孕期蛋白质的摄入要达到每天 55~85 克，最好通过奶类（脱脂或低脂奶）、鱼类、大豆及豆制品来补充蛋白质。如果要吃红肉，最好选择去皮禽肉或者瘦畜肉，这对血糖的控制有所帮助。

控制饱和脂肪酸摄入量

胎宝宝的大脑发育需要脂肪的供给，孕妈妈脂肪摄入占总热量的 25%～30% 即可，不可摄入过多。同时应注意不同种类脂肪所占的比例，限制饱和脂肪酸含量高的食物，如动物油脂、红肉等；减少蛋糕、起酥面包、黄油、烧烤煎炸类食物等富含反式脂肪酸的食物；而不饱和脂肪酸含量丰富的橄榄油、山茶油、坚果等的比例要占到脂肪总量的 1/3。烹调用油要注意控制量，每天摄入 25～30 克即可。

适当限制水果摄入量

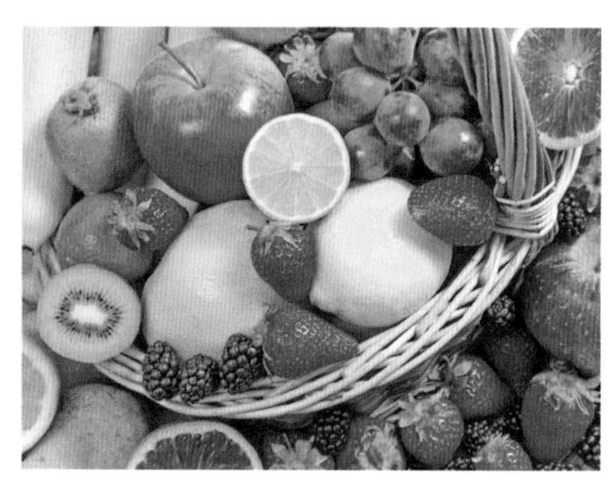

水果可以提供丰富的维生素、矿物质和膳食纤维。但水果的糖分含量较高，如果吃很多水果而不减少主食量，不利于控制血糖。孕妈妈可以吃水果，但一定不要过量，每天不超过 200 克为宜，并且尽量选择含糖低的苹果、草莓、猕猴桃、柚子等品种。最好在两餐之间吃水果，以免引起血糖的大幅度波动。摄入 200 克水果，应在日常饮食中减去 50 克主食。

尽量不吃甜食

饼干、蛋糕、起酥面包以及甜饮料，进食后容易使血糖迅速升高，还容易引发肥胖，进而加重糖尿病，尽量不要吃。一些标注了“无糖”的食品，也不能任性吃，因为无糖并不是真的不含糖，很可能只是不含蔗糖，但食物本身可能含有大量的甜味剂、淀粉和脂肪，对控制血糖同样不利。

编辑手札

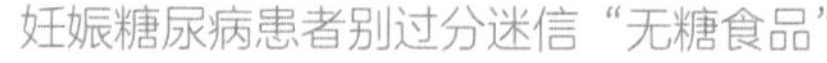

妊娠糖尿病患者别过分迷信“无糖食品”

对于妊娠糖尿病患者，虽然饮食的控制因怀孕这一特殊生理不应严格控制，但大的原则是要注意的。比如控制总进食量、控制高糖食物等。很多孕妈妈迷信“无糖食品”，其实在选购时，应认真阅读外包装上的食物成分表和配料表，有的食物虽然低糖，但脂肪、盐超标，总热量也很高。这种食品比真正的非无糖食品危害更大。

妊娠糖尿病妈妈分享的饮食与血糖控制记录

日期	时间	饮食	血糖	备注
8月8日	07：30	牛奶1杯+全麦面包2片+鸡蛋1个		
	10：00	酸奶1杯+苏打饼干40克+鸡蛋1个+核桃仁10克		
	12：30	馄饨1大碗+清炒油麦菜	6.2	
	16：00	酸奶1杯+苏打饼干25克		
	18：30	米饭100克+牛羊肉150克+蔬菜200克	6.5	
	21：00	牛奶1杯		
8月9日	07：30		4.6	
	08：00	牛奶1杯+全麦面包2片+鸡蛋1个+奶酪1片	6.9	
	10：00	牛肉粒2粒+酸奶1杯+鸡蛋1个		
	12：30	油酥烧饼2个（180克）+虾仁白菜炒木耳+牛肉粒1个	8	没运动
	16：00	酸奶1杯+苏打饼干25克		
	19：00	绿豆粥+肉饼+香干芹菜	5.8	
	21：00	牛奶1杯+杏仁10克		
8月10号	07：30		4.2	
	08：00	牛奶1杯+全麦面包2片+鸡蛋1个+牛肉粒2粒	7.2	
	10：00	酸奶1杯+鸡蛋1个+腰果2粒		
	12：15	米饭100克+酱牛肉+凉拌苦瓜	6.2	
	15：20	酸奶1杯+苏打饼干30克+腰果10克		
	19：00	绿豆粥100克+肉饼100克+香干芹菜	6.7	
	22：00	牛奶1杯		
8月11号	08：30		4.4	
	09：00	豆腐脑+煎鸡蛋1个+烧饼1个	7.5	
	11：00	牛奶1杯+坚果10克		
	12：30	米饭100克+圆白菜炒肉+黄瓜1根（蘸酱）	5.8	
	16：00	酸奶1杯+苏打饼干30克+坚果10克		
	18：00	米饭120克+辣椒炒蛋（2个蛋）+拌菠菜	7.4	没运动
	21：00	牛奶1杯		
8月12日	07：57		4.4	
	08：17	牛奶1杯+全麦面包2片+鸡蛋1个+牛肉粒1粒	6.9	
	12：08	米饭50克+凉拌木耳苦瓜+菠菜蛋汤	6.2	
	15：30	核桃10克+酸奶1杯+苏打饼干40克		
	18：30	米饭120克+酱牛肉+家常豆腐+虾皮拌香菜	6.4	
	21：00	牛奶1杯		
8月13日	08：41		4.1	
	08：55	牛奶1杯+全麦面包1.5片+鸡蛋1个+牛肉粒1粒	6.5	
	11：00	全麦面包半片+牛肉粒1粒		
	12：15	五谷粥+酱牛肉+凉拌海带+家常豆腐	5.4	
	16：00	酸奶1杯+全麦面包1片+牛肉粒2粒		
	18：00	五谷粥+菠菜鸡蛋+白菜木耳炒肉	5.4	

注：标红色的是医生看完饮食日记记录后，发现血糖升高的原因，油酥烧饼、煎鸡蛋的生糖指数高，建议换成全麦面包和煮鸡蛋。

定期检测血糖

6 个时间点连续干预

1 建卡（孕 9~12 周）
了解孕妈妈的全面身体情况、血糖情况及孕前 BMI。

2 孕 20 周
测妈妈的体重、血糖。

3 孕 24 周
做糖筛试验。

4 孕 28 周
测妈妈的体重、血糖，监测胎儿状况。

5 孕 32 周
测妈妈的体重、血糖，监测胎儿状况。

6 孕 36 周
测妈妈的体重、血糖，预估胎儿体重。

警惕低血糖

由于妊娠期的血糖控制目标比非妊娠时更加严格，这就意味着患者面临更大的低血糖风险。低血糖同样会对母胎造成严重的伤害。因此，千万不可忽视妊娠期的血糖监测，应当增加检测频率，在确保血糖达标的同时尽量避免发生低血糖。低血糖主要表现有大汗、心慌、恶心、视物模糊、意识模糊等。

控制血糖的具体目标是：空腹、餐前或睡前血糖 3.3~5.3 毫摩 / 升，餐后 1 小时血糖≤ 7.8 毫摩 / 升或餐后 2 小时血糖≤ 6.7 毫摩 / 升，夜间凌晨血糖 4.4~5.6 毫摩 / 升，糖化血红蛋白尽可能控制在 6.0% 以下。少食多餐是防低血糖的有效措施。

药物控糖首选胰岛素

孕期如果单纯饮食控制不能使血糖达标，就得进行药物治疗了。妊娠期间可供临床使用的降糖药有两大类：一类是胰岛素，另一类是口服降糖药。胰岛素是目前公认的妊娠期首选降糖药。而妊娠期应用口服降糖药物对母亲和胎儿的安全性和有效性一直存在较大争议。虽然近年来不断有研究证实其安全性和有效性，但我国尚缺乏相关研究，仅谨慎用于部分妊娠期糖尿病患者。

■ 病情监测用血糖，不用尿糖

这是因为孕妈妈肾糖阈下降，尿糖不能准确反映血糖水平。如果尿酮阳性而血糖正常或偏低，考虑为“饥饿性酮症”，应及时进食。若尿酮阳性且血糖明显升高，考虑为“糖尿病酮症酸中毒”，应在医生指导下按酮症酸中毒治疗原则处理。

合理运动控血糖

规律的适度运动有助于机体更好地利用胰岛素，并帮助控制血糖水平。每周至少进行 2.5 小时的适度运动，最好每天运动 30 分钟，每周至少 5 次。

如果从未进行规律运动或在怀孕前并无运动习惯，应选择对下半身压力较小的运动，如通过手臂测力计（只针对手臂肌肉的器械）或骑躺式自行车（车座为椅子式的自行车）进行锻炼。

如果通过运动和饮食控制血糖可保持在目标范围内，则无须服用降糖药。如果用胰岛素，应确保在运动时随身带有快速生糖食物，如 3 块水果糖，以免出现低血糖症状。在运动过程中感觉血糖较低时，应立即停止运动，并少量进食。

产后需要注意复查

患有妊娠期糖尿病的孕妈妈，大约有 50% 将在产后 20 年内发展成慢性糖尿病。应在产后第 6～12 周进行血糖的检测，建议进行口服糖耐量试验。

产后每 1～3 年进行一次血糖检测，若出现异常，首先控制饮食，1～2 周后再次复查，如果仍有异常，则需要使用降糖药物。

同时，约 2/3 的妊娠糖尿病患者下一次妊娠时会复发，合并肥胖的女性再发妊娠糖尿病的概率更大。所以，产后依然要注意维持健康的生活方式，控制饮食和体重。

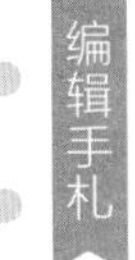

编辑手札

全程监控妊娠糖尿病

2018 年 6 月，在成都举办的妇幼门诊会议中，绵竹市人民医院的医生分享了他们的控糖策略：在孕妈妈建卡、20 周、24 周、28 周、32 周和 36 周的这六个时间节点协同干预，全程重点监控孕妈妈的体重、血糖状况，28 周后会检测胎儿的体重，减少巨大儿的出生率和剖宫产率。大多数医院都是在孕 24～28 周检测血糖，通过了就万事大吉，没通过再通过饮食和运动来调整，调整不好就需要打胰岛素了，绵竹市的“防未病”、全程监控策略给了我们很大的启发。

超有效调节血糖食谱

蒸玉米棒

材料 鲜玉米 1 根（200 克）。

做法

1. 将玉米棒去玉米皮和玉米须，洗净，剁成 3 截。
2. 蒸锅置火上，倒入适量清水，放上蒸屉，放入玉米棒蒸制，待锅中的水开后再蒸 20 分钟即可。

营养有道：玉米富含膳食纤维，具有调血糖、通便的功效，含有的镁能强化胰岛素功能，适合孕妈妈常食。

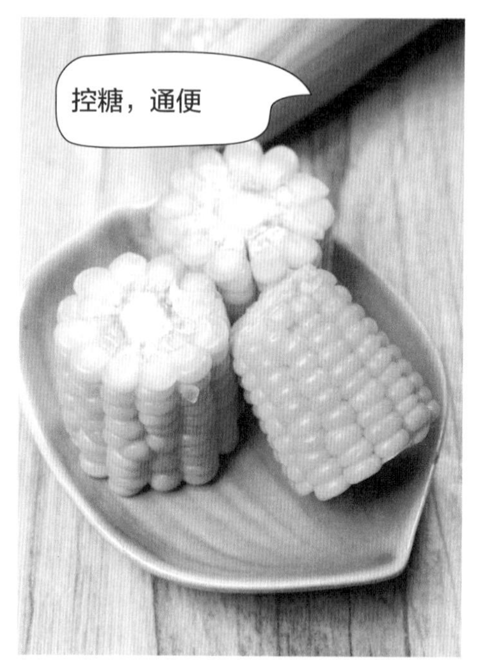

山药木耳炒莴笋

材料 莴笋 200 克，山药 150 克，干木耳 5 克。

调料 醋 5 克，葱丝、盐各 3 克。

做法

1. 莴笋去叶、去皮，切片；干木耳泡发，洗净，撕小朵；山药片削皮洗净，切片，入沸水中焯一下。
2. 锅内倒油烧热，爆香葱丝，倒莴笋片、木耳、山药片炒熟，放盐、醋调味即可。

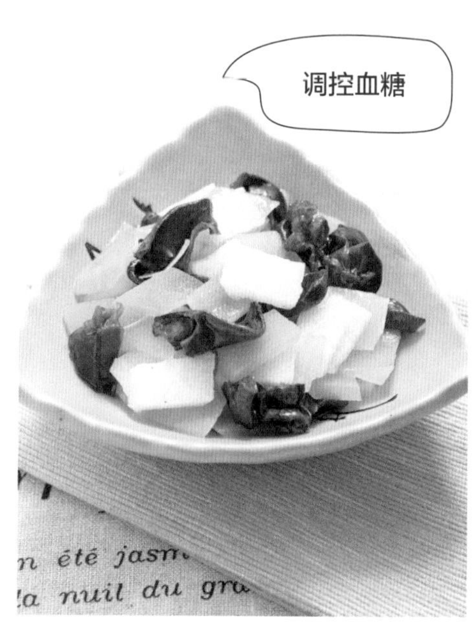

妊娠高血压

阶梯式减少盐分摄入

孕妈妈不要突然停止食盐的过量摄入，否则会破坏体内水分平衡，引发脱水，增加血液黏度。因此，我们主张减盐应分阶段逐渐递减，假如最初盐的摄入量为每日 10 克，可逐渐递减为每日 8 克、6 克、5 克、4 克。

使用小盐勺控盐

我们主张，家庭烹调食物用专用的盐勺，1 勺盐约 2 克，每人每餐 1 勺即可，每人每日 6 克，即 3 勺。长期坚持清淡饮食，慢慢口味会变淡。

量血压时，选右胳膊测量更准确

不少孕妈妈不太清楚量血压的时候该量左胳膊还是右胳膊。我们建议选右胳膊量血压。一般情况下，人左右胳膊的血压会有 5～10 毫米汞柱的差异，称为臂间血压差异。因为右边是心脏主血管分支出来的，而左边则是手臂血管，所以右胳膊测出的血压会偏高，测的数值也更有意义。

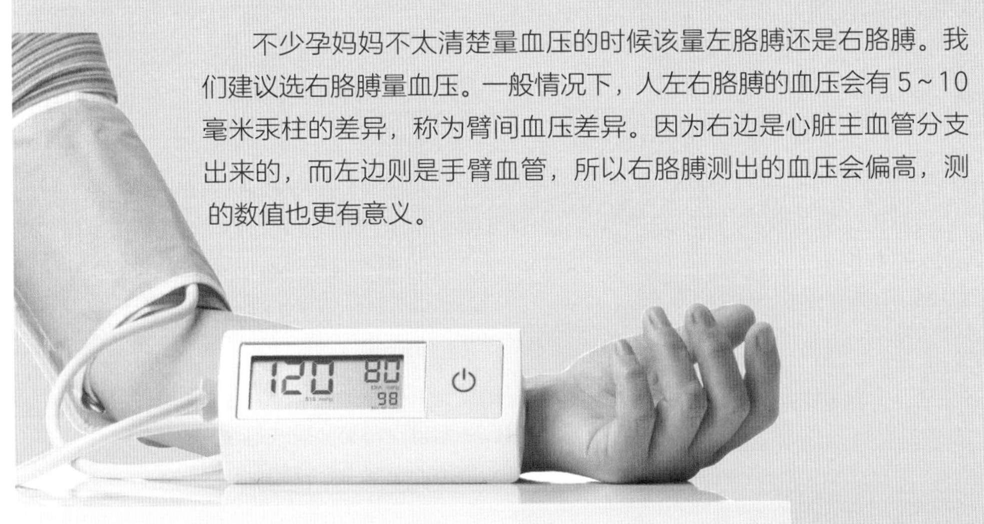

妊娠高血压的表现是什么

什么是妊娠高血压

孕前血压正常，妊娠期出现高血压，收缩压≥140毫米汞柱和（或）舒张压≥90毫米汞柱，则视为妊娠高血压，以非同日3次血压测量值均大于等于这一数值为准。妊娠高血压在怀孕20周后，尤其是32周后为多发期，表现为血压升高、水肿、蛋白尿等一系列症状，威胁孕妈妈和胎宝宝的健康。不过，只要定期做产前检查，及时发现，及早治疗，病情多半可以控制。

妊娠高血压的3个症状

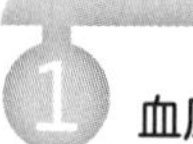

血压高

持续血压升高至收缩压≥140毫米汞柱和（或）舒张压≥90毫米汞柱。舒张压不随情绪的变化而剧烈变化。

出现蛋白尿

高血压出现在前，蛋白尿出现在后，24小时内尿液中蛋白质含量≥300毫克，或相隔6小时的2次随机尿液蛋白浓度为30毫克/升。

水肿

体重异常增加是水肿的信号，特点是自踝部向上延伸的凹陷性水肿（指压后受压部位不反弹），休息后并不能缓解。水肿局限于膝以下为“+”，延及大腿为“++”，延及外阴及腹壁为“+++”，全身水肿或伴有腹水为“++++”。

评估妊娠高血压需要做的检查

评估是否罹患妊娠高血压需要做如下检查：血液检查、肝肾功能检查、尿液检查、眼底检查以及其他检查（心电图、超声心动图、胎盘功能、胎儿成熟度检查）等。

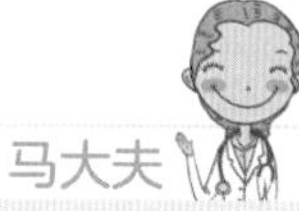

马大夫告诉你

这些人容易得妊娠期高血压

1. 初产妇。
2. 孕妈妈年龄小于18岁或大于40岁。
3. 多胎妊娠。
4. 有妊娠高血压病史及家族史。
5. 慢性高血压。
6. 患有慢性肾炎、糖尿病等疾病。
7. 营养不良及低社会经济状况。

盐少一点，血压控制好一点

扫一扫，听音频

低盐饮食，减轻肾脏负担

孕妈妈的日常饮食以清淡为佳，减少盐的摄入量，忌吃咸菜、咸蛋等盐分高的食品，尤其是水肿明显者更要控制盐的摄取量，每天不宜超过 3 克，以免加重症状。还要避免摄入过浓的鸡汤、肉汤、鱼汤等，以免代谢后产生过多尿酸，加重肾脏负担。

最后放盐：这样盐分散于菜肴表面还没来得及深入内部，吃上去口感够了，又减少了盐的摄入量。

适当加醋：酸味可以强化咸味，哪怕放盐很少，也能让咸味突出。醋还能促进消化、提高食欲，减少食材维生素的损失。柠檬、柚子、橘子、番茄等酸味食物也可以增加菜肴的味道。

利用油香味增强味道，葱、姜、蒜等经食用油爆香后产生的油香味，能增加食物的香味。

不喝汤底：汤类、煮炖的食物，盐等调味料往往沉到汤底，因此最好不喝汤底，以免盐摄入过多。

学会食盐与钠的换算方法，揪出隐形盐

食盐量不仅仅是单纯吃盐的量，也包括其他食物中所含的盐。如果菜肴中使用了酱油、甜面酱、味精等调料，应按比例减少食盐的用量。

如果营养成分表上的含量是以毫摩标出来的，换算成盐（毫克）的公式为：钠（毫摩 /100 克）×58.5= 盐（毫克 /100 克）；如果营养成分表上的含量是以克计算，钠换算成盐的简单公式为：1 克钠 =2.5 克盐。

例如：某食品营养成分表中标有每 100 克食品的钠含量为 5 毫摩，换算成盐，即 5（毫摩 /100 克）×58.5=292.5（毫克 /100 克），也就是说，每 100 克此食品中含有 292.5 毫克盐。

食物中的隐形盐

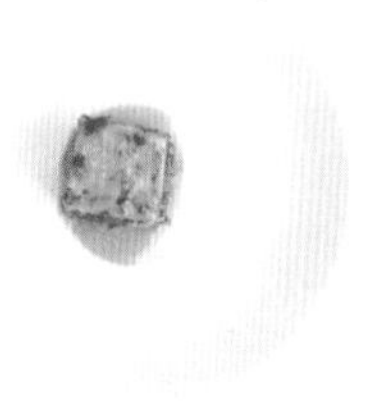

一块腐乳含盐 5 克，占每人每日盐摄入总量的 83%

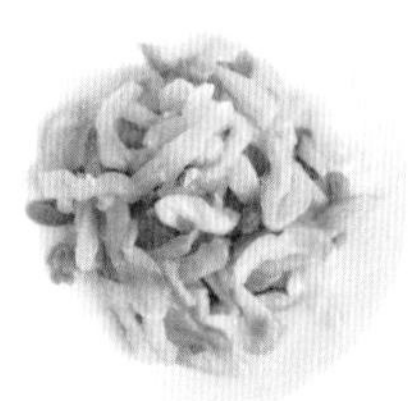

一袋榨菜（80 克）含盐 4.7 克，占每人每日盐摄入总量的 79%

100 克挂面含盐 3 克，占每人每日盐摄入总量的 50%

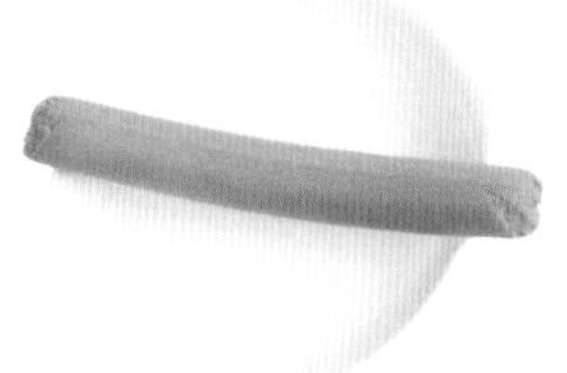

一根火腿肠（130 克）含盐 3.6 克，占每人每日盐摄入总量的 60%

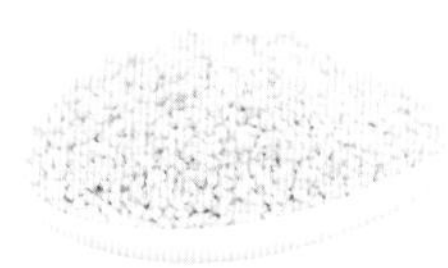

一勺鸡精（5 克）含盐 2.5 克，占每人每日盐摄入总量的 42%

生活中注意这 4 点，控血压更容易

1 注意休息。规律的作息、足够的睡眠、保持心情愉快，这对预防妊娠高血压有着重要作用。

2 平时注意血压和体重的变化。可每日测量血压并做记录，如有异常，应及时就医。

3 生活环境宜清静且欢乐。清静的生活环境，主要是指没有噪声污染，并不是说环境越安静越好。如果人长期处于特别安静的环境中（小于 10 分贝），会使人神经迟钝，产生孤独感，在心理上引起不良反应。因此，在非常寂静的环境中，应放放轻音乐，创造一个适当清静且快乐的环境，才有利于孕妈妈平稳血压。

4 坚持体育锻炼。散步、太极拳、孕妇瑜伽等运动可使全身肌肉放松，促进血压下降。

超有效调节血压菜谱

荞麦面煎饼

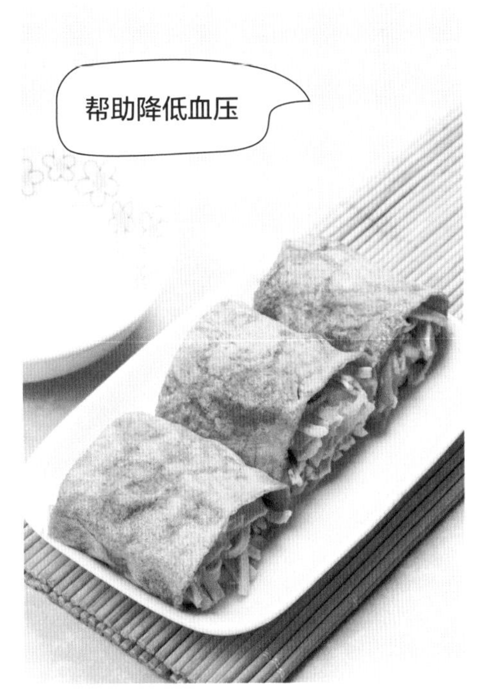

材料 荞麦面 150 克，鸡蛋 1 个，绿豆芽 100 克，猪瘦肉、豆腐丝各 50 克，青椒 30 克。

调料 葱花 5 克，盐 2 克。

做法

1. 鸡蛋打散；荞麦面中加入蛋液、盐，先和成硬面团，再分次加水，搅拌成糊状；绿豆芽洗净；猪瘦肉洗净，切丝；青椒去蒂和子，洗净，切丝。
2. 将平底锅烧热，用刷子在锅底刷一层薄薄的油，倒入适量面糊，提起锅来旋转，使面糊均匀地铺满锅底，待熟后即可出锅。
3. 将瘦肉丝、绿豆芽、豆腐丝、青椒丝加盐炒熟，卷入煎饼即可。

香干芹菜

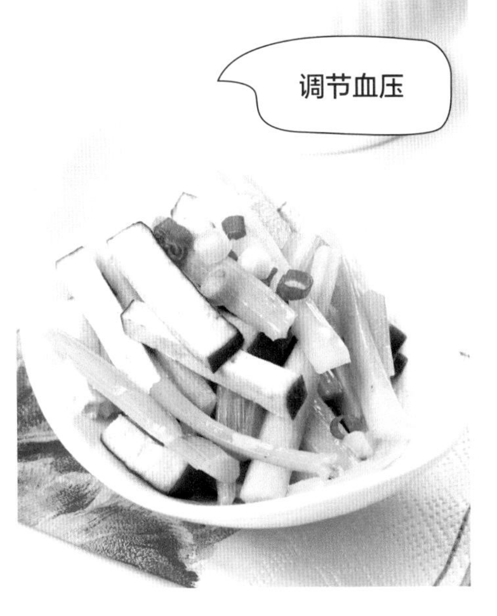

材料 芹菜 250 克，香干 300 克。

调料 葱花 5 克，盐 3 克，料酒 10 克。

做法

1. 芹菜洗净，先剖细，再切长段；香干洗净，切条。
2. 锅置火上，倒油烧至七成热，用葱花炝锅，下芹菜段煸炒，再放入香干条、料酒搅拌均匀，加盐调味即可。

营养有道：这道菜含丰富的蛋白质、钾，可增加血管弹性，对于调节血压很有帮助。

甲功异常

甲亢孕妈妈：海产品可以挑着吃

甲亢孕妈妈在治疗后，如果甲状腺功能恢复正常，并且没有明显的肿大，可以选择含碘量少的海产品，每次量不宜超 100 克，而且要用无碘盐烹饪。

如果孕妈妈在治疗后甲状腺功能仍有异常，或者伴有甲状腺肿大，就要限碘饮食，不宜吃高碘海产品，并用无碘盐烹饪。

甲减孕妈妈：不能无限制地吃海产品

碘是合成甲状腺激素的原料，缺碘会造成甲状腺激素合成不足导致甲减，碘缺乏甲减的孕妈妈食用海产品有补碘的作用。但是孕妈妈也不能长期无限制地补充，长期高碘饮食会诱发桥本甲状腺炎，从而加重甲减。

孕前甲状腺功能筛查不可少

甲状腺是人体的一个内分泌器官，位于喉结下方 2~3 厘米的地方，自己就能摸到。其主要功能是促进生长，调节热量代谢，帮助胚胎发育。

甲状腺功能异常的女性怀孕概率比正常女性低，但如果能及时诊断、有效治疗，使得各项指标达标，甲状腺功能异常的女性也可以正常怀孕。甲亢、甲减都是甲状腺功能异常，简单理解就是：甲亢，是体内甲状腺激素多了；甲减，是体内甲状腺激素少了。

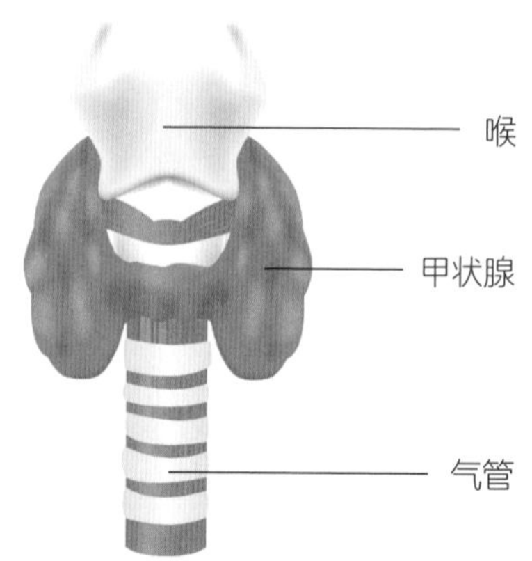

甲状腺像一只张开翅膀的蝴蝶附着在气管前。

所以，孕前进行甲状腺功能筛查非常重要，尤其是高危人群：甲亢、甲减或甲状腺叶切除人群，有甲状腺疾病家族史人群，甲状腺自身抗体阳性人群等，更有必要进行甲状腺功能筛查。

甲状腺功能异常，治疗达标后可以怀孕

甲减：一般采用优甲乐治疗，将甲状腺激素水平恢复到正常状态，从而恢复正常月经，增加自然妊娠率。

甲亢：如果经过1~2年规律治疗，用最小剂量的甲巯咪唑（5毫克/天）或丙硫氧嘧啶（50毫克/天）维持半年以上甲状腺功能正常值，停药后半年内没有复发，可以妊娠。如果甲亢控制不理想，用最小剂量维持时病情反复，或者甲状腺明显肿大、突眼严重，建议采用手术或放射碘131治疗，甲状腺功能正常后再考虑妊娠。

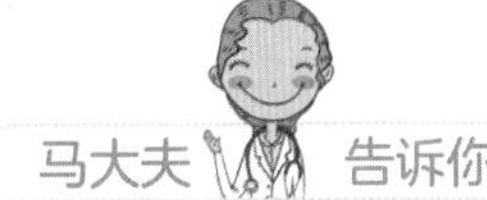

放射碘131治疗妊娠期甲亢是绝对禁忌的

放射碘131治疗时放射碘容易透过胎盘，胎儿所接受的辐射剂量与母亲全身剂量相当，即使小剂量的放射碘131也会对胎儿造成较高的辐射。因此，妊娠期禁用放射碘131治疗。

甲状腺疾病患者孕育须知

怀孕前

1. 咨询医生，保持病情稳定。
2. 接受过放射碘131治疗，半年内不宜怀孕。

孕期

1. 甲亢患者宜减少抗甲状腺药的用量。甲亢患者忌中途停药，病情好转也不能随意停止用药。
2. 甲减患者需维持治疗，带药怀孕。照常服用甲状腺激素，稳定病情，避免流产或早产。

产后

1. 检查是否有新生儿呆小症。
2. 甲状腺药物照常服用，定期检查。
3. 亚临床甲减孕妈妈分娩后需要复查，否则易导致产后甲状腺炎。

甲亢、甲减孕妈妈如何调养

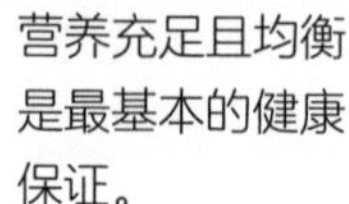

营养充足且均衡是最基本的健康保证。

矿物质易消耗，应注意补铁和硒，多摄入瘦肉、蛋、奶、蘑菇、坚果等富含铁、硒的食物。

忌高碘海产品，如海带、紫菜、贻贝、海杂鱼、虾皮、海米等，用无碘盐。

甲亢

甲亢孕妈妈由于甲状腺激素分泌过多，身体代谢速度加快，蛋白质分解加速，需额外补充蛋白质和热量，蛋白质每日最好摄入 100 克以上，每日热量摄入应比正常孕妈妈高 15% ~ 50%。

做舒缓心情的孕妇操，调节烦躁情绪。

甲减

1 当甲状腺激素减少时，造血功能也会减退，很容易引起贫血，甲减孕妈妈应及时补充富含蛋白质、铁、铜和维生素 B_{12} 的食物。

2 针对碘缺乏引起的甲减，补碘盐同时定期摄入含碘高的食物。

3 患有甲减的孕妈妈往往还伴有血脂偏高的症状，必须限制脂肪摄入，选择低脂饮食。

4 推荐将每日摄盐量控制在 5 克。因甲减孕妈妈存在黏液性水肿的可能，盐分过多会加重水肿。

孕期腿抽筋

提倡左侧卧位，但不必苛求整夜保持

孕妈妈尽量采取左侧卧睡姿，可以改善腿部血液循环，减少腿抽筋的发生。孕妈妈在床上伸懒腰时，避免两腿伸得过直，也可以避免腿抽筋。此外，当孕妈妈采取左侧卧位时，右旋的子宫得到放松，减少了增大的子宫对腹主动脉、下腔静脉和输尿管的压迫，有利于减少妊娠高血压的发生，减轻水钠潴留和水肿，对孕妈妈的健康和胎宝宝的发育都是非常有益的。

但并不是要求孕妈妈整夜都保持左侧卧位，因为没人能整夜保持一种睡姿。躺下休息时，尽量采取左侧卧位。半夜醒来时发现自己没有采取左侧卧位，就改为左侧卧位，如果感觉不舒服，就采取让自己舒服的体位。切记，感到舒服的睡眠姿势就是最好的姿势。

什么情况下会出现腿抽筋

孕妈妈腿抽筋的原因很多，不单单是缺钙引起的。

缺钙

钙是调节肌肉收缩、细胞分裂的重要因子，低钙会导致肌肉收缩，引起腿抽筋。

受凉

如果夜里室温较低，被子过薄或者脚露在外面，小腿肌肉受凉而引起腿抽筋。

劳累

孕妈妈体重逐渐增加，会增加腿部负担，如果走路太多或站得过久，导致局部酸性代谢产物堆积，进而引起腿抽筋。

应对腿抽筋，过来人有哪些有效方法

补钙

引起腿抽筋的原因中，比较常见的原因就是身体缺钙。如果确定是由于缺钙引起的腿抽筋，那么就必须补钙。尤其是到了孕晚期，胎宝宝的骨骼发育需要大量的钙，如果饮食补充不足，那么胎宝宝会和孕妈妈争夺钙，造成孕妈妈骨质疏松等症状。如果孕妈妈严重缺钙，胎宝宝体内钙质不足也会影响胎宝宝正常发育。

孕妈妈的膳食要选用含钙量高而又有益于营养平衡的新鲜食品，如牛奶及奶制品、紫菜、大豆及豆制品、香菇等。更多补钙的方法和要点请见第 87～89 页。

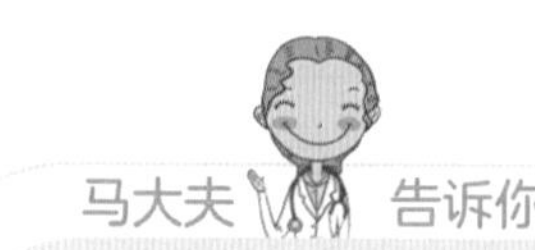

腿抽筋不一定都是缺钙

腿抽筋多发生在妊娠中期以后，而且会越来越严重，所以孕妈妈要多加注意。孕妈妈如果抽筋出现多次，不排除缺钙，但如果只有 1～2 次，可能考虑是不是着凉了。

抬抬脚、扳扳腿

孕妈妈一旦发生腿抽筋，也不要惊慌，可以立即下床，用脚跟着地站一会儿，或平躺时用脚跟抵住墙壁。孕妈妈要在自己承受范围内用力按摩抽筋部位，然后尽量伸直腿，将脚趾往头的方向扳，都可以缓解抽筋不适。

经常泡泡脚

孕妈妈可以每天睡前用 40℃的温水泡泡脚（也可以用姜水），以 10 分钟为宜，能起到舒筋活血、缓解痉挛的作用。泡脚后，准爸爸可以帮助孕妈妈按摩一下腿部，不仅能缓解腿抽筋，还能缓解孕期疲劳。

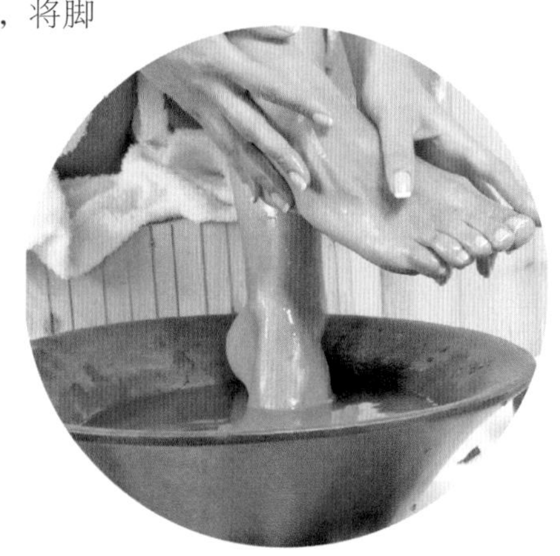

把生姜洗净切片，加适量水煮开，待稍凉后泡脚。生姜水泡脚不但能减轻腿部抽筋、缓解疲劳，还能促进血液循环，帮助入睡。

适当运动

孕妈妈白天可以适当运动，如散散步、练瑜伽等，可以促进血液循环。同时，避免站太久或走太多路。职场孕妈妈坐着时可以将双脚抬高，每工作 1 小时活动 5 分钟，这些都能有效缓解腿抽筋。

维持电解质平衡

孕妈妈体内如果液体和电解质大量丢失，代谢物堆积，肌肉局部的血液循环不好，也容易发生腿抽筋现象。所以要及时补充液体，帮助身体保持充足的钠、钾、镁、钙等矿物质和水分。建议食用富含钾、镁的食物，如香蕉、紫菜、海带、油菜、土豆、谷类等。

编辑手札

游泳时警惕腿抽筋

我的一个朋友是个游泳爱好者，怀孕了仍然每周游 1 ～ 2 次。有一次，可能因为水温太凉了、热身运动没做好，游着游着突然小腿抽筋了。刚开始她很紧张，想起之前学习游泳时教练教给她的方法，强迫自己镇定。她慢慢地深吸一口气，把头潜入水中，然后像海蜇一样，使背部浮在水面，两手抓住脚尖，用力向脚背方向扳，大概扳了四五次，腿抽筋现象就慢慢缓解了。

孕妈妈游泳前一定要做好热身运动，如拉拉胳膊、伸伸腿，并且控制游泳时间，以减少腿抽筋的发生。

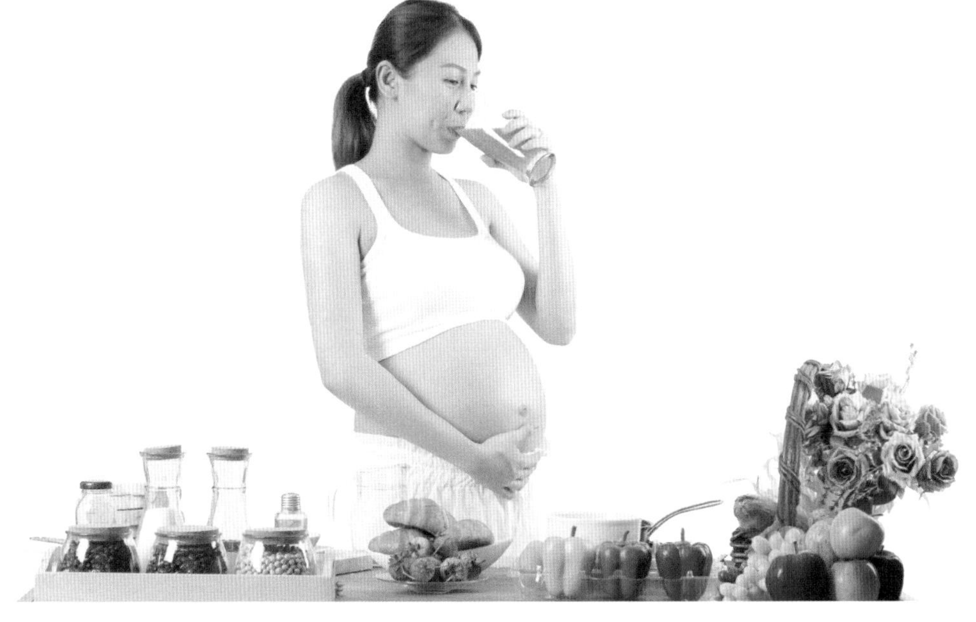

便秘

每天至少吃够 25 克膳食纤维，同时适当多补水

膳食纤维能促进肠道蠕动，帮助排便。孕妈妈在饮食中适量增加富含膳食纤维的食物，每天保证吃够 25 克膳食纤维，同时，每天保证 1700 毫升的饮水量，将有助于预防孕期便秘。

把上厕所当成一件重要的事

不少孕妈妈在卫生间大便时，总喜欢顺手拿本书或带手机进去，刚坐上马桶，就翻开书或点开手机屏幕，一不留神，15 分钟、20 分钟就过去了，发现“便意全无”，时间一长，就容易出现便秘，甚至是痔疮。因此，大便时应集中精力，全神贯注，高效地完成“任务”。

坐马桶时最好脚踩一个小板凳

想要顺利又快速地排便，建议孕妈妈最好在脚下踩一个小板凳，上身微微前倾，这个姿势可以增加腹压，有助于排便。需要注意的是，别前倾太厉害，以免压迫腹部。

蜂蜜水的通便效果因人而异

有些人喝了蜂蜜水会有通便效果，这是因为对果糖不耐受。蜂蜜里含有大量果糖，每个人吸收果糖的能力不同，果糖不耐受的人，肠道吸收果糖很慢，果糖来不及吸收，为了平衡肠道内的渗透压，水分会进入肠腔，大便体积就会增加。而对有的人来说，一杯蜂蜜水与一杯白开水在通便的效果上可能没有明显差异。

饮食上，增加膳食纤维和水分的摄入

如何吃够 25 克膳食纤维

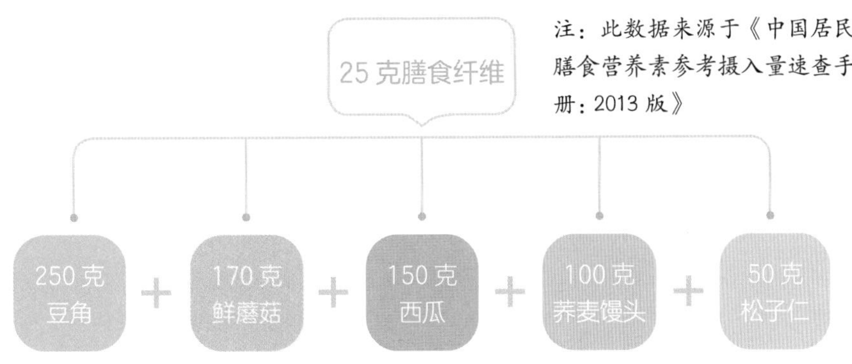

如果实在不喜欢吃蔬菜，或是吃了蔬菜便秘也无法缓解，推荐服用从植物中提取的膳食纤维，在一般的药店和保健品店里都可以买到。

调整便秘别跳这 2 个坑

吃香蕉有用，多吃香蕉 ✗

香蕉之所以被称为通便小能手，很大程度上是因为“以形补形”。但其实，论有助于缓解便秘的膳食纤维，香蕉并不比其他水果更突出，甚至还比不上梨和火龙果。所以，可以适当吃一些水果通便，但完全没必要非吃香蕉不可。如果是没熟透的香蕉，就更不要吃了，因为鞣酸含量高，吃了反而容易引起便秘。

喝点通便茶，效果好 ✗

孕妈妈和产后新妈妈能否喝通便茶需要咨询医生。通便茶虽然一时效果显著，但完全“治标不治本”，还特别容易产生依赖性，不吃就不拉。如果长期滥用这类泻下的通便茶，可能会导致肠道功能紊乱。孕妈妈不妨试试每天一杯酸奶，不但补钙，还有助于调节肠道菌群。

每日至少饮水 1700 毫升

《中国居民膳食指南（2016）》建议每人每天饮水量要达到 1500～1700 毫升，可以促进肠道蠕动，润滑粪便，防治便秘，有益肠道环境。

孕妈妈在孕期和产后，对水分的需求量会比平时有所增加，因为羊水和乳汁都是由水分构成的，因此要注意通过流质饮食等多补充所需水分。补水最直接的方式是喝水，还可以通过纯果汁、花草茶、牛奶以及汤粥等来补水。

适量运动，并建立良好的排便习惯

适量运动

非常不推荐“卧床保胎”，卧床保胎会产生很多副作用，除了会增加下肢静脉血栓的风险外，还会引起便秘。所以，孕期最好能保持适量运动。即使在身体日益沉重时，也应该做一些力所能及的运动，如散步等，以增加肠道蠕动。每天坚持活动身体，也能为顺产打下基础。

建立良好的排便习惯

结肠活动在晨醒和餐后时最为活跃，建议便秘的孕妈妈和产后新妈妈在晨起或餐后 2 小时内尝试排便，集中注意力，减少外界因素的干扰。

便秘的药物治疗

如果通过以上处理仍然无法缓解便秘，可以进行药物治疗。

乳果糖

乳果糖是双糖渗透性泻药，服用后不会被吸收入血，不影响胎儿生长发育，不影响哺乳，不会引起血糖波动，对于乳糖不耐受的妈妈同样适用。对于孕产期便秘，乳果糖的治疗效果比较好，安全且不良反应少。

复方角菜酸酯栓

孕妈妈和产后新妈妈有痔疮并发便秘时可以使用，该药是一种含有海藻提取物——角菜酸酯的肛门栓剂，有润滑作用，使粪便易于排出，该药还含二氧化钛和氧化锌，具有止痒、减轻肛管直肠充血和炎症、收敛以及促进伤口愈合的作用。

超有效对抗便秘食谱

南瓜红枣燕麦粥

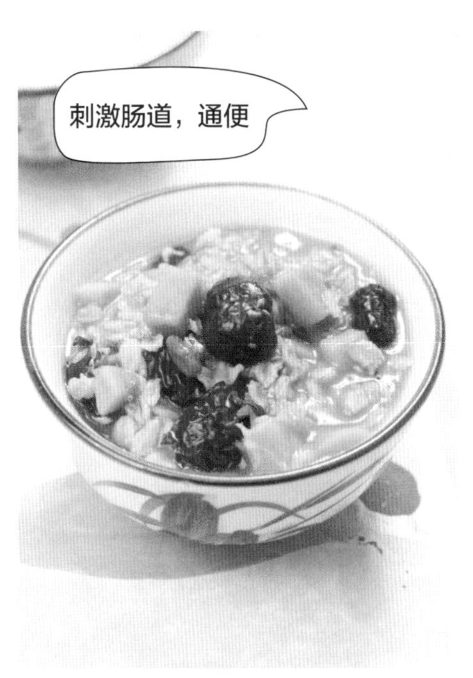

材料 南瓜 300 克，燕麦片 80 克，红枣 6 个，枸杞子 10 克。

做法

1. 将南瓜去皮、去瓤后切小块；红枣、枸杞子洗净，红枣去核。
2. 砂锅中放入适量水，倒入切好的南瓜块，煮开后再煮 20 分钟左右。
3. 放入燕麦片、红枣、枸杞子，续煮 10 分钟左右即可。

营养有道：这道粥不仅富含膳食纤维，有利于润肠通便，还能补充丰富的维生素和矿物质，口感香甜，十分美味。

木耳炒白菜

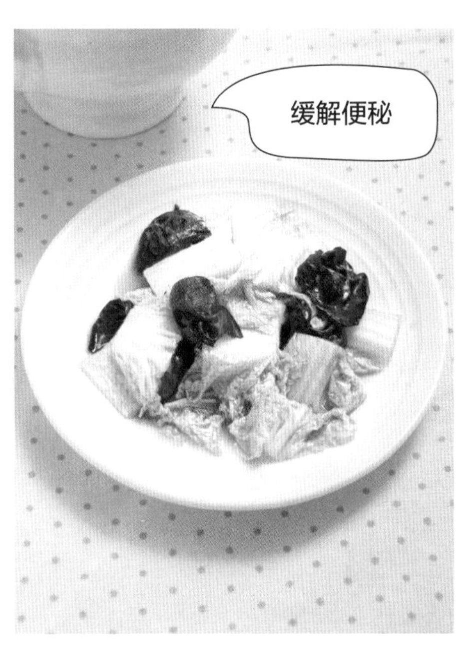

材料 白菜 250 克，干木耳 15 克。

调料 盐 3 克，白糖 5 克，生抽 10 克，水淀粉 15 克。

做法

1. 白菜洗净，切片；木耳用水发好，撕成小朵，洗净。
2. 锅内倒油烧至六成热，放入白菜片煸炒至发蔫，放入木耳煸炒。
3. 调入生抽和白糖， 翻炒至八成熟，放入盐略炒两下，勾入水淀粉收汁即可。

营养有道：白菜中含膳食纤维，木耳中含胶质，二者搭配能帮助肠道内的毒素快速排出体外。

孕期水肿

别把水肿当肥胖

孕期有个特殊的现象就是水肿，孕妈妈要学会区分肥胖和水肿，以便及时发现问题，采取对应措施。如果突然发现自己的腿变粗了，可以用拇指按压小腿胫骨处，如果压下去后，皮肤明显凹下去而且不会很快恢复，表示发生了水肿。发生水肿后要注意查找原因，对症处理。

水肿重点不是限制饮水，而是控盐

要知道，孕期水肿并不是喝水过多造成的，所以出现水肿不需要严格控制水。孕期水肿如果通过休息或睡眠后得到缓解，属于生理性水肿，可以像平时一样正常喝水。

怀孕后，身体激素水平发生变化，调节盐的功能下降，如果摄入过多的盐而无法代谢出去，就会导致水肿。孕妈妈如果出现下肢水肿，需要及时减少盐的摄入，将每天的盐量控制在 5 克内。

什么是孕期水肿

对绝大多数孕妈妈来说，都会发生轻度水肿，主要表现为下肢水肿，首先出现在足踝部，后来慢慢向上蔓延，但一般只限于小腿，这是一种正常的生理现象，对母胎健康没有太大影响。之所以会发生水肿，主要有以下 3 个原因：

下肢血液回流受阻

妊娠后期，逐渐增大的子宫会压迫下肢静脉，使下肢的血液回流受阻，导致静脉压升高，引起下肢水肿。

内分泌变化

怀孕后，孕妈妈的内分泌功能会发生巨大的变化，如雌激素、醛固酮分泌增多，导致体内水钠潴留，进而导致下肢水肿。

血液稀释

随着孕周的增加，孕妈妈的血容量也会增加，在孕 32～34 周时达到峰值，血容量增加 40%～45%，但血浆蛋白没有明显增加，导致血液相对较稀，血浆胶体渗透压降低，进而水分渗入组织间隙而发生水肿。

预防和缓解孕期水肿，过来人有哪些小方法

穿孕妈妈专用的弹性长筒袜

这种弹性袜是专门为孕妈妈设计的，穿后可以给腿部适当加压，让静脉失去异常扩张的空间，从而缓解水肿。穿弹性袜需要长期坚持，最好每天早上穿上，晚上睡觉时脱下。孕妈妈出现较轻的不适，如疼痛、抽筋、水肿、瘀血性皮炎等，都将随着静脉回流的改善而逐渐消除。

水中运动可减轻水肿

研究发现，站在深至腋窝的水中 45 分钟，可有效减轻水肿现象。对孕妈妈来说，可以在水中进行 30 分钟的有氧运动，方法是在深及腋窝的水中缓缓走路 5 分钟先暖身，随后上肢扶着泳圈，加速继续行走 10 分钟，然后双脚夹着圆筒漂浮 10 分钟，最后 5 分钟逐渐停下来。

按压丰隆穴去除体内湿气

丰隆穴位于外膝眼和外踝尖连线的中点，用手指指端用力按压此穴，可以去除体内残留的湿气，缓解水肿。

丰隆穴

孕期抑郁和产后抑郁

扫一扫，听音频

丈夫的爱是最佳处方

丈夫要体贴关心妻子。丈夫的体贴关心和温情安慰，是缓解孕期抑郁和产后抑郁症最重要的良药。这种来自爱人的关爱是任何人都无法给予的。作为丈夫，要时刻关注妻子的情绪，要及时发现问题、及时解决。孕育新生命在给准爸爸带来幸福的同时，也带来了很多压力，但准爸爸们要注意控制暴躁的脾气，保持温柔和耐心。

孕期抑郁，可能是体内激素在作怪

怀孕是女人一生中最幸福的事情，但调查显示，有15%~25%的女性会有不同程度的孕期抑郁，主要是因为怀孕后体内激素分泌持续增加，引起大脑中调节情绪的神经传递发生了变化，会让孕妈妈感到疲惫、焦虑等，进而导致抑郁情绪。这时，孕妈妈要时刻提醒自己，这是怀孕后的自然反应，不必过于担心。

但如果抑郁情绪比较严重，就要接受治疗，否则会严重影响母胎健康，甚至影响产后更好地照顾宝宝。

如果孕妈妈发现自己有右侧3种或3种以上症状，而且持续2周以上，那么很有可能是孕期抑郁，应及时与家人沟通，向医生咨询。

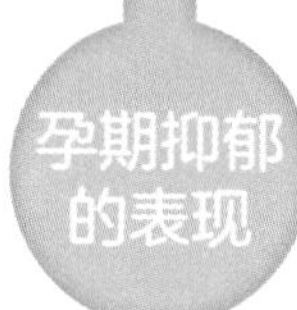

1. 没原因的想哭。
2. 感觉对身边事漠不关心，注意力下降。
3. 睡眠质量差。
4. 暴食或厌食。
5. 焦虑、内疚。
6. 疲劳、缺乏安全感。
7. 喜怒无常。

缓解孕期抑郁的 5 个方法

如果真的遭遇了孕期抑郁症，孕妈妈和家人也不要过于担心，可以尝试用以下方法来缓解。

缓解孕期抑郁的方法

自我放松

尽量放松，多做一些自己感兴趣的事，如看书、看电影、听音乐等。

向丈夫倾诉

将自己的烦恼多和丈夫交流。作为丈夫，要学会倾听，做妻子最坚强的后盾。

生活规律

培养规律的作息，均衡饮食，合理运动，保证充足的睡眠，可以帮助孕妈缓解抑郁情绪。

与孕友分享

找几个孕周相近的朋友，一起分享怀孕过程中的不安和担忧，将自己的不良情绪释放出来，也是很好的减压方式。

及时就医

如果以上措施效果不佳，或是抑郁情况对日常生活造成严重影响，或孕妈妈的抑郁症状有加重的倾向，那么一定要及时就医，医生可能会开一些对孕妈妈和胎宝宝影响较小的药物进行调理和治疗。

产后抑郁不是矫情，处理不当危害大

什么是产后抑郁

产后抑郁是指产妇在分娩后出现抑郁、悲伤、沮丧、哭泣、易激怒、烦躁、对自身及婴儿健康过度担忧，失去生活自理及照料婴儿的能力，有时还会陷入错乱或嗜睡状态，甚至有自杀或杀婴倾向等一系列症状的心理障碍，是产褥期精神综合征中最常见的一种。通常在产后 2 周内出现，4～6 周症状明显。

怎么防治产后抑郁

1 重视产褥期保健，尤其要重视产妇心理健康。对分娩时间长、难产或有不良妊娠结局的产妇，应给予重点心理护理，注意保护性医疗，避免精神刺激。

2 学会调节情绪，坦诚告诉家人实情。妈妈首先要学会调节自己的情绪，不要勉强自己做不喜欢的事情，心情不好的时候可以听听音乐、找朋友聊聊开心的事儿、做点简单的家务分散注意力。如果很难自己排解郁闷，就要将自己的情况如实告诉家人，及时沟通，让家人了解你最需要什么，千万不要闷在心里。勇于寻求和接受帮助，是解决产后抑郁的积极方式。

3 母权下放。别总是担心老公做不好、老人做不好，不要总以为天底下唯有妈妈才能给孩子完美的抚育。这种霸道母爱最终会反噬自己：妈妈会成为永远脱不开身的千手观音，永远疲累交加。

4 到户外散心转换心情。妈妈可在家里走走，放松一下身心。身体允许的话可以到户外散散步，呼吸一下新鲜的空气，会让心情豁然开朗。

5 不要强迫自己做百分百的好妈妈。身处信息时代，我们可以从网上、书上找到详尽的育儿信息。但育儿时过于教条、过分苛责自己，等同于自虐。照顾宝宝时有所闪失在所难免，孩子哭了是否要去抱，是否要定时定量喂奶，因人而异，量力而行。

6 严重抑郁要及时进行治疗。如果新妈妈的症状已经严重影响正常的生活，就需要尽快到医院就诊。在医生的指导下服用药物，并辅以心理咨询。产后抑郁症如果及时治疗，效果还是相当好的。80% 以上的产后抑郁症患者在恰当的药物和心理治疗后，症状都会得以缓解。

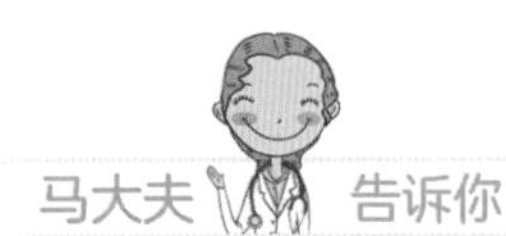

再次妊娠产后抑郁复发率高

再次妊娠时，产后抑郁的复发率高达 50%，所以曾患产后抑郁症的女性，再次妊娠和分娩后，均应密切关注。

产后恶露不尽

正确喝生化汤，别超过 2 周

生化汤能生血祛瘀，帮助排出恶露。但是产后不宜立即服用，一般顺产新妈妈在产后第 2～3 天可以饮用，剖宫产新妈妈则最好产后 7 天再开始饮用。生化汤要温热饮用，不宜长时间服用，以 7 天为宜，不要超过 2 周。因为分娩 2 周后，新妈妈的子宫内膜已经开始新的生长期，这时喝生化汤不利于子宫内膜的新生，容易导致出血不止。

不同体质的新妈妈在饮用前最好先咨询医生。若产后血热且有瘀滞的新妈妈不宜饮用；若恶露过多、出血不止的新妈妈也不宜饮用。

产后恶露不尽的调理

正常恶露一般 3～4 周会完全排尽，若过期仍淋漓不断，即称为“恶露不尽”。

正常恶露什么样

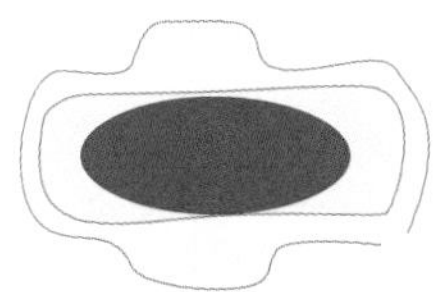

血性恶露（1～7天）

判断指标 1：排出量

剖宫产妈妈的恶露大概维持 2 周，而顺产妈妈在产后 4 周左右恶露也会基本干净。

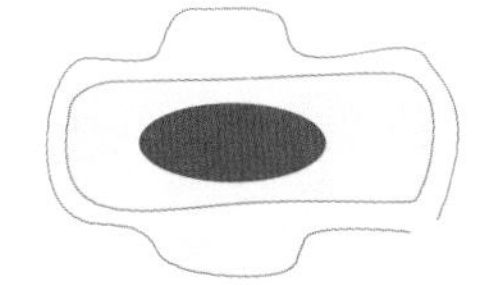

浆液性恶露（7～14天）

判断指标 2：色泽

产后的最初几天，排出的恶露是血性的，慢慢的，血红色逐渐变成淡粉色、淡黄色，最后变成稀薄的白色。

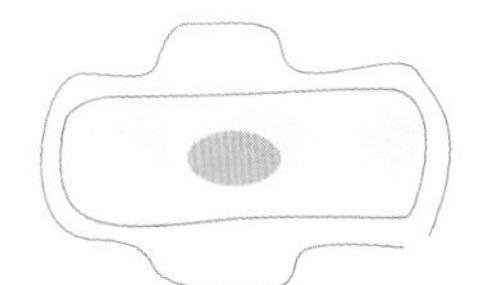

白色恶露（14天以后）

判断指标 3：气味

正常的恶露会散发出一股血腥味，但没有臭味。

导致恶露不尽的原因

1 子宫收缩不良，子宫内膜有炎症等。

2 胎盘、胎膜等组织残留在子宫内排不出来。

3 一些药物引起的，如血管扩张剂。

4 不当食补，如过早服用过量的生化汤、过早食用麻油鸡等。

5 产后没有休息好，引起内分泌失调，使子宫内膜增生又剥落，造成阴道出血断断续续。

如果发生产褥感染，也会导致子宫内膜炎或子宫肌炎，导致恶露不尽。

改善恶露不尽的饮食原则

1 应选择活血化瘀的食物，如油菜、山楂、莲藕等。

2 血热、血瘀、肝郁化热的新妈妈，可以喝一些清热化瘀的蔬果汁，如藕汁、梨汁、橘汁、西瓜汁等。但要注意温热后饮用。

恶露异常，需及时就医

恶露是产后妈妈身体恢复情况的晴雨表，所以要学会观察自己的恶露，发现异常要及早就医。

1 如果产后 2~3 周，恶露仍然为鲜红色且量多，伴有恶臭，排出烂肉样或者胎膜样物，可能是子宫内残留有胎盘或胎膜，随时有大出血的危险，应立即就医。

2 产后妈妈有发热、下腹疼痛、恶露增多且呈混浊的土褐色并有臭味等，可能是发生感染，应立即就医。

产后缺乳

扫一扫，听音频

宝宝体重增长情况是判断母乳是否充足的硬指标

正常情况下，宝宝吃得好、睡得香，体重增加的速度会很快。但不同喂养方式，体重增长速度也不一样。如果妈妈发现宝宝体重不增或增加的速度明显变慢，需要注意宝宝的喂养，很有可能是因为宝宝经常吃不饱。

正常足月婴儿生后第 1 个月体重增加可达 1 千克，满月时体重增重不足 0.6 千克，则提示增重不理想；生后 3~4 个月体重约等于出生时体重的 2 倍，1 岁时婴儿体重约为出生时的 3 倍。如果宝宝的体重增长过少，就说明母乳是不够的，需要尝试混合喂养或人工喂养。

暂时性缺奶别着急加奶粉

暂时性缺奶是指原本奶水分泌旺盛的妈妈突然没有奶或奶水不足了，去医院检查也没发现什么异常。这种现象一般发生在产后 3 个月以内，有的妈妈会稍晚一些，但几乎每个新妈妈都会遇到。

有的妈妈初为人母，缺乏对暂时性缺奶的了解，又没有哺乳经验，发生缺奶就焦虑不安，甚至怀疑自己的哺乳能力，或者承受不住来自家人的压力，忙着给宝宝添加配方奶。这样，宝宝的肚子被配方奶填满，就更懒得吸妈妈的乳头了。乳房少了足够的刺激，分泌量就会急剧减少，最后由暂时性奶水不足变成永久性奶水枯竭，导致母乳喂养失败。

其实，暂时性缺奶的时间一般不会太长，7～10 天的样子，过后泌乳量又会恢复如初。

掌握好喂养技巧

把握好母乳喂养时间

很多妈妈会问，“隔多久给宝宝喂奶？”“每次要喂多长时间？”……其实这没有统一的规定，每个宝宝都是独一无二的，按需喂养很重要。

大多数宝宝在吃饱后会停止吸吮动作，安然入睡或是把嘴巴从乳房上移开。妈妈可以让宝宝先吃一侧乳房，直到宝宝不吃了，给宝宝拍嗝，再让他吃另一侧乳房。一般宝宝吃一侧乳房需要 10～15 分钟，吃奶的时间越长，宝宝越能吃到更多的后奶（脂肪含量高）。但关键是在整个哺乳过程中，宝宝要保持持续的有效的吸吮动作。

勤喂宝宝，及时排空

可以让宝宝想吃就吃，多吸吮乳头，既可使乳汁及时排空，又能通过频繁的吸吮刺激妈妈分泌更多的泌乳素，使奶量不断增多。

一般来说，即便开始奶水不多，只要让宝宝多吸，加上妈妈保持愉快的心情、充足的睡眠、均衡的营养，奶水慢慢会多起来的。

两侧乳房轮换着喂奶

宝宝开始吃奶时，左右乳房轮换着喂，这样能维持奶水的供应量。如果一次只喂一边，那么另一边乳房受到的刺激会减少，泌乳量自然也会减少。所以，每次喂奶时两侧的乳房最好让宝宝轮换着吸吮，如果宝宝每次吃一侧奶就饱了，比如，吃左侧乳房就吃饱了，下次就先从右侧乳房喂，否则容易出现乳房一大一小。

避免乳头错觉

宝宝出生后一定要尽早吸吮妈妈的乳头，尽可能多地和妈妈待在一起，饿了就喂，避免过早用奶瓶。因为太早让宝宝用奶瓶，他容易产生奶瓶依赖，养成错误的衔乳姿势，也容易产生乳头错觉而拒吃母乳。

充分休息，促进乳汁分泌

妈妈夜间会起来给宝宝喂几次奶，所以晚上往往睡不好觉，而睡眠不足也会导致奶量减少。所以，妈妈尽量根据宝宝的生活规律调整休息时间，当宝宝睡觉的时候，妈妈只要感到疲惫就可以躺下休息，做到“宝宝睡，妈妈睡”。

千万不要小看这短短的休息时间，它会让妈妈保持充足的精力和体力。白天可以让家人多帮忙照顾宝宝，自己抓紧时间睡个午觉。

超有效催奶食谱

通草黄花菜肉丝汤

材料 通草 5 克，猪瘦肉 50 克，干黄花菜 20 克。

调料 姜片 5 克，盐 2 克。

做法

1. 将通草洗净；猪瘦肉洗净，切丝，焯水；干黄花菜泡发 15 分钟，去蒂。
2. 取炖盅，放入姜片、瘦肉丝、黄花菜、通草，加适量水，慢火炖 1~1.5 小时。
3. 撇油，加少许盐即可。

营养有道： 这道汤有健胃、通乳、补血的功效，还不易让人发胖。

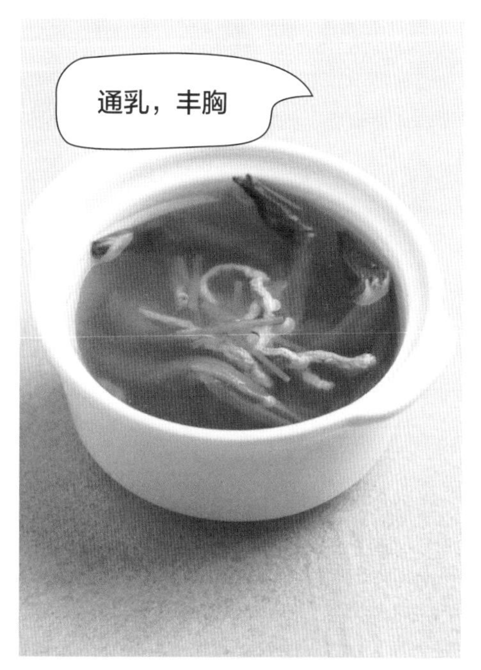

木瓜鲫鱼汤

材料 木瓜 250 克，鲫鱼 1 条。

调料 盐 2 克，料酒 10 克，葱段、姜片各 5 克，香菜段 3 克。

做法

1. 将木瓜去皮除子，洗净，切片；鲫鱼除去鳃、鳞、内脏，洗净。
2. 锅内倒油烧热，放入鲫鱼煎至两面金黄，盛出。
3. 将煎好的鲫鱼、木瓜片放入汤煲内，加入葱段、料酒、姜片，倒入适量水，大火烧开，转小火煲 40 分钟，加入盐调味，撒香菜段即可。

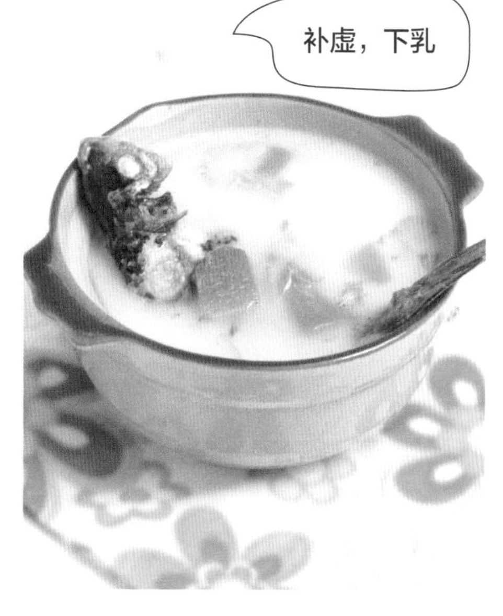

附录 怀孕前后营养素需求变化

关键营养素	备孕	孕早期	孕中期	孕晚期	哺乳期
热量（千卡 / 天）	1800	1800	2100	2250	2300
蛋白质（克 / 天）	55	55	70	85	80
维生素 A（微克 / 天）	700	700	770	770	1300
维生素 E（毫克 / 天）	14	14	14	14	17
维生素 C（毫克 / 天）	100	100	115	115	150
维生素 B_1（毫克 / 天）	1.2	1.2	1.4	1.5	1.5
维生素 B_2（毫克 / 天）	1.2	1.2	1.4	1.5	1.5
维生素 B_6（毫克 / 天）	1.4	2.2	2.2	2.2	1.7
维生素 B_{12}（毫克 / 天）	2.4	2.9	2.9	2.9	3.2
钙（毫克 / 天）	800	800	1000	1000	1000
磷（毫克 / 天）	720	720	720	720	720
碘（微克 / 天）	120	230	230	230	240
铁（毫克 / 天）	20	20	24	29	24
镁（毫克 / 天）	330	370	370	370	330
锌（毫克 / 天）	7.5	9.5	9.5	9.5	12

注：以上数据参考《中国居民膳食营养素参考摄入量速查手册：2013 版》。